FAZ BEM OU FAZ MAL?

Dra. Nina Shapiro
com Kristin Loberg

FAZ BEM OU FAZ MAL?

Os maiores mitos da saúde, as novas tendências e os maus conselhos

Tradução
Ana Glória Lucas

CLUBE DO AUTOR

A presente edição segue a grafia do novo Acordo Ortográfico da Língua Portuguesa.

Avenida António Augusto de Aguiar, 108 – 6.º
1050-019 Lisboa, Portugal
Tel. 21 414 93 00 / Fax: 21 414 17 21
info@clubedoautor.pt

Título original: *Hype*
Autor: Nina Shapiro
Tradução: Ana Glória Lucas
Revisão: Silvina de Sousa
Paginação: Gráfica 99
em caracteres Palatino
Impressão e acabamento: Cafilesa – Soluções Gráficas, Lda. (Portugal)

ISBN: 978-989-724-463-6
Depósito legal: 450 341/18
1.ª edição: janeiro, 2019

www.clubedoautor.pt

Para EA, que não acredita nos mitos.

ÍNDICE

INTRODUÇÃO
OS PREOCUPADOS E OS MEDROSOS

Os perigos do excesso de informação e desinformação

• O açúcar alimenta as células cancerosas? • Em que circunstâncias pode a medicina naturopática ter os seus méritos? • Devemos preocupar-nos com os alimentos geneticamente modificados? • As vacinas podem desencadear transtornos cerebrais como o autismo?

Pelo menos duas vezes por semana, deparo com pacientes mal informados, cujas ideias acerca do que é «bom» para eles – ou para algum membro da família – estão erradas. Ou que fazem perguntas sobre coisas que leram nos meios de comunicação ou na Internet e que ficam surpreendidos com as minhas respostas, que muitas vezes contrariam a sabedoria pública convencional. Alguns exemplos: *O meu filho deixou de comer lacticínios e já não vomita… Só fico constipado quando tomo a vacina contra a gripe… Sabia que as pastilhas para a garganta podem curar a faringite estreptocócica? Li isso num jornal.*

No meu trabalho na Universidade da Califórnia em Los Angeles (UCLA) como cirurgiã, e como alguém que tem os pés bem assentes na medicina clínica e académica há mais de 20 anos, ajudo diariamente os pacientes e os familiares a tomar decisões sobre a sua saúde. Dou por mim a desfazer muitos mitos. Vivemos em tempos de suspeitas. Todos os dias os meios de comunicação divulgam enxames de informações relacionadas com a saúde que podem facilmente provocar o medo ou levar-nos a mudar os nossos hábitos da noite para o dia. Desde as manchetes sobre as amibas que devoram o cérebro nos lagos de água doce até aos alegados malefícios do glúten, do açúcar, das vacinas, dos alimentos oriundos de organismos geneticamente modificados (OGM) e à probabilidade de contrair cancro a partir da água da torneira, o massacre noticioso pode ser avassalador – e potencialmente *prejudicial*. Num dia, o café é bom para a saúde e protege da demência; no seguinte, é declarado como potencialmente carcinogéneo.

Afirmações que circulam rotineiramente são com frequência exageradas, enganadoras, baseadas em pesquisas de má qualidade, ou então falsas. Algumas ideias são propaganda enganosa, destinadas a agarrar os mais vulneráveis. Os delitos mais comuns incluem o exagerar dos benefícios de muitas vitaminas, ervas, suplementos alimentares, homeopatia, cremes para a pele, esquemas antienvelhecimento, remédios para as constipações e programas anticancro não convencionais. Os burlões talentosos sabem levar a opinião pública a acreditar em causalidade onde ela não existe, a construir mitos para tudo, da arnica ao zinco.

Infelizmente, são muitas as pessoas que não sabem a quem recorrer para obterem conselhos imparciais e fiáveis, e a facilidade com que essa desinformação se propaga através da Internet deixa-as com a cabeça à roda. Daí o objetivo deste livro.

Iniciei-o há alguns anos. Depois de ter publicado em 2011 *Take a Deep Breath*, dirigido aos pais que tinham filhos com problemas respiratórios, compreendi que precisava de escrever um livro mais abrangente que falasse às pessoas sobre as suas decisões de saúde num amplo leque de temas. Poderia argumentar que há muito mais mitos e desinformação nos círculos da saúde e da medicina do que em qualquer outra área. E não afirmo isto apenas como médica, mas também como mãe, esposa, irmã, filha e amiga. Tenho a sorte de viver rodeada de pessoas inteligentes e bem-sucedidas em múltiplos aspetos. Algumas são atores, realizadores ou produtores talentosos; outras são empresários inovadores; muitas são pais mais bem organizados e empenhados do que alguma vez eu aspiraria a ser. Mas o que sinto com frequência é uma enorme indiferença. *Hipocrisia* seria uma palavra demasiado forte, mas não a excluiria.

Quando se trata de saúde, bem-estar, nutrição e escolhas médicas, as pessoas instruídas são propensas a ter formas de pensar engraçadas. Sem dúvida que as personalidades e as emoções tendem a entrar em ação, especialmente quando são tomadas decisões em relação ao nosso corpo, ao cônjuge, progenitor ou filho. As escolhas de saúde podem ser pura e simplesmente bizarras. Na escola dos meus filhos, por exemplo, ouço muitas vezes pais preocupados, ao ponto da obsessão, com o lavar das mãos. Claro, é importante, não me interpretem mal. No entanto, esses pais não vacinam os filhos e participam em manifestações a favor da interdição de qualquer tipo de esferovite ou de plástico, ao mesmo tempo que conduzem um SUV de elevado consumo de gasolina. Algumas pessoas preocupam-se em não consumir alimentos que não sejam biológicos e que tenham corantes artificiais, mas enviam mensagens de texto enquanto conduzem e esquecem-se ocasionalmente de pôr o cinto de segurança.

Os cirurgiões têm uma maneira única de pensar – diferente inclusivamente da dos médicos de outras especialidades. Todas as decisões que tomamos envolvem riscos e benefícios, e muitas vezes têm de ser imediatas. Pensamos e agimos quase em simultâneo. Como diz o ditado, um bom cirurgião sabe operar, um grande cirurgião sabe quando não deve operar. Uma opção não é necessariamente mais agressiva do que a outra. Vemos os corpos a funcionar ao vivo e em tempo real. Vemos os danos internos que nenhum exame físico, análise de sangue ou o mais sofisticado raio X pode reproduzir.

Pensamos e agimos rapidamente. Muitas pessoas consideram os cirurgiões erráticos e impulsivos. De muitas formas, isto é verdade. Quando a m**** chega à ventoinha, agimos impulsivamente para salvar um doente, estancar a hemorragia, abrir uma via respiratória, grampear uma artéria. Nem sempre somos educados quando um doente está, como dizemos, mais para lá do que para cá, a *esticar* ou a tentar morrer. Aceitem as nossas desculpas.

Não somos simples carniceiros. Sabemos como o corpo humano funciona, metaboliza, absorve, digere, tão bem como qualquer não cirurgião. Sabemos que esfregar um creme na pele raramente tem um efeito direto sobre outros órgãos. Sabemos que ingerir um sumo comercializado com o argumento de que melhora o sistema imunitário não faz nada disso. Sabemos que o fígado é um grande centro de desintoxicação, que os rins são um filtro fabuloso e que o cérebro é o órgão mais poderoso. Estamos tão rigorosamente sintonizados para todos os pormenores do corpo, que, quando um paciente de determinada idade, peso e condição clínica é submetido a determinada operação durante um certo período e que não vai comer nem beber por um tempo específico após a cirurgia, conseguimos calcular até ao nível da gota de água – o miliequivalente de cada eletrólito – e do miligrama de proteína as quantidades que o corpo do paciente necessita de receber através dos fluidos intravenosos para o manter em perfeito equilíbrio de fluidos e eletrólitos indefinidamente. Ser submetido a uma cirurgia abdominal é mais exigente para o corpo do que correr a maratona, escalar uma montanha ou suar durante um dia inteiro de ioga quente; no entanto, podemos encontrar a solução correta quando se trata do equilíbrio de fluidos e eletrólitos.

As bebidas desportivas, os reforços de proteínas e as barras energéticas não passam de conjeturas. Atravessam o aparelho gastrointestinal e podem ou não ser absorvidas na quantidade correta pelo órgão certo. Assim como os pacientes em fase pós-operatória não podem manter o equilíbrio de fluidos/eletrólitos bebendo líquidos, as pessoas que ingerem suplementos, bebidas, pós e barras muitas vezes também não retiram disso qualquer benefício, por causa do sítio onde essas substâncias acabam. (Sugestão: observem a vossa urina e as vossas fezes.) Quando alguém recebe fluidos intravenosos, o conteúdo entra diretamente no sistema vascular, passando das veias para as artérias através do coração, e depois para os outros órgãos do corpo, onde se dá a absorção de fluidos e eletrólitos. Alguns vasos sanguíneos vão até aos rins, que filtram os fluidos e eletrólitos dispensáveis, que depois expelimos através da urina.

Quando comemos alguma coisa, o conteúdo passa da boca para o esófago até ao estômago, e daí para os intestinos. Depois, algum deste conteúdo é expelido nas fezes. Que parte deste conteúdo consegue escapar aos intestinos, fígado e rins é muito mais uma conjetura do que quando se compara com a absorção do conteúdo dos fluidos intravenosos.

Admito que nós, cirurgiões, somos arrogantes, mas conhecemos os nossos limites, e oxalá os conheçamos antes de entrarmos na sala de operações. Sabemos que não sabemos tudo, mas também sabemos que os melhores e mais recentes procedimentos, tecnologias e técnicas podem assentar numa grande publicidade e não numa grande ciência.

Provenho de uma família de médicos, pelo que tive desde cedo contacto com a profissão.

Quando era caloira na universidade, fui voluntária num banco de urgências durante as férias de inverno. Foi ainda nos tempos anteriores às restrições sobre privacidade e idades mínimas nos hospitais. Consegui algumas vezes coser pontos, drenar pus e conhecer as provações por que tantos passam diariamente, sobretudo os sem-abrigo e os toxicodependentes. O meu pai lembra-se bem de um dia me ter ido buscar, mas não conseguir encontrar-me. Até que me avistou de luvas, máscara e bata a assistir a um ferimento causado por uma arma de fogo – e demonstrando a maior das calmas. A cena era tão caótica como a de um drama de televisão. Mas eu nem dei por isso e o meu pai soube que ia haver mais uma cirurgiã na família.

Frequentei a Faculdade de Medicina de Harvard, onde, nos finais do século xx, poucas mulheres se aventuravam no campo da cirurgia. Mas eu adorava cirurgia, e a minha especialidade – otorrinolaringologia, que se centra nos ouvidos, nariz e garganta – proporcionava-me a mistura perfeita de pacientes saudáveis e doentes, de jovens e idosos, de trabalho cirúrgico e ambulatório. Não havia outro campo assim na medicina. Afinal, quem na medicina ou na cirurgia conhece de facto as vias respiratórias? O seio esfenoidal? O osso temporal? O estribo? A cricoide? Conhecemos todas as coisas misteriosas escondidas nos recantos obscuros.

Na fase inicial da minha formação, gravitei em volta das crianças e das famílias. É empolgante fazer as cirurgias mais ínfimas para modificar a vida de uma criança. A minha especialidade é muitas vezes o «último recurso» numa emergência nas vias respiratórias, quando todas as outras especialidades, incluindo a anestesiologia, se sentem perdidas. Tudo é rotina... até ao momento em que deixa de o ser. A sensação latente de terror iminente está sempre aí. Existe muita espera, mas de repente, durante uns segundos pungentes, tudo depende de nós.

A medicina alterou-se imenso desde que me formei, há mais de um quarto de século. Em muitos aspetos, foi uma mudança para melhor. A tecnologia acelerou o ritmo de desenvolvimento dos avanços médicos. Um leque mais amplo de novos conhecimentos, não apenas para os pacientes mas também para os médicos, está disponível com o simples toque de um botão. Longe estão os dias em que se procurava nos catálogos poeirentos das nossas bibliotecas artigos históricos ou inovadores publicados em revistas e determinados capítulos de livros. Os estudantes e internos de medicina vivem dos *tablets* e conseguem citar o que há de mais moderno antes de nós, os fossilizados velhos mentores, terminarmos as perguntas. Muitas vezes, o artigo é referido na CNN antes de termos acesso a ele. Tudo parece mais fácil. O que pode ser bom, mas nem sempre.

Os pacientes são igualmente diferentes. Também neste caso, na maior parte das vezes para melhor. O acesso à informação é avassalador. Os pacientes formulam perguntas mais focadas, mais informadas, mais pertinentes e sabem pormenores acerca dos cuidados médicos que muitos médicos do passado desconheciam. Mas este conhecimento pode ser distorcido. Não existe na Internet uma «avaliação feita pelos pares», pelo que as opiniões e as falsidades se misturam com os factos. E isto é negativo, seja qual for o prisma por que se encare.

O meu estilo de prática clínica evoluiu nas últimas duas décadas. Sou agora mais velha do que a maioria dos pais. Os antigos pacientes estão por sua vez a ter filhos, e sou inclusivamente mais velha do que alguns avós. Não «vi tudo», mas já vi muita coisa. Na sua maioria, coisas boas: o alívio proporcionado pelos programas de bem-estar; a cura de doenças agudas ou crónicas. Podem significar uma mudança de vida, não apenas para o paciente, mas para toda a família – e para o médico. É por isso que nos mantemos na medicina. Os meus colegas e eu já tivemos a nossa dose de «Félixes», como lhes chamamos. Tal como os gatos, estas pessoas parecem ter sete vidas. Algumas estão tão doentes, e tantas vezes às portas da morte, e no entanto conseguem sobreviver e medrar. Também assisti a tragédias tão dilacerantes que me interroguei sobre se poderei continuar a ser médica. Embora essas sejam situações raras, vi pessoas morrerem inesperadamente na sala de operações, como se fosse uma cena de *Serviço de Urgência* ou de *A Anatomia de Grey*, quando nem eu nem nenhum dos especialistas à minha volta podemos fazer nada.

Sei que não sou a única a passar por esta experiência. Muitos dos meus colegas cuidam dos que estão gravemente doentes, seja sob a forma de doença crónica, de crise ou de traumatismo resultante de um acidente. Para a maioria de nós que partilhamos estas experiências basta mencionar um primeiro nome ou uma data. O olhar comum de entendimento significa que não precisamos de citar estes pormenores indescritíveis, mas que nos lembramos bem deles. É por isso que muitos abandonam a medicina.

Trabalhar num lugar como a UCLA é um pouco como estar em Oz. Temos muitos feiticeiros, se bem que estes sejam pessoas reais, que fazem um trabalho incrível. E temos ainda mais daquelas que procuram alguma coisa, como a Dorothy e os amigos. Podem não saber, ao princípio, que peça falta, mas inúmeros médicos, estudantes e enfermeiros buscam alguma coisa. Alguns poderão andar à procura de mais avanços tecnológicos – cirurgia robótica, cirurgia robótica a *laser*, cirurgia robótica a *laser* por controlo remoto. Outros tentam descobrir uma nova terapêutica medicamentosa com menos efeitos secundários durante o tratamento do cancro; prevenção de lesões cerebrais hipóxicas nos recém-nascidos; percursos mais suaves para a entrada e saída da unidade de cirurgia ambulatória; e maiores taxas de êxito nos transplantes multiorgânicos.

Aquilo de que mais gosto no meu trabalho na UCLA é do facto de não haver dois dias iguais. A minha prática clínica está cheia de milhares de pessoas e de histórias interessantes, de situações desafiantes e de novos quebra-cabeças. Vão conhecer alguns neste livro.

A saúde é o que a saúde faz

Assombro-me com as tendências sempre em mudança da definição de «saudável». Lembro-me de que, na década de 1970, o esparguete se tornou de repente *massa*. Parecia mais saudável e por isso comíamos mais. Quando os pãezinhos de farelo (todos eles com 500 calorias) entraram na categoria de alimentos saudáveis juntamente com a granola, houve quem ganhasse uns quantos quilos. O que se seguiu foi a loucura do baixo teor de gordura, baixo teor de açúcar, sem açúcar, sem adição de açúcar, sem gordura, baixo teor de calorias. As águas são agora acompanhadas de palavras como biológicas, naturais, sem glúten, sem cafeína, ricas em nutrientes, livres de OGM (embora se deva saber que uma pequena modificação genética pode ser benéfica, como descobriremos em breve).

Distribuo gelados de água pelos miúdos logo a seguir às pequenas cirurgias. Adoro dizer-lhes, na presença dos pais, que temos gelados cor de laranja, roxos e vermelhos. Contêm um corante e um aromatizante cem por cento artificiais e estão carregados de todo o tipo de açúcares. Contêm zero por cento de sumo de fruta. Será o melhor gelado de água que eles alguma vez comeram. Vejo muitas vezes os pais pedirem um segundo para o filho e engolirem-no eles. Serão estas delícias menos «saudáveis» do que as que apregoam ter um conteúdo de verdadeira fruta e vitaminas e «sem adição de açúcar»? Talvez sim, mas numa percentagem tão infinitésima que o verdadeiro benefício do gelado (água congelada, por amor de Deus!) dificilmente se perde quando se consome o produto barato. Além disso, o produto barato até sabe melhor.

Além de estar relacionado com a alimentação, o conceito de saúde continua a alterar-se de maneira interessante. Por qualquer razão, todos queremos viver até aos 150. Um dia, talvez alguns o consigam. Os testes genéticos e as modificações potenciais podem abrir-nos uma janela para a longevidade, os perfis de riscos de doenças e a prevenção a longo prazo. Muitos de nós já andam a tentar: tomar diariamente uma aspirina ou não? A partir de que altura? Terapêutica de substituição hormonal ou não? Estatinas para prevenir um ataque cardíaco? Suplementos vitamínicos e, se sim, quais?

A B12 dá-nos energia. Mas também nos dá borbulhas. A vitamina E previne o cancro. Mas também o pode provocar. O exercício físico faz bem, mas qual o melhor tipo de exercício? E quando é que o muito é demasiado, quando começamos a pagar o preço dos excessos com lesões nas articulações, dores crónicas e até problemas renais e cardíacos?

Vou ser sincera: por vezes os pacientes dão-me cabo dos nervos com as perguntas que começam por «Acredita em…?». Aí apetece-me interrompê-los e questioná-los: «No coelhinho da Páscoa? Em fantasmas? Na fada dos dentes?» Tudo isto são crenças. Mas a medicina não é uma crença. Pratico-a com base em evidências. Não quer isto dizer que toda a medicina seja um facto. Longe disso. Muitos tratamentos que utilizamos hoje em dia, dentro de 30 anos serão inúteis ou, pior do que isso, prejudiciais. Mas aplicamo-los tendo por base extensos conjuntos de provas de que são benéficos. Podemos, ocasionalmente, recorrer a tratamentos experimentais, mas é preciso apresentá-los como tal. No mínimo, precisamos de compreender, ainda que remotamente, como funcionam. E, não, a magia não constitui uma razão.

Fazem-me constantemente perguntas sobre a medicina alternativa ou a homeopatia. Não posso afirmar perentoriamente que estas práticas estão erradas ou são prejudiciais. Mas quando me perguntam se o óleo de linhaça no canal auditivo é bom para as infeções do ouvido, respondo que nunca ouvi ou vi resultados, mas que se têm informações dadas pelo médico acerca deste método, gostaria de as conhecer. Ou algum estudo. Ou qualquer outra coisa. Se algum paciente foi tratado com o remédio homeopático *causticum* a uma infeção bacteriana rara, gostaria de saber se quem o prescreveu pensou no mecanismo de ação. Não apenas por soar a cáustico. Na verdade, trata-se de uma forma diluída de solução de hidróxido de potássio, ou cal apagada. É bom para os relvados. Não tanto para as infeções bacterianas atípicas.

O objetivo deste livro é despertar os leitores para a verdade acerca dos conselhos de saúde populares e constituir um guia ponderado e fiável para que se tornem pacientes inteligentes. Vamos abranger muitas áreas, começando com as teorias da conspiração que abundam nos círculos da saúde e com conceitos cuja compreensão é importante, tais como a gestão de riscos, a causa *versus* correlação, e o que é um estudo bem concebido, sério e reproduzível. Avançaremos depois para as respostas às perguntas que atormentam as mentes das pessoas hoje em dia: existe uma dieta ideal cientificamente comprovada? O glúten é assim tão mau? Os desintoxicantes podem afinal ser tóxicos? O açúcar alimenta as células cancerosas? Quando é que *biológico* é uma palavra-código para «absurdo»?

Levarei os leitores numa viagem através da medicina alternativa complementar, mostrando quando e como funciona. Abordarei também os riscos relacionados com as vacinas, suplementos homeopáticos e se os exames como as mamografias, as colonoscopias e os testes de ADN são manifestamente sobrevalorizados. Analisarei alguns dos hábitos mais populares que as pessoas mantêm (ou gostariam de manter) e que podem ter consequências que não se pretendia. Responderei às perguntas: Quais as vitaminas que têm valor? Qual o melhor segredo antienvelhecimento que não seja publicidade enganosa? Qual a quantidade e o tipo perfeitos de exercício físico? Gostaria que a sua leitura fosse agradável e que o leitor sentisse não apenas que muitas das minhas ideias e recomendações são úteis e surpreendentes, mas também que o aliviaram de muitas das preocupações do quotidiano. A saúde ideal é mais fácil de conseguir do que se pensa. Pode ser sempre um alvo em movimento, mas isso não significa que não desfrutemos da viagem.

Tudo o que peço de início aos leitores é que avancem com a mente aberta e que ponham de lado quaisquer noções preconcebidas. Estamos cada vez mais obcecados com as questões da saúde; portanto, como conseguimos saber o que é real e o que é mito? É isso o que este livro vai revelar.

1
OS PERIGOS DO DR. GOOGLE

Ajudar o médico, conhecer os sintomas e consultar a *net* só no caso de estar a morrer

• A Internet apresenta informação de qualidade sobre assuntos de saúde? • Como se sabe se uma página *web* é autêntica? • As avaliações aos médicos feitas *online* são significativas? • É possível fazer diagnósticos *online*?

Há pouco tempo, um amigo enviou-me uma mensagem por correio eletrónico, já bastante tarde: «Estava aqui a pensar… a minha filha [de aproximadamente 15 meses] fez um cocó branco. Andei à procura e deve ter sido alguma coisa que ela comeu ou então tem uma insuficiência grave do fígado e precisa de ser operada de urgência. Que devemos fazer?»

Bom, ele já tinha procurado, o que me poupou algum tempo, dado que nenhuma das duas hipóteses fazia parte da minha caixa de ferramentas de conhecimento. Não pensava no cocó das outras pessoas desde que os meus filhos usavam fraldas, e mesmo nessa altura tentava não me concentrar demasiado. Ao mesmo tempo que tranquilizava este amigo, através de *e-mail*, já que ninguém fala com ninguém, sentia-me surpreendida com o seu diagnóstico diferencial tão bem preparado acerca do cocó branco, e tudo isto carregando simplesmente num botão. Não, esse amigo não é gastroenterologista, nem interno de medicina, nem cirurgião. É realizador de cinema.

Mas em menos de três minutos aprendeu tudo sobre as causas possíveis do cocó branco. Outra amiga, que é médica, perdeu tragicamente o cão, de 11 anos, devido a morte súbita. «Não sei como aconteceu. Os cães não morrem assim», dissera-lhe o veterinário. Mas este morreu. Com um toque num botão, esta médica de seres humanos aprendeu tudo sobre as possíveis causas de morte súbita nos cães. O meu filho de nove anos quis saber o resultado de um jogo recente dos Golden State Warriors. Ele não tem computador e por isso perguntou à Alexa, versão da Amazon de uma base de dados na Internet que é ativada pela voz.

O acesso ao conhecimento com base na Internet é ilimitado. Desde as fezes até à morte e ao basquetebol, não existe nenhuma pergunta sem resposta. Este facto modificou o mundo tal como o conhecíamos há apenas duas décadas, e continuará a modificar-se graças ao crescimento sempre em expansão da tecnologia. A uma escala mais pequena, se bem que muito importante, alterou a forma como a medicina é estudada e praticada, o modo como os cuidados de saúde são praticados e a maneira como as pessoas sem formação médica têm acesso ao conhecimento acerca da sua saúde e da da família, incluindo dos animais de estimação.

Quando me tornei membro da equipa interdisciplinar craniofacial da nossa instituição – composta por cirurgiões, geneticistas, enfermeiros, dentistas, ortodontistas, patologistas da fala, audiologistas e assistentes sociais, que trabalham em conjunto para tratar as crianças que apresentam graves anomalias faciais e as famílias –, tínhamos sempre um exemplar do venerado *Gorlin's Syndromes of the Head and Neck* junto ao nosso posto de trabalho. Esta obra continha descrições, incluindo fotografias, e informação sobre questões médicas associadas e a hereditariedade genética de quase todas as síndromes conhecidas nos seres humanos, desde as mais comuns, como a de Down, até às menos comuns, como a de Apert, e às extremamente raras, como a síndrome de Cornelia de Lange. Na maior parte das vezes, a equipa deparava com um paciente com um distúrbio que lhe era desconhecido. Todos nós nos debruçávamos então à volta daquele manual com os cantos das páginas dobrados, tentando perceber o que tinha o paciente, com base na avaliação física e nos testes genéticos. Ainda tenho o meu exemplar do *Gorlin's* no consultório, mas há anos que não o abro. Hoje em dia, se aparece uma criança com um transtorno desconhecido, podemos, tal como fez o meu amigo realizador de cinema, introduzir as descrições dos traços do rosto, os testes genéticos e outros resultados do exame físico e, em menos tempo do que demoraríamos a percorrer um índice, o nosso portátil, computador de mesa ou até o telemóvel vomitam uma lista completa de diagnósticos possíveis.

No passado, as conferências para os internos costumavam incluir penosas sessões de perguntas, em que nós, os presentes, mostrávamos um paciente ao grupo, escolhíamos o formando que parecesse mais ansioso e ficávamos à espera de que ele recitasse a literatura mais atual a partir dos artigos de revista que tivesse consultado nessa manhã. Na hora que antecedia estas conferências, os internos amontoavam-se num pequeno gabinete, folheando as páginas dos artigos que coletivamente tinham encontrado nessa manhã ou na noite anterior. Hoje em dia, ainda antes de terminarmos as perguntas, já os internos utilizam os dois polegares para escrever a pergunta nos *smartphones* e, num abrir e fechar de olhos, surge uma lista de referências a possíveis artigos em páginas *web* como a PubMed ou o Google Scholar. Já não vemos os formandos a suar, e esta melhoria assinalável no acesso à informação modificou a formação médica e cirúrgica em todo o mundo. Não somente temos acesso aos artigos de investigação mais recentes, como podemos ver vídeos de cirurgias, de estudos de diagnóstico a serem realizados e até de testemunhos de pacientes. O lado negativo disto é que se dedica pouco pensamento, senão mesmo nenhum, à busca de informação, e se bem que as instituições académicas possam ter acesso mais rápido a publicações especializadas, nós, enquanto médicos, vemos basicamente as mesmas páginas e artigos visualizados pelos navegadores da Internet que não são médicos. Embora, através das nossas palavras-chave da universidade ou do hospital, tenhamos acesso a páginas mais académicas, vemos muitas vezes os mesmos artigos que os nossos pacientes podem ver.

Não procuramos apenas novas informações *online*, estamos a consultar a informação sobre os pacientes quase exclusivamente *online*. Os tempos das fichas em papel e das salas de arquivo fazem parte da história. Sistemas eletrónicos de registo de dados são usados para uma maioria esmagadora de pacientes, depois de inicialmente se destinarem a otimizar e unificar os cuidados médicos. E conseguiram-no, de muitas maneiras. Na minha instituição, posso encontrar informações sobre outras consultas médicas e visualizar os resultados das análises laboratoriais, raios X e relatórios cirúrgicos. Num futuro próximo, estaremos em condições de ligar este sistema aos de outros hospitais, para criar uma rede ainda mais ampla de cuidados de saúde coordenados. Os pacientes também podem comunicar com os médicos através destas páginas de registos, mediante um sistema interno de correio eletrónico, e podem em segurança aceder aos seus registos, sem terem de requerer resmas de fichas em papel ao departamento de arquivos médicos. Tudo isto parece fantástico, não é verdade? Bem, nada é perfeito.

Os médicos estão agora ainda mais agarrados ao mapeamento, com a complicada obrigação de clicar em caixas e preencher campos que, na maioria dos casos, são irrelevantes para os cuidados prestados ao paciente. Os registos médicos eletrónicos levam a que se passe cada vez mais tempo a preencher fichas, à redução da interação com os pacientes (os médicos olham para ecrãs, não para os pacientes) e à sua quota-parte de erros. No auge da epidemia do ébola em 2014, quando esta já tinha entrado nos Estados Unidos, um homem que estivera pouco tempo antes em África dirigiu-se às urgências de um hospital do Texas, queixando-se de febre e fadiga. O sistema eletrónico de registos médicos preenchera automaticamente a história da sua viagem recente depois de ele a ter contado ao prestador de cuidados inicial, mas o cuidador que se lhe seguiu não prestou atenção a este dado informativo essencial. Nas urgências, o homem foi mandado para casa com o diagnóstico de doença semelhante a uma gripe ligeira, quando tinha uma infeção ativa com o vírus do ébola. Os computadores podem assumir grande parte do trabalho, mas não o contacto humano direto. Se os prestadores de cuidados tivessem comunicado verbalmente, em vez de se basearem em cliques num ecrã, a história da viagem do homem teria provavelmente levantado algumas preocupações em relação ao diagnóstico. O uso da informação automatizada na área da saúde cresce exponencialmente tanto quanto decresce a comunicação direta entre seres humanos.

Porque é tão difícil mudar de ideias

Nada na medicina é a preto e branco, mas existem muitos dados fiáveis – se os conseguirmos encontrar – que nos ajudam a tomar as melhores decisões. O problema consiste em muitas opções erradas das pessoas com base em informações incorretas, ou continuarem a insistir em crenças falsas e opiniões tendenciosas, aceites como dogmas, apesar das provas irrefutáveis em contrário.

A explosão da informação amplamente disponível relacionada com a saúde leva a más interpretações, e os americanos confiam mais facilmente em pessoas em posições de relevo, em páginas *web* da moda, com muitos «gosto» e seguidores nas redes sociais, e em histórias que nos tocam o coração, do que em dados médicos áridos que não apresentam pessoas de carne e osso associadas aos gráficos numa página. Josef Estaline, o tristemente famoso ditador russo da primeira metade do século XX, afirmou: «A morte de um homem é uma tragédia; a morte de milhões torna-se estatística.» As pessoas têm maior tendência para confiar nos médicos com anúncios cintilantes, muitas vezes alvo de elogios falsos e com salas de espera luxuosas, do que nos médicos que envergam batas amareladas e esfarrapadas, com obras de arte de mau gosto nos corredores e rececionistas que não são modelos nem candidatos a atores. As páginas *web* com bom aspeto podem ser mais apelativas do que as que não têm campainhas nem assobios, mas que fornecem uma informação mais consistente, se bem que mais destemperada.

Apesar de o meu consultório ser do tipo académico, temos algumas cadeiras bastante bonitas e um grande ecrã de televisão na sala de espera e dispomos de tecnologia de ponta. Somos um grupo bem vestido e as nossas batas são limpas. Mas não se deixem enganar pelas aparências. Somos académicos que têm por objetivo prestar cuidados assentes em evidências. Não nos limitamos a posar para páginas *web* reluzentes – escrevemos artigos que são revistos pelos nossos pares, revemos os artigos já revistos pelos nossos pares, avaliando se são ou não merecedores de publicação, e fazemos parte dos conselhos editoriais de publicações especializadas revistas pelos nossos pares. Temos suado nos laboratórios, presidido a exames de licenciatura para certificação pelo conselho, e tratado todos os que chegam aos nossos serviços de urgência. Quando não estamos no consultório com chão novo e máquinas a *laser*, muitos de nós encontram-se a trabalhar em centros médicos do condado ou destinados aos veteranos. Dito isto, muitos, incluindo eu, têm *websites*. A minha página é informativa – não faço publicidade à prática clínica. No entanto, promovo os meus livros e eventos nos meios de comunicação. Graças ao poder da Internet, posso saber quando é que as pessoas consultam o meu *website*, qual a página que procuram, quanto tempo se demoram nela, qual a cidade onde se encontram, o seu motor de busca, etc. Muitas visualizam o meu *website* já na sala de espera do consultório. Como podem os pacientes ter a certeza de que a informação que consta da minha página é fiável, rigorosa, atualizada e objetiva? Não podem. Mas vieram consultar-me, pelo que provavelmente têm alguma noção preconcebida de que aquilo que digo deve estar certo. Não será assim?

Quando os pacientes confiam a determinado médico a tarefa de cuidar da sua saúde, decidindo que é digno dessa confiança, isto está associado a um desafio cada vez maior nos meios da saúde que contribui para aumentar a confusão: «a maldição da crença original».[1] Quando acreditamos numa coisa, é difícil mudarmos de ideias, apesar de provas que nos deviam levar a pensar o contrário. Isto pode ser prejudicial para a saúde individual e pública, assim como desviar dos verdadeiros perigos a atenção limitada das pessoas. Se gostarem de um médico, gostarão do seu *website*, e vice-versa. Ouvi inúmeros comentários do tipo «Aquela médica cobra X dólares só por uma consulta. Deve ser a melhor.» As ideias preconcebidas acerca de quase tudo – um lugar, uma cultura, uma religião, um género ou, neste caso, os bons cuidados médicos – são difíceis de mudar. Por mais abertura de espírito que pensemos ter (ou que nos esforcemos por ter), a parcialidade que existe dentro de nós é real, e não necessariamente um sinal de discriminação aberta. Isto é estudado em inúmeras ocasiões ao formar profissionais de recursos humanos para que reconheçam, e idealmente evitem, a parcialidade. Mas requer um esforço consciente. Esta parcialidade inconsciente em relação ao que pensamos ser bom na maior parte das vezes sobrepõe-se à nossa capacidade de avaliar uma situação a partir do zero.

Os aspetos positivos e negativos do Google (e de outros motores de busca)

Talvez mais notável do que qualquer *website* individual, jornal, programa de televisão ou revista seja o mastodonte Google. Esta força extraordinária generalizou-se de tal maneira que, em 2006, tanto o *Oxford English Dictionary* como o *Merriam-Webster's Dictionary* acrescentaram o verbo *google* às suas edições, em papel e *online*. E podem *googlar* isso. Não me interpretem mal: o Google é uma entidade espantosa. Utilizo-o a toda a hora – todos os médicos o fazem – e uma das suas ramificações, o Google Scholar (www.scholar.google.com), é um motor de busca académico autêntico. Os títulos do Google Scholar são apresentados cronologicamente e também por temas. A ordem da lista é de igual forma determinada pelo número de citações que um artigo mereceu em publicações académicas. Nos meios académicos, o número de vezes que determinado artigo é citado noutros artigos académicos torna-se uma medida da sua qualidade, validade, reprodutibilidade e até popularidade.

O Google tem muitas potencialidades, no entanto, algumas delas, como a rapidez de um elevado volume de informação, a ordem da informação fornecida e a maneira como essa ordem é determinada, podem ser bastante distorcidas, especialmente quando se trata de buscar informação médica. Tentemos procurar no Google algo que é solicitado com grande frequência: *tratamento do cancro da mama*. Não é de admirar que seja consultado com frequência, dado que nos Estados Unidos as mulheres têm uma para oito probabilidades de contrair cancro da mama ao longo da vida (ou seja, uma em cada oito mulheres terá um diagnóstico de cancro da mama). Quando procurei esta expressão no Google, bastaram 0,52 segundos para me aparecerem 110 milhões de *sites* (a natureza dinâmica da Internet significa que de cada vez se pode encontrar um número diferente de *sites*). Acham que é informação suficiente? Deve chegar para manter os pacientes ocupados enquanto aguardam na sala de espera de um consultório. Mas olhemos com mais detalhe. Os quatro *sites* que surgem em primeiro lugar são publicidade (provavelmente o leitor carregará páginas diferentes das que estou a ver hoje, mas o cerne da questão mantém-se). Aquela caixa verde de publicidade devia ser um alerta de que a página é tendenciosa, ou pelo menos de natureza comercial. Isto não significa que seja má, inexata ou que tente enganar-nos, mas é aquilo que é – publicidade. A página da Sociedade Americana do Cancro só aparece em quinto lugar. No fundo da página um do Google, há mais três anúncios. A página dois tem uma disposição semelhante – quatro anúncios no topo e três no fundo. A página três não é diferente. Compreendem onde quero chegar? São estes que chamam a atenção. São os primeiros que vemos, e os últimos, dando-nos a oportunidade de clicar num anúncio visualmente agradável antes de avançar para a página seguinte. Apesar dos mais de 109 milhões de outros *sites* a que temos acesso, poucas pessoas vão além de duas páginas numa pesquisa no Google, mesmo que quase metade dos *sites* apresentados seja publicidade.

Estes anúncios do Google, ou AdWords, são uma excelente maneira de fazer crescer um negócio. As empresas têm um grande incentivo para utilizar o Google AdWords porque o sistema de pagamento é escalonado: a empresa apenas paga quando alguém clica no anúncio ou quando um visitante estabelece uma ligação para a empresa a partir do anúncio na página do Google. É uma forma ligeiramente menos ostensiva de fazer publicidade, pois o pagamento só é efetuado quando o anúncio produz resultados, traduzidos em tráfego do *site*. Questão mais ampla do que a publicidade é a otimização dos motores de busca (SEO, na sigla em inglês). Nesta técnica livre, os *sites* utilizam palavras-chave específicas para conduzir o tráfego da Internet / visitantes para esses *sites*. Esta técnica atrai mais utilizadores, e isso, por seu turno, coloca o *site* numa posição cada vez mais destacada na página um de uma busca no Google. Dado que não é inerentemente encarado como publicidade, pode-se pensar que se trata de uma página mais genuína, informativa e objetiva. De um modo geral, esta técnica é considerada legal e, mais importante, útil. Por exemplo, se procurarmos os sintomas da gripe, um *site* que tenha como palavras-chave *febre*, *dores de cabeça*, *tosse*, *fadiga* e *vacina da gripe* tem mais probabilidades de saltar para um lugar no topo da página do que um *site* que tenha apenas *febre* como palavra-chave. A área cinzenta começa quando a SEO se torna SEM, ou seja, manipulação dos motores de busca. Este é de facto um domínio de termos vagos. Através da SEM, um *site* abusa das palavras-chave, ou utiliza-as indevidamente, atafulhando as páginas *web* ou criando *links* falsos ou de *spam*. Se bem que esta prática já tenha levado a processos judiciais e a punições, é difícil regulamentar a linha ténue que separa a SEO da SEM.[2]

Portanto, como se avalia este excesso de informação acerca de um assunto tão importante como o tratamento do cancro da mama? Algum cuidado básico a ter será, em primeiro lugar, o de verificar se o *site* é um anúncio. De novo, não significa que esteja incorreto, mas sim que não é objetivo, devido ao facto de esse *site* pagar ao Google sempre que se clica no *link*. Em segundo lugar, deve-se olhar para as três letras que se seguem ao pontinho: *.com* significa que é comercial; *.gov* é financiado por um governo; *.org* trata-se de uma organização sem fins lucrativos; *.net* quer dizer que tem por base a Internet, sendo semelhante *a.com*; *.edu* é um *site* educacional, geralmente associado a uma universidade, pública ou privada. Existe uma infinidade de outros códigos, mas estes são os principais. O *site* que aparece em primeiro lugar na página um quando se procura no

Google *tratamento do cancro da mama* é um *site*.com de uma empresa farmacêutica, fazendo publicidade a determinado medicamento para o cancro da mama metastático. Se bem que forneça também informação, a primeira imagem em que reparamos é no nome e no logótipo da empresa e no nome do medicamento.

O Google ganhou recentemente uma reputação mais jocosa quando a atriz Jenny McCarthy afirmou que os seus conhecimentos acerca da ligação entre vacinas e autismo foram adquiridos na universidade do Google. Jenny é atriz, mãe e uma forte defensora do filho, mas também comediante. Se bem que tenha feito esta afirmação meio em tom de brincadeira, na verdade não estava a brincar. O comentário espalhou-se por todas as redes sociais, dando ainda mais argumentos àqueles que consideravam as alegações infundadas. Como se pode atribuir ao Google uma autoridade ao nível de uma universidade em questões primordiais de saúde? Vamos ver novamente. Quando introduzo no Google as palavras *vacina/autismo*, aparecem-me uns meros 1 050 000 *sites* em apenas 0,54 segundos. Felizmente, a busca sobre *tratamento do cancro da mama* vence a da *vacina/autismo* em cerca de 108 milhões. O formato é igual: quatro anúncios no topo da página, três anúncios no fundo, e o mesmo acontece na página dois e seguintes. Como este era, e continua a ser, um tema controverso, alguns *sites* divulgam informação sobre as possibilidades de as vacinas causarem autismo, enquanto outros *sites* divulgam informação em sentido contrário. Vamos colocar a hipótese de que o leitor viveu noutro planeta e nunca ouviu nem leu nada acerca deste tema polémico. Os extremos impressionantes a que chegam estas informações divergentes, ambas sob uma aparência de verdade e de dogma, são surpreendentes, quando não confusos.

É alentador constatar que nem todas as buscas no Google, inclusive as feitas em relação a temas envolvidos em controvérsia, têm o formato de anúncios. Quando procuro *telemóveis/cancro do cérebro*, outro assunto polémico tanto na comunidade médica como entre os leigos, não aparecem logo à cabeça anúncios para a compra de *iPhones* nem anúncios a sugerir o nome de um cirurgião para remover um cancro do cérebro induzido por um *iPhone*. Pelo contrário, em 0,52 segundos, encontro 6 170 000 *sites*, o primeiro dos quais é do Instituto Nacional do Cancro dos Estados Unidos, que refuta a ideia de que o uso de telemóveis esteja relacionado com uma maior incidência do cancro do cérebro. Aparece um anúncio no fundo da página um. Infelizmente, quase metade da página dois é composta por anúncios, que enquadram os poucos *sites* não publicitários que surgem no centro da página, mas talvez a página um já tenha fornecido informação suficiente sobre o assunto.

Abordemos aqui um tema pouco conhecido na imprensa, mas que é discutido nas comunidades médicas: efeitos da exposição às radiações do micro-ondas sobre o útero. Quando uma grávida utiliza um micro-ondas, estará a expor o feto a um maior risco de desenvolver uma fenda palatina, circunstância pela qual o lábio superior e o céu-da-boca não se unem ainda antes do nascimento, deixando um vazio no meio do rosto? Se bem que estas crianças sejam, na maioria dos casos, saudáveis em todos os outros aspetos, são submetidas durante a infância a cirurgias mais ou menos invasivas, que começam aos três meses e podem prolongar-se até ao final da adolescência. Está comprovado que a toma pré-natal de suplementos de ácido fólico reduz substancialmente o risco desta anomalia; no entanto, mantém-se uma ampla componente genética que tem pouco que ver, ou mesmo nada, com a exposição da mãe aos micro-ondas ou com a ingestão de suplementos. Dito isto, vários grupos acreditam que a exposição de uma grávida às micro-ondas daqueles omnipresentes eletrodomésticos pode aumentar as probabilidades de ter um filho com fenda palatina.

Quando procuro no Google *exposição a micro-ondas fenda palatina*, aparecem-me uns escassos 948 000 resultados em 0,59 segundos. Obviamente, não se trata de um assunto candente. O jornalista *freelance* ansioso por publicar a sua próxima denúncia fará melhor em procurar noutro lado. O Google não apresenta anúncios no topo da página um – pelo contrário, os 11 primeiros *sites* são artigos de pesquisa académica, muitos dos quais envolvem laboratórios e ratos. Aparecem anúncios no fundo da página – dois de organizações sem fins lucrativos que tratam gratuitamente crianças com fenda palatina em todo o mundo e um de uma empresa química que fornece digestão por micro-ondas para compostos químicos. Dificilmente uma coisa estonteante. Não existem anúncios para vender fornos de micro-ondas, nem para proibir os fornos de micro-ondas num esforço para evitar as fendas palatinas. Talvez algum dia este se torne um tema controverso digno de debate televisivo. Mas, para já, a busca no Google mantém-se pura, não poluída, e aquilo que muitos poderão considerar aborrecido: é apenas informativa.

O Google não está sozinho nestas interessantes descobertas. Se analisarmos outros motores, vemos que seguem fórmulas semelhantes. Por isso, como é possível navegar em assuntos importantes quando existe tanta informação com falta de objetividade? Estas são algumas ferramentas fáceis de lembrar:

1. Cuidado com os anúncios. Se bem que alguns contêm informação útil, não deixam de ser anúncios. Estão a vender qualquer coisa – um produto, um centro de tratamentos, um teste de diagnóstico ou até uma organização sem fins lucrativos que pede donativos. Podem simplesmente querer aumentar o tráfego para o seu *site*, mas pagam para que isso aconteça.
2. Procure primeiro os *sites* .org ou .gov. Se bem que algumas pessoas possam ter desconfianças em relação a *sites* financiados por governos, eles apresentam dados objetivos de estudos mais amplos.
3. Tenha cuidado se o fornecedor do *site* for uma empresa farmacêutica. Apesar de muitos medicamentos estarem bem estudados e poderem salvar vidas, evite estes *sites* como os primeiros a que recorre quando pretende obter informações sobre determinada doença ou patologia.

Estas ferramentas podem aplicar-se a qualquer patologia, sintoma ou pergunta sobre saúde que se pretenda fazer. Há hipóteses de que quanto menos controversa, merecedora de notícias ou até frequente for a patologia, mais informativos parecerem os *sites*.

Não podemos responsabilizar a Internet por cairmos nas garras da publicidade enganosa e dos mitos na medicina. Há mais de cem anos, Clark Stanley tornou-se famoso quando reuniu uma multidão e fez a defesa dos milagres do veneno de cobra. Matou cobras--cascavéis ao mesmo tempo que elogiava os benefícios das secreções dos répteis, alegando que os seus preparados medicinais derivavam de uma receita secreta de um curandeiro indiano. O suco milagroso, ou óleo, curaria todo o tipo de maleitas, incluindo dores de dentes, distensões e dores em geral. Por 50 centavos por frasco, era possível comprar o antídoto (cerca de 13 dólares hoje em dia, o que não seria mau). Em 1917, agentes federais decidiram averiguar o que havia nos produtos medicinais de Stanley. Tratava-se de uma espécie de óleo de cobra, com 99 por cento de óleo mineral, um pouco de gordura de vaca, e um pouco de pimenta-vermelha e de terebentina para lhe dar aquele sabor quintessencial de medicamento. Stanley rapidamente perdeu o negócio, mas a expressão «vendedor de banha da cobra» perdurou e mantém-se hoje em dia, referindo-se a todo o tipo de contrafações que ultrapassam de longe o campo da medicina.

Devemos avaliar o nosso médico?

E que dizer sobre médicos, hospitais e centros de saúde? Muitos de nós consultam o *website* do prestador de cuidados de saúde ou do hospital. Se o *site* for claro, amigo do utilizador, fácil de navegar e proporcionar alguma informação útil, é muitas vezes um ganho. Mas se estiver cheio de produtos, argumentos de venda e garantias exageradas de resultados irrealistas, é de desconfiar. E as páginas de avaliações de médicos? A minha instituição tem um sistema interno de avaliação, fornecido confidencialmente aos médicos, que é preenchido pelos pacientes. Quando temos boas avaliações, adoramos o sistema. Se as avaliações são más, o sistema é deficiente. Considero as minhas avaliações inúteis, devido ao simples facto de apenas um reduzido número de pacientes ser convidado a participar. Em média, um número extremamente pequeno de pacientes preenche o formulário da avaliação, mas não sei como recebo uma classificação complicada de calcular, uma classificação de percentil comparada com os outros médicos da minha área e outros pontos referentes a dados, os quais podem não ter relação com a qualidade efetiva dos cuidados prestados. Um número que não excede os cinco a dez pacientes de entre os milhares que atendo ao longo de 12 meses pode determinar a pontuação.

O Yelp foi criado em 2004, com a finalidade de «ajudar as pessoas a encontrar os grandes negócios locais, como dentistas, cabeleireiros e mecânicos». Tem uma média de 26 milhões de utilizadores por mês na aplicação e mais de 80 milhões no *website*. Em finais de 2016, já tinham sido publicadas no *site* 127 milhões de apreciações, das quais mais de 42 000 se referiam a experiências em hospitais nos EUA.[3] É transparente, na medida em que ganha o seu dinheiro com a publicidade. E declara que as empresas não podem alterar as avaliações que recebem.

Pode-se confiar num *site* como o Yelp para reunir informação sobre o médico, hospital ou dentista? A resposta é complicada, pois não conhecemos o calibre nem a honestidade das pessoas que fazem as apreciações. As pessoas que publicam comentários *online* tendem a fazê-lo quando a experiência foi extremamente positiva ou extremamente negativa. Se um paciente demorou imenso a encontrar estacionamento antes de uma consulta, chegou atrasado e teve de esperar ainda mais meia hora para que o médico o visse, pode publicar um comentário do tipo «esperei demasiado para ver o médico». Se uma paciente encontra um excelente lugar de estacionamento, chega a horas e é atendida atempadamente, publicará provavelmente um comentário diferente. Nenhuma destas apreciações tem que ver com a atenção que o paciente recebeu, ambas incidem sobre a experiência em geral. Estes pacientes provavelmente também leram as outras avaliações antes de publicarem o comentário. Faz parte da natureza humana querer estar em consonância com os outros e escrever uma apreciação semelhante às que viram. Isto remonta à maldição da convicção original: se pensarmos que os cuidados médicos são supostamente excelentes, é difícil dizer – e acreditar – o contrário. Se partirmos com um estado de espírito de ceticismo porque lemos alguns comentários negativos, teremos todas as razões para escrever também um comentário desfavorável.

Creio que o Yelp é uma grande fonte de avaliações para negócios como restaurantes, hotéis e lugares de férias. Existem habitualmente numerosas avaliações, e muitas são divertidas. Adoro saber que a massa com parmesão deixou alguém doente, enquanto a pessoa que escreveu o comentário seguinte diz que come o mesmo todas as vezes que vai àquele restaurante e é sempre uma excelente refeição. Mas quando se trata de médicos, é diferente. O resultado não é tão simples. Se um paciente sofre de uma doença complicada e sem tratamento viável, é o médico que não presta? Se um paciente tem uma doença facilmente tratável mas que o médico não diagnostica, e no entanto observou o paciente atempadamente, contou com uma equipa cortês, o paciente recuperou apesar do tratamento inadequado, e teve estacionamento gratuito, isso faz do médico um bom profissional? As avaliações no Yelp podem dizer que sim. Os *sites* que permitem avaliações tão superficiais podem ser enganadores, para não dizer pior.

Existem maneiras de avaliar mais objetivamente os médicos e hospitais, se bem que mesmo estas apresentem algumas deficiências. Infelizmente, estes *sites* são menos acessíveis. O Leapfrog Group foi criado em 1998 como uma organização observadora das classificações dos hospitais que fornece dados pormenorizados acerca de taxas de complicações, resultados bem-sucedidos e malsucedidos de tratamentos múltiplos, números de reinternamentos imprevistos, etc. Com base em informação fornecida voluntariamente pelos hospitais acerca de resultados específicos de procedimentos específicos, podem ser feitas análises de índices para melhorar a segurança do paciente e minimizar os maus resultados. Por exemplo, os hospitais onde se realizam anualmente mais de 500 colocações de *bypass* nas artérias coronárias (CABG – cirurgia de coração aberto para reparar artérias bloqueadas) têm melhor posição nas classificações do que aqueles onde se realizam menos de 500 procedimentos desses por ano. O mesmo é verdade para os hospitais que efetuam correções do aneurisma da aorta abdominal e partos prematuros.[4] Algumas avaliações sobre o rigor deste método de medição da qualidade chegaram à conclusão de que estes números não são necessariamente verdadeiros, que a um maior número de casos não correspondem necessariamente melhores resultados.[5]

Uma das faltas de rigor dos dados do Leapfrog reside no facto de não serem tidas em consideração as diferenças entre as diversas populações de pacientes. Por exemplo, um hospital que efetua cirurgias cardíacas em pacientes que não têm outras complicações médicas, tais como anteriores cirurgias cardíacas que não foram bem-sucedidas, problemas médicos preexistentes como diabetes, doença pulmonar, doença vascular, ou uma idade avançada, registarão talvez melhores resultados e dados no Leapfrog do que um hospital que trata pacientes do coração com patologias extremamente complexas.

Toda a gente quer que o seu médico seja um supermédico. Mas o que significa ser supermédico? Os supermédicos constituem um grupo que se define como uma «lista de destacados médicos (...) que atingiram um elevado grau de reconhecimento entre os seus pares ou de sucesso profissional». A seleção exige nomeação por parte dos pares, com esforços para «evitar a manipulação de votos e os médicos não se podem nomear a si próprios». Os médicos que receberem as pontuações mais altas são convidados a avaliar outros nomeados da mesma área. Os que forem considerados os mais qualificados nos seus campos, tendo por base a avaliação dos pares, são convidados a serem tema de artigos numa edição sobre os supermédicos de uma revista local de grande distribuição. Os médicos são avaliados pelos seus pares, não pelos pacientes nem por instituições externas. A seleção baseia-se em características como os anos de experiência, prémios profissionais, trabalhos publicados, liderança e certificação pelo conselho. Até aqui, tudo parece legítimo. E, na maior parte, é. Sou um supermédico! Mas a surpresa vem depois. Se quisermos ser um supermédico divulgado numa publicação, somos então insistentemente convidados, em múltiplas ocasiões, a comprar um anúncio nessa publicação. Este pode implicar simplesmente colocar o nome em letras maiores e a negro, ou fazer um anúncio de página inteira a cores ao consultório desse médico. Notoriedade revista pelos pares ou publicidade? Publicidade.

O Castle Connolly é um *site* de «médicos de topo» avaliados pelos seus pares. O processo de seleção é semelhante ao dos supermédicos, sendo estes nomeados e classificados pelos pares das suas especialidades. No seu *site*, o *link* Top Doctors Resources conduz-nos à opção de colocarmos um anúncio no *The New York Times*. Sim, no Castle Connolly existe um processo de avaliação pelos pares, mas está manchado pelo chamariz da autopromoção através de pagamento. Publicidade. Imaginemos que o leitor necessita de consultar um médico, mas não tem a certeza de qual é o melhor. Usemos o Google para procurar o «melhor cardiologista em Los Angeles». O primeiro *site* que aparece é o Castle Connolly. O segundo é o Yelp.

Websites de saúde e a arte do autodiagnóstico

Se o leitor tem o hábito de procurar informação sobre temas de saúde, sejam eles sintomas, medicamentos, doenças, hospitais ou médicos, é provável que esteja familiarizado com muitos dos numerosos *sites* de informação sobre saúde já consagrados. Alguns *sites* reivindicam ser (e são) puramente informativos, enquanto outros são comerciais, com anúncios múltiplos, sejam eles integrados no texto, como anúncios *pop-up*, sejam como anúncios dos patrocinadores do *website*. Quando examinarem e utilizarem *websites* de saúde, tenham em mente os muitos tipos que existem – incluindo os que oferecem informação geral sobre saúde, com base em hospitais, de companhias de seguros, sobre doenças específicas, de empresas farmacêuticas, não comerciais que apresentam informação sobre medicamentos e que dão informações sobre as credenciais dos médicos. Dada a falta de verificação na criação e manutenção de um *website*, dispomos de algumas ferramentas e informação básica para navegar nesta emaranhada rede de informação sobre saúde de acesso fácil.

Alguns *websites* disponibilizam também uma «análise de sintomas». É fácil cair na armadilha do autodiagnóstico (ou do diagnóstico de familiares e amigos) baseado nestas páginas, mas tenham sempre em mente que uma lista de sintomas não é igual ao diagnóstico. Os sintomas de uma enxaqueca podem ser semelhantes aos de um acidente vascular cerebral. Os sintomas de um ataque cardíaco podem ser parecidos com um vírus no estômago ou de um ombro inflamado. Estas páginas de análise de sintomas só podem ser usadas para levar as pessoas a procurar a avaliação de um profissional de saúde, não para fazerem um diagnóstico ou plano de tratamento sozinhas.[6]

De um modo geral, procurar na Internet informações sobre saúde pode ser válido, revelador, educativo e até útil. Embora muitos médicos revirem os olhos quando ouvem um doente a dizer «fiz a minha pesquisa», por vezes essa pesquisa pode ser consistente. Se um paciente sofrer de uma doença rara e apresentar uns quantos artigos sobre ela, muitos de nós ficarão agradecidos por já lhes ter sido poupado algum trabalho adicional. Mas a Internet torna-se confusa quando *sites* tendenciosos repletos de opiniões, episódios de cariz pessoal, exageros flagrantes e falsas afirmações manipulam o navegador no sentido de acreditar no que está a ler. As pessoas também deparam com dificuldades quando procuram informação *online* tendo por base noções preconcebidas. É aqui que entra novamente em ação a maldição da convicção original. Se o leitor acreditar que megadoses de vitamina C previnem as constipações, procurará (e encontrará com toda a facilidade) páginas que promovem esta noção. Se pensar que as desintoxicações através de sumos são a via para uma melhor saúde e bem-estar, é fácil encontrar *websites* que sustentem este ponto de vista. Se o adiamento das vacinas for aquilo que lhe agrada, as fontes *online* acerca deste tema abundam (mas, por favor, leia primeiro o capítulo 10). Se se debater com a ideia de consumir apenas alimentos biológicos, existe muita informação disponível a sustentar esta ideia.

Nas águas profundas do mar da informação sobre saúde na Internet, navegue com cautela. Quando fizer uma busca, utilize termos que não contenham incorporada opinião. Em vez de procurar *megadoses de vitamina C para prevenir as constipações*, comece a busca com *vitamina* C. Aprenda como é que esta vitamina é absorvida, como é metabolizada, quais os sintomas da deficiência em vitamina C, quais os sintomas de uma dose excessiva e quais os sinais de que se possui na quantidade certa. Comece sempre com o básico. Gaste algum tempo a informar-se acerca de todos os pormenores, antes de se envolver em extremos ou controvérsias. Se se sentir preocupado com os riscos das vacinas, informe-se como funcionam, que doenças previnem e os benefícios; pode então dedicar-se a aprender os potenciais riscos e complicações. A informação sobre saúde na Internet vai continuar a crescer. A informação sobre a sua saúde está agora *online*. A maior parte dos consultórios médicos e hospitais dispõe de registos médicos eletrónicos. Como quer que os seus prestadores de cuidados de saúde procurem a sua informação? Tem de ser através dos factos, não da opinião.

Se o nome John Harvey não lhe parece familiar, talvez seja uma coisa boa. Não vou dizer o seu apelido enquanto não descrever quem é este homem e o que fez. Harvey nasceu em 1852 e cresceu e tornou-se médico em Battle Creek, no Michigan. Ele e a mulher não tiveram filhos biológicos, mas adotaram oito das 42 crianças que acolheram. Diz a lenda que tinha uma personalidade estranha. John Harvey ficou famoso por um sanatório que dirigiu em Battle Creek, onde indivíduos abastados iam melhorar a saúde através de métodos holísticos. O sanatório, a que hoje chamaríamos *spa* médico ou centro de longevidade, promovia uma alimentação vegetariana com elevado teor de fibras, o exercício físico regular, a abstinência ao tabaco e à bebida e exercícios respiratórios – tudo a bem da saúde. Mas podemos questionar algumas das práticas. Por exemplo, John Harvey era grande adepto dos enemas. Prescrevia-os regularmente aos pacientes, a quem eram introduzidos vários litros de água no intestino com a ajuda de uma máquina que forçava o fluxo. Acreditava que o sexo enfraquecia o corpo, pelo que o baniu. Toda a atividade sexual estava proibida, incluindo a masturbação, que ele acreditava causar cancro do útero, doenças das vias urinárias e epilepsia, entre outros males. A fim de reduzir o prazer sexual, prescrevia a circuncisão para os homens e a aplicação de ácido carbólico no clitóris das mulheres. A cafeína era considerada venenosa, pelo que o café e o chá não estavam permitidos. E esta é uma pequena amostra daquilo em que

John Harvey acreditava e aconselhava. Embora os tratamentos fossem radicais, tinham bastantes adeptos. Entre as pessoas que seguiam os seus ensinamentos e práticas no sanatório contam-se o antigo presidente William Howard Taft, Amelia Earhart, Henry Ford e Thomas Edison.

O leitor poderá pensar que outras razões terão tornado John Harvey famoso. O seu apelido: Kellogg. J. H. Kellogg é talvez mais conhecido por ter inventado os *corn flakes*, os flocos de cereais para o pequeno-almoço, dos quais existe ainda hoje uma marca com o seu nome. Ele e o irmão Will K. Kellogg patentearam o processo de fabrico dos *corn flakes* em 1896. Em 1928, a Kellogg's tinha começado a fabricar os *Rice Krispies*. Somos levados a interrogar-nos no que pensaria hoje em dia John Harvey sobre os doces feitos a partir de *Rice Krispies*, atendendo ao facto de ele ser considerado o pai do moderno movimento da alimentação saudável.

Quantas estrelas obteria hoje o centro de longevidade de J. H. Kellogg? Mereceria comentários favoráveis no Yelp? Não estou muito certa disso.

ALERTA CONTRA OS MITOS

- Os principais motores de busca, como o Google, Bing e Yahoo!, fornecem informação sobre saúde, mas desconfie dos anúncios, das reivindicações inflacionadas de sucesso e dos testemunhos exagerados.
- Aprenda a navegar nos temas de saúde *online*. Seja o mais específico possível. Perguntas longas, vagas, resultam em opções desordenadas. É fácil ser bombardeado por estas últimas.
- A maior parte das avaliações de médicos que encontramos *online* provém de pacientes extremamente satisfeitos ou demasiado descontentes – é raro o meio-termo.
- Lá porque leu uma coisa num *website* apelativo, isso não significa que seja verdade.

2

SABER DISTINGUIR OS RISCOS REAIS DOS POTENCIAIS

Muitos riscos de saúde exacerbados de facto não existem

- **Deve preocupar-se com vírus exóticos como o zika e o ébola?**
- **Qual a principal causa de morte antes dos 44 anos?**
- **O que é mais poderoso: os genes ou o ambiente?**

No outono de 2014, milhões de pessoas entraram em histeria por causa do ébola, um vírus ao qual está associada uma elevada taxa de mortalidade e que chegara aos Estados Unidos oriundo da África Ocidental, onde causara dezenas de mortes. As pessoas começaram a perguntar se poderiam contrair o ébola ao sentar-se numa sanita, numa carruagem de metro abafada ou através de um cão que tivesse estado exposto ao vírus. Parece que entramos em pânico facilmente e que adoramos preocupar-nos mais com assuntos exóticos do que com os triviais, que encaramos de modo arrogante.

Alguns exemplos: segundo os centros para a prevenção e controlo da doença (CDC), menos de metade da população faz a vacina anual contra a gripe, apesar de a doença matar todos os anos até 20 000 pessoas nos Estados Unidos, levar mais de 100 000 ao hospital e de se saber que a vacina pode prevenir ou, pelo menos, minorar os efeitos do vírus quando contraído. Num ano mau, em que a estirpe seja particularmente violenta, poderão morrer 60 000 pessoas se não forem vacinadas.[1] Dezenas de milhares de americanos morrem todos os anos em acidentes rodoviários, mais de metade dos quais não usava cinto de segurança. Perto de um quarto dos adolescentes envolvidos em acidentes fatais estava distraído com o telemóvel; diariamente, morrem 11 adolescentes por escreverem mensagens enquanto conduzem (os acidentes rodoviários são a principal causa de morte dos adolescentes nos EUA).[2] E a vaidade sobrepõe-se à sanidade quando se trata de bronzeamento: mais de 3,5 milhões de pessoas são objeto de um diagnóstico de cancro da pele todos os anos e quase 10 000 morrem.[3] Hoje em dia, uma em cada cinco mortes nos Estados Unidos está associada à obesidade.[4] No período de dois anos que durou o «surto» do vírus ébola, registou-se um óbito. Portanto, na verdade, os relâmpagos são mais assustadores do que o ébola.

A ANGÚSTIA DAS SIGLAS

Poucos se lembram das siglas GRID ou HTLV. No início da década de 1980, ocorreu, sem explicação, uma constelação misteriosa de graves cancros da pele e de pneumonias mortais em homens até então saudáveis, em diversas grandes cidades dos Estados Unidos. Foram divulgados relatos de casos em revistas médicas esotéricas. O HTLV-3, ou vírus linfotrópico da célula T humana, deixou muitos especialistas perplexos e a coçar a cabeça, até que se tornou claro qual a população em risco: a doença só foi diagnosticada em homens homossexuais antes saudáveis. Este grupo deu origem ao termo GRID, ou imunodeficiência relacionada com a homossexualidade. Isto rapidamente ficou conhecido como vírus da imunodeficiência humana (VIH), alargando o potencial envolvimento a todas as pessoas, não apenas aos homens que têm sexo com outros homens. Começou então o que ficou conhecido como crise da sida (síndrome da imunodeficiência adquirida) e a eventual epidemia.

Durante décadas, a sida foi o tema de conversa a nível mundial. As pessoas com sida foram segregadas – perderam o emprego, tiveram dificuldade em conseguir ajuda médica e foram banidas de muitas escolas, equipas desportivas e locais públicos. Como no início afetou os homens homossexuais, os utilizadores de drogas intravenosas e pessoas oriundas de vários países africanos, o estigma social associado à doença tornou-se talvez mais mediático do que a doença. Ao contrário de outras doenças sexualmente transmissíveis, como a clamídia, a gonorreia ou a sífilis, o VIH transmite-se mais rapidamente através do sangue. O sexo anal está associado a mais lesões na pele e ao contacto com o sangue no ânus ou reto, mesmo que em quantidades microscópicas, o que torna a transmissão do VIH através do sexo anal 18 vezes mais provável do que pelas relações vaginais. Nos primórdios do VIH, muito antes da identificação como doença sexualmente transmissível, os homens homossexuais mostravam-se menos propensos a usar preservativo durante os encontros sexuais do que depois de o vírus ser largamente reconhecido como transmissível por via sexual. As pessoas saudáveis receavam que apertar a mão a alguém com sida pudesse ser contagioso. Muitos médicos temiam o contágio por tratarem pacientes com sida. Não conheço um interno de cirurgia que, na altura em que eu estagiava no início da década de 1990, não entrasse em pânico com a picada de uma agulha. Muitos de nós não só faríamos análises para deteção do VIH, como tratamento para a sida durante vários meses, de modo a evitar contrair o vírus através de uma picadela com uma agulha potencialmente contaminada. Não obstante a sida continuar a ser uma doença trágica, hoje em dia vivem muitas mais pessoas com a infeção por VIH do que as que morrem, graças a terapêuticas médicas (nomeadamente fármacos) que ajudam a manter o vírus controlado. A transmissão também diminuiu drasticamente. Caso uma mulher com VIH engravide, a transmissão ao feto é quase cem por cento prevenível, através de tratamento adequado. A sida continua a existir e a matar, mas saiu da ribalta. Não está no radar das pessoas, nem nas manchetes noticiosas, por isso não sentimos pânico em relação à mesma. Em 2014, a nível mundial, registaram-se mais de 20 000 novos casos de ébola, uma pequena parte dos quais nos Estados Unidos; registaram-se mais de dois milhões de novos casos de sida no mesmo ano.[5]

Como estamos permanentemente ligados à informação, as devastações sensacionalistas, tais como doenças mortais nunca antes ouvidas, ataques terroristas, tiroteios em escolas e desastres naturais, tendem a despertar o nosso receio enquanto mortais e a ativar o botão do pânico muito mais do que os riscos crónicos e nada *sexy* de sofrer de excesso de peso, não dormir o suficiente, não usar capacete para andar de bicicleta ou não ter a vacinação em dia. Talvez os traumas e as tragédias sobre os quais temos pouco ou nenhum controlo nos atraiam. Tal como quando assistimos a uma cena de um filme de terror fechamos um olho, mas mantemos o outro aberto para não perder a sanguinolência, lá bem no fundo queremos ver o horror e até participar do choque coletivo. Os riscos de vírus selvagens, que hoje em dia incluem o zika, e não apenas o ébola ou o VIH, ataques à bomba, tiroteios e desastres naturais, estão sempre presentes, mas é quase impossível estarmos preparados para os enfrentar e podem ser difíceis de prevenir. Podemos praticar sexo seguro, evitar o contacto direto com uma pessoa gravemente doente e afastarmo-nos de zonas infestadas de mosquitos, mas haverá sempre outros vírus depois do VIH, ébola e zika. Podemos tomar precauções nas escolas e entre as multidões, mas a destruição em massa é normalmente uma surpresa – apesar de todos os esforços para prevenir ou recuperar rapidamente dessa situação. Podemos ter um *kit* de sobrevivência em caso de sismo, uma reserva extra de água para fazer face à seca extrema, sacos de areia para conter as águas durante as inundações ou um gerador doméstico para suprir uma falha energética devida a um furacão, mas, não obstante, os desastres acontecem, e a nossa aparente preparação pode não servir para nada caso os nossos suprimentos de emergência fiquem destruídos. É impossível estar completamente preparado para enfrentar desastres naturais ou humanos. Mas, nas áreas propensas a tremores de terra, há provavelmente mais pessoas que possuem *kits* para usar neste caso do que as que controlam o que comem, façam exercício regularmente ou não peguem no telefone enquanto conduzem. Estamos todos à espera do próximo desastre, mas quem se prepara para a progressão de uma doença cardiovascular ao longo de 20 anos?

Estávamos em 1999, na véspera do Ano Novo, quando o Y2K, como o designávamos, se tornou um dos momentos mais badalados e anticlimáticos de sempre, quando toda a excitação emocionalmente gerada pela preparação para o desastre se revelou um desperdício. As pessoas esperavam que, de alguma forma, o mundo acabasse na viragem para o ano 2000 caso os relógios não batessem a meia-noite e os sistemas informáticos, alarmes temporizados, empresas, redes de energia, multibanco e muitos outros serviços colapsassem por não reconhecerem o fim de um milénio e o início de outro. Num recuo aos primórdios da ciência da computação (viragem do milénio), nem os programas de computador mais sofisticados ou os seus brilhantes programadores humanos foram capazes de prever o resultado da mudança da hora nessa noite. Tal como nós, ninguém sabia como se preparar, mas fizemos tudo: abastecemos o frigorífico, esgotámos a água engarrafada nas lojas, enchemos o depósito dos carros com combustível, fizemos *back ups* nos computadores, esvaziámos as contas bancárias, construímos abrigos e escondemo-nos. Muitos esconderam-se com um fornecimento de papel higiénico para um ano, o qual seria sem dúvida necessário depois de comerem e beberem as bem aprovisionadas reservas de alimentos e água. Com sorte (ou lógica), os relógios avançaram, os computadores trabalharam, a iluminação manteve-se e a vida decorreu com normalidade no dia 1 de janeiro de 2000. A maioria suspirou de alívio, muitos riram-se deles próprios por estes excessos, mas alguns ficaram desapontados com a falta de *sturm und drang* para o bem planeado apocalipse que não aconteceu. Menos noticiável foi o pico de gripe anual do Natal de 1999 às primeiras semanas de janeiro de 2000. Muitas dessas enfermidades podiam ter sido prevenidas com uma vacina contra a gripe em vez de uma despensa cheia.[6]

Enfrento o risco diariamente. Ajudo famílias a decidir se a melhor opção de tratamento é a cirurgia, uma espera vigilante ou medicamentos. Muitos pensariam que a cirurgia implicaria maior risco, que é a opção mais agressiva e o último recurso. Mas isto não é verdadeiro. Sim, a cirurgia implica riscos – da anestesia ao procedimento e a complicações posteriores a curto e a longo prazo. Eu passo a maior parte do tempo de aconselhamento a falar sobre estes riscos. Qual a hipótese de uma reação alérgica à anestesia? Qual a possibilidade de não acordar? Haverá demasiada perda de sangue? Será a recuperação horrível e com muitas complicações? A cirurgia ajudará? Temos respostas para o paciente em percentagens ou milésimos de percentagens. Mas se lhe acontecer a si, ou a um elemento da família, o risco é de cem por cento, e se não acontecer, o risco é de zero. Embora esta lógica seja ilógica, a preocupação com o risco desaparece quando esse risco acontece ou não acontece. O que as pessoas não levam em conta à partida é o risco de não se submeterem à cirurgia ou a tratamento médico.

Risco absoluto

Todos os tratamentos, incluindo a cirurgia, comportam riscos, mas os benefícios da intervenção podem superar os da não intervenção. Por exemplo, a apneia obstrutiva do sono (AOS) é um distúrbio comum em que as vias respiratórias colapsam durante o sono porque os músculos da parte posterior da garganta não as conseguem manter abertas. A respiração é interrompida várias vezes e o sono torna-se fragmentado. Dormir sem sonhar e ressonar alto são os sinais de alerta. Os riscos potenciais são privação de sono, atraso no crescimento infantil, problemas de concentração com diagnóstico errado de TDAH, hipertensão, anomalias cardíacas e, nos adultos, acidente vascular cerebral. Quando uma criança está a ser avaliada em relação ao TDAH, é analisado um historial exaustivo sobre o sono para ver se os sintomas têm origem ou são exacerbados por uma perturbação do sono. Cerca de três por cento das crianças sofrem de perturbação do sono e cerca de dez por cento são diagnosticadas com TDAH, pelo que é provável alguma sobreposição de diagnósticos. No caso da AOS, se não for tratada, aumentam os riscos de comorbilidades.

No caso das crianças, uma espera vigilante pode ser ainda mais angustiante do que num adulto. Ao longo dos anos, inúmeros pais trouxeram os filhos à minha consulta por causa de o «ressonar fofo» próprio das crianças pequenas ter dado lugar gradualmente a uma respiração noturna barulhenta e preocupante. A muitos é-lhes dito para não se preocuparem, que esse barulho é um rito de passagem, que desaparecerá com o crescimento. Nalguns casos é assim, mas, noutros, a criança sofre de apneia obstrutiva do sono, em relação à qual a espera vigilante não é de certeza o melhor caminho.

Quando os pais de um rapaz de seis anos começaram a receber telefonemas do professor do filho devido a comportamentos perturbadores, desatenção, falta de concentração, bem como dificuldades na fala e articulação, o astuto docente fez uma pergunta simples: «Como é que ele dorme?» Ao que a mãe respondeu: «Como sempre, deita a casa abaixo. Sabemos que está a dormir porque ouvimos os roncos a respirar, às vezes acompanhados de tosse, e, noite dentro, acorda e vem ter connosco ao quarto.» Quando os pais se concentraram no que diziam, perceberam que havia algo de errado.

Observei este rapaz, que descreveria como magro e irrequieto, a tentar ficar sossegado na poltrona de exame do meu consultório. Não parecia sonolento, como seria de esperar de um adulto com défice de sono. E estava cansado e elétrico. Igualmente notável era a maneira como falava. Respirava como o Darth Vader e falava como se tivesse bolas de golfe no fundo da garganta. Bom, não eram propriamente bolas de golfe, mas algo semelhante. Amígdalas enormes, do tamanho de uma almôndega generosa, enchiam-lhe o fundo da boca. Os adenoides, um tecido semelhante ao das amígdalas situado na parte posterior do nariz, eram igualmente enormes. Quando abordei com os pais os hábitos de sono do rapaz e os problemas diurnos – irritabilidade desproporcionada para a idade, dificuldade de concentração na escola e em casa, seletividade dietética, falar como se estivesse sempre constipado e respirar sistematicamente pela boca em vez de o fazer pelo nariz –, tornou-se claro que ele precisava de dormir, de dormir bem. Ainda que permanecesse na cama as necessárias dez horas diárias, a respiração, obstruída e barulhenta, afetava os ciclos de sono, sobretudo nas fases mais profundas, incluindo nos períodos de sono REM, ou movimento rápido dos olhos. Na realidade, ele dormia cinco ou seis horas por noite, muito aquém do que o corpo e cérebro precisavam para funcionar normalmente. Sinto-me irritada quando não durmo o suficiente e tenho a certeza de que ele também.

Na semana seguinte, o garoto regressou para retirar as amígdalas e os adenoides. Sou sincera, a cirurgia não é fácil, nem para as crianças, nem para as famílias. Mas graças aos anestésicos e técnicas cirúrgicas mais evoluídos, a recuperação não é tão horrível quanto costumava ser. A cirurgia demorou meia hora e, duas horas depois, ele estava em casa a comer massa. Mas o mais notável foi o telefonema da mãe três semanas depois. Estava a chorar. «Não o consigo ouvir! Vigio-o a noite toda, porque a respiração é silenciosa. Ele dorme a noite toda, é o primeiro a acordar de manhã e o professor já lhe notou alguma mudança de humor, concentração e comportamento.»

Disse à mãe que parasse de chorar! (Não, não disse – não sou *tão* insensível.) Mas ela não foi decerto a primeira, segunda ou terceira mãe a quem ouvi dizer isto. Esta criança sofreria a longo prazo no percurso escolar, nomeadamente maus resultados e baixa autoestima, intervenções comportamentais exaustivas e terapia da fala. Uma pequena intervenção, ainda que não isenta de risco, mudou-lhe a vida. Mas uma advertência importante a propósito deste final feliz: as linhas esbatem-se quando se diagnosticam verdadeiros distúrbios neuropsiquiátricos, tais como o TDAH e/ou transtornos do espetro do autismo em crianças com problemas de sono. Às vezes, andam a par e não se sabe qual surgiu primeiro. Ou atuam em paralelo, uma criança tem apneia do sono *e* TDAH, sem que uma tenha causado a outra. Ambas são comuns e deve-se sempre procurar avaliação e recomendações primeiro junto do médico de família, seguido pelo parecer de especialistas em caso de necessidade.

Com certa frequência, as causas podem ser pouco claras, como chega a acontecer em crianças pequenas com problemas comportamentais. É uma fase, um distúrbio ou um problema físico? Mas, por vezes, a questão é grave e precisamos de agir rapidamente. Muito rapidamente. Nunca hei de esquecer um bebé de 15 meses que tratei há alguns anos. Tinha uma família adorável que só queria o melhor para ele e para o irmão de três anos. Os pais davam-lhes uma alimentação saudável, que incluía frutos secos. Nos EUA, a cada cinco dias, morre uma criança engasgada com alimentos, mas poucas pessoas se apercebem desta realidade a menos que trabalhem na minha área. A maior parte destas crianças tem menos de cinco anos e o perigo mais frequente de asfixia deriva dos frutos secos. Este bonito bebé tinha uma tosse ruim que não melhorava, pelo que os pais recorreram ao pediatra para avaliação e aconselhamento. O pediatra recomendou um raio X ao tórax, mas a família receava submeter o bebé desnecessariamente aos riscos da radiação. Aguardaram até à semana seguinte para fazer a radiografia, quando a tosse piorara muito. A radiografia mostrou que um dos pulmões estava obstruído, sem circulação de ar, enquanto o outro parecia bem.

Pensando no que se passara, os pais lembraram-se de que o bebé tossira ligeiramente – cerca de três semanas antes – quando comia caju. O pediatra sugeriu uma avaliação com fins cirúrgicos para remoção de um potencial caju na traqueia bloqueando o pulmão, mas os pais mostraram-se extremamente preocupados com os riscos da cirurgia. Depois de vários dias a tentar convencê-los, o bebé foi submetido à cirurgia para remoção do caju. Esteve prestes a fazer uma paragem respiratória durante a cirurgia e podia ter morrido na mesa de operações. Os riscos inerentes à cirurgia aumentaram exponencialmente com a decisão de aguardar. Quanto mais tempo um corpo estranho estiver nas vias respiratórias, em especial um alimento como os frutos secos, que segregam óleos que inflamam os tecidos, mais as vias respiratórias incham, e quanto mais incham, mais obstruem a passagem do ar. Quando este bebé foi submetido à cirurgia, o caju já tinha provocado um tal inchaço e inflamação dos tecidos ao ponto de o pulmão direito estar bloqueado. Anestesiar uma criança com um só pulmão a trabalhar é arriscado. Quando a anestesia é dada, a respiração é feita pela própria pessoa, mesmo inconsciente, ou através de um ventilador mecânico. Mesmo a funcionar bem, os pulmões são sujeitos a alguns desafios durante as intervenções às vias respiratórias. Quando um não trabalha, gera angústia. Estes riscos teriam sido evitados se a criança não tivesse comido frutos secos. A Academia Americana de Pediatria (AAP) recomenda que as crianças com idade inferior a cinco anos não ingiram frutos secos devido aos riscos de asfixia. Olhando para trás, parece óbvio, mas a perspetiva de risco é frequentemente distorcida pelo que se considera como arriscado face ao que na realidade o é. Ainda que um raio X ou submeter-se a uma cirurgia impliquem riscos, uma criança corre mais riscos ao ingerir frutos secos.

Até ao advento dos antibióticos, iniciado com a descoberta e o desenvolvimento da penicilina na primeira metade do século XX, as infeções bacterianas que implicavam risco de vida eram comuns a nível mundial. Os bebés com meningite bacteriana morriam; uma simples amigdalite podia rapidamente espalhar-se aos rins ou ao coração. As inflamações da garganta estender-se-iam ao peito. As infeções dos dedos terminavam com frequência em amputação. A maioria não sobrevivia a abcessos cerebrais. Muitos sucumbiam à apendicite. Os antibióticos revelaram-se fármacos milagrosos, mas tornaram-se também cada vez mais perigosos. Hoje em dia, são, em parte, responsáveis por muitas das doenças que tratam. Estão entre os medicamentos mais importantes e mais sobreusados pela medicina moderna. A maior parte dos antibióticos prescritos é desnecessária, pois muitas doenças são virais, não bacterianas, pelo que desaparecem sem medicação. O uso excessivo de antibióticos deu origem a uma crise mundial de resistência aos mesmos, em que as bactérias mais fortes sobreviveram e, inclusive, se transformaram em temidas superbactérias que não respondem a nenhum tratamento medicamentoso. Tornou-se uma autêntica sobrevivência darwiniana dos mais fortes no mundo das bactérias. Se já teve infeções na garganta, bronquite, sinusite ou pneumonia que não responderam ao antibiótico, provavelmente é porque as bactérias que causam devastação no seu sistema derrotaram o antibiótico e sobreviverão, apesar da tentativa deste para acabar com a infeção. O médico irá talvez duplicar a dose (algumas bactérias são parcialmente resistentes e sucumbirão a dosagens mais elevadas), prolongar o tratamento ou mudar de antibiótico.

Quando era criança, tínhamos a penicilina e talvez alguns outros antibióticos comuns. Mas quando a resistência aos antibióticos passou a ser a norma, no final da década de 1980, os antibióticos tornaram-se numa indústria. As cefalosporinas (as mais comuns incluem a cefalexina ou a designação comercial *Keflex*, a cefdinir ou *Omnicef* e a cefixima ou *Suprax*) tornaram-se a nova penicilina. Quando era interna, os delegados de propaganda médica aliciavam-nos com presentes, refeições e outras ofertas. E quando escolhíamos um antibiótico, brincávamos dizendo que prescrevíamos um «cefa-almoço», o que equivalia a dizer que receitávamos o fármaco que mais recentemente tinha sido responsável por nos alimentar. Na minha e em muitas outras instituições, esta atividade deixou de ser permitida, por se pensar que poderia influenciar as prescrições médicas. Na verdade, assim era.

Os infeciologistas dedicaram as carreiras a tentar minimizar a extraordinária sobreutilização de antibióticos, de modo a acalmar a crise das superbactérias. Infelizmente, a maior parte do dano já estava causado, uma vez que as superbactérias e as super-superbactérias estão vivas e recomendam-se, encontrando-se em escolas, ginásios, creches, hospitais, aeroportos e na maioria dos transportes públicos. Limitando o uso de antibióticos daqui para a frente, esperamos minimizar a evolução contínua de micróbios não tratáveis. A MRSA, que significa «*Staphylococcus aureus* resistente à meticilina», era uma infeção muito grave que se via apenas nos doentes hospitalizados em estado terminal. Esta bactéria era resistente aos tratamentos com os antibióticos normais e só cedia em alguém que previamente tivesse sido tratado a outras infeções com antibióticos fortes. Os doentes com MRSA seriam mantidos em quarentena durante semanas, ou meses, e tratados com poderosos antibióticos intravenosos. No presente, vemos pessoas saudáveis com infeção MRSA nos nossos consultórios; receitamos-lhes antibióticos orais poderosos e elas voltam para a escola ou para o trabalho e esperamos que regressem para uma consulta de seguimento. As superbactérias são o novo normal. A boa notícia é que muitas são menos virulentas e mais fáceis de tratar. A má notícia é que estamos a ficar sem tratamentos e as farmacêuticas não investem na investigação e no desenvolvimento de novos antibióticos.

Se os antibióticos são tão maus e estão a levar ao desenvolvimento de superbactérias e doenças de risco, porque não fazemos mais para evitar receitar amoxicilina a todas as crianças com constipação, submeter todos os doentes operados a profilaxia desnecessária e dar penicilina a toda a gente com inflamação na garganta? Porque é que, apesar das diretivas clínicas de várias academias, tais como a Academia Americana de Pediatria, contra a sobreutilização de antibióticos, eles são ainda receitados em excesso? Em parte, porque é um hábito (embora mau) do médico, mas também devido às preocupações inerentes ao risco de não tratar. De facto, existem riscos reais de não dar antibiótico, apesar do foco mais recente incidir nos riscos do tratamento. Por exemplo, em crianças e noutras pessoas com o sistema imunitário frágil, o risco de não tratar, que pode levar a complicações potencialmente fatais, é mais elevado do que os riscos do tratamento. Embora as orientações de tratamento sejam excelentes para nós, médicos, tomarmos decisões clínicas, cada doente, e cada situação específica, precisa de uma avaliação individual.

Uma pessoa que fume muito e se constipe corre maior risco de desenvolver bronquite ou pneumonia do que um não fumador. Assim, ainda que a maioria das constipações não seja bacteriana, é muitas vezes sensato tratar com antibiótico um doente que apresente um risco mais elevado de infeção bacteriana. Outro exemplo, uma pessoa que tenha tido múltiplas infeções no trato urinário pode correr maior risco de desenvolver uma infeção renal e necessitar de antibióticos mais potentes do que um doente que nunca sofreu dessas infeções. Somos humanos, não robôs, e os nossos corpos têm necessidades diferentes em alturas diferentes, por vezes independentemente das diretivas publicadas. Nós, médicos, recebemos com frequência telefonemas de doentes que se queixam das mesmas dores de garganta da vez anterior, perguntando se podem tomar o mesmo antibiótico. A resposta é não. Tal como cada doente é diferente, também cada infeção o é. Então, sim, precisamos de o observar. Novamente.

Comportamento de risco

Num dia bastante preenchido de cirurgias, eu e a minha equipa explicamos os riscos detalhados e os benefícios dos procedimentos, fármacos, anestésicos e recuperação umas dez vezes. Imagine o leitor como seria se, por cada vez que descesse de um passeio, comesse ou bebesse alguma coisa ou entrasse num carro ou avião, fosse confrontado com uma lista detalhada dos riscos e benefícios das suas ações nos minutos, horas ou até meses e anos seguintes. Ainda que esta noção seja ridícula, tem alguma utilidade. Não podemos negligenciar os benefícios *versus* os custos quando consideramos os riscos. Quais são os riscos e os custos de conduzir durante a hora de ponta *versus* as vantagens? Qual o custo e o risco de apanhar o comboio na hora de ponta? Será que os benefícios são maiores do que os riscos? Alguns destes parâmetros são extremamente complicados, senão mesmo impossíveis, de medir, em especial quando o fator é a perda de tempo, o stresse, controlo do dia e qualidade de vida. Mas algumas decisões comportam riscos, custos e benefícios muito mais óbvios e calculáveis. Fumar, por exemplo, implica maiores custos e riscos do que benefícios. Mas beber diariamente um copo de vinho tinto revela-se uma área cinzenta em termos de custos, benefícios e riscos. Fazer exercício diariamente é benéfico, mas em demasia pode trazer mais risco do que benefício.

Como calcular diariamente os riscos, benefícios e custos? Não é uma tarefa fácil, mas quando somos confrontados com tantas recomendações e ideias confusas, é sempre bom começar em grande. Em medicina, temos as expressões «As coisas comuns acontecem frequentemente» e «Quando ouves o som de cascos, pensa em cavalos, não em zebras». Esta ideia, aparentemente simplista, aplica-se não apenas à pesquisa por vezes fútil de uma doença rara mascarada de doença frequente, mas também aos não médicos nas vias que seguem em busca do que é menos comum. Quando se trata da nossa saúde, certos riscos estão presentes em todas as fases da vida. Uma vez que a vida é o bem mais precioso a manter, vejamos quais são as principais causas de morte nos Estados Unidos, desde o nascimento passando por cada década de vida:[7]

1. No primeiro ano de vida, as principais causas de morte são as anomalias congénitas, seguidas pelos nascimentos prematuros, SMSI [síndrome de morte súbita infantil], complicações maternas na gravidez e «lesões não intencionais» *(acidentes)*[8]
2. Entre um e cinco anos, o maior risco de morte decorre de *acidentes* (seguido pelas anomalias congénitas)[9]
3. Dos seis aos 14 anos, a taxa de mortalidade mais alta deve-se a *acidentes* (seguidos pelo cancro)[10]
4. Entre os 15 e os 20 anos, são os *acidentes* (seguidos pelo homicídio)
5. Dos 21 aos 30 anos, são os *acidentes* (seguidos pelo suicídio)
6. Entre os 31 e os 44 anos, são os *acidentes* (seguidos pelo cancro)
7. Dos 45 aos 64 anos, são as neoplasias malignas (cancro, seguido pela doença cardíaca)
8. Dos 65 anos em diante, é a doença cardíaca (seguida pelo cancro)

Em suma, a principal causa de morte entre um e os 44 anos são os acidentes. A mensagem a reter pelo grupo com menos de 45 anos é: ter cuidado. Conduzir em segurança. Usar capacete para andar de bicicleta e fazer esqui. Evitar motociclos. Usar o cinto de segurança. Evitar jogos que envolvam a ingestão de álcool ou beber em excesso. Depois disso, há que começar a preocupar-se com a saúde. Bom, não é bem assim, claro. Mas são muito poucos os que se concentram na prevenção de lesões, preferindo andar depressa no tráfego, escrever no telemóvel em andamento ou não usar o cinto de segurança.

Ter saúde a longo prazo e longevidade depende de fatores, como a segurança e a prevenção de lesões, que estão na nossa mão. Muitos hábitos de saúde diários dependem também de si, tais como seguir uma alimentação saudável, respeitar as horas de sono, não fumar, fazer exercício regularmente e descobrir formas de diminuir o stresse. Mas muitos fatores estão fora do nosso controlo – as características genéticas, a cidade onde vivemos, o trabalho e o nosso estado civil. Muitos estudos mostraram que as pessoas casadas vivem mais do que as solteiras, sofrem menos de depressão e têm menos doenças crónicas. Mas casar e manter-se casado não é uma tarefa fácil, contrariamente a comer vegetais e ir ao ginásio. As crianças que vivem em espaços exíguos, em grandes cidades e perto de estradas principais correm maior risco de sofrer de asma e de doenças pulmonares. Mas pedir-lhes que mudem é absurdo. Certas profissões, a minha incluída, estão associadas a consequentes riscos substanciais inerentes, contudo, continuamos a trabalhar. Alguns destes fatores de risco, tais como a exposição ao amianto, que leva a uma doença pulmonar crónica e fatal denominada asbestose, ou a silicose, só foram identificados muito depois de terem afetado milhares e milhares de trabalhadores. Ainda mais fora do nosso controlo está o modo como o futuro da nossa saúde pode ser determinado mesmo antes de nascermos – não apenas pela genética, mas também pelo ambiente. Uma das consequências menos conhecidas do Dia D foi a subsequente proibição alemã de fornecimento de alimentos a zonas da Holanda. Esta resposta à invasão aliada deixou áreas daquele país à beira da fome, com as rações a descer até às 400 calorias diárias. O «Inverno da Fome», como ficou conhecido o período entre o inverno de 1944 e a primavera de 1945, esteve na base da duplicação da taxa de mortalidade comparativamente à de 1939 e da desnutrição generalizada. Apesar da devastação, os bebés continuaram a ser concebidos e a nascer. Quando esta população atingiu a infância e a idade adulta, os cientistas estudaram a sua saúde, tendo encontrado padrões de doença suscetíveis de serem atribuídos à exposição inicial. As crianças que nasceram de mães com fome tinham peso mais baixo à nascença, mas maior probabilidade de desenvolver problemas respiratórios, intolerância à glucose e, surpreendentemente, obesidade. Muitos destes problemas só apareceriam na idade adulta.[11] Apresentavam ainda maior propensão para a doença cardíaca devido à formação de placa coronária. Naquele que é agora um ramo em expansão do conhecimento científico denominado «origens desenvolvimentistas de saúde e doença» (ou DOHaD), os cientistas estão a concluir que muitas das doenças crónicas habitualmente diagnosticadas numa fase tardia da vida têm origem em experiências ocorridas nos primeiros tempos de vida – em bastantes casos, mais ainda do que na herança genética.

Por outro lado, podemos controlar muitos comportamentos e medicação de modo a minorar o risco de problemas de saúde, e isto pode começar logo na gravidez. Suplementos vitamínicos durante a gravidez, especialmente o folato vitamina B, diminuem os riscos de malformações congénitas neurais centrais, bem como de fenda palatina. Fumar durante a gravidez é um fator de risco conhecido para o baixo peso à nascença, parto prematuro e doença pulmonar nas crianças. A minha tese de licenciatura abordou a ligação entre fumo, consumo de álcool e demografia e baixo peso à nascença em duas cidades rurais canadianas no norte do Quebeque, uma francófona (a maioria da população, com um estatuto socioeconómico mais alto) e uma anglófona (a minoria da população, com um estatuto socioeconómico mais baixo). O baixo peso à nascença foi associado mais frequentemente aos anglófonos, que fumavam e bebiam mais álcool, do que aos congéneres francófonos.

Ocorrem algumas variações entre géneros nos números da mortalidade, mas a ideia geral aplica-se tanto a homens como a mulheres. Poderá ser surpreendente constatar que algumas das causas de morte mais prováveis estão longe do nosso radar. Vemos os números, sabemos que são reais, mas podemos estar mais concentrados no superalimento ou bebida energética mais recentes, ou a tentar alcançar o objetivo dos 10 000 passos diários na passadeira de *fitness*. Muitos de nós, eu incluída, procuramos regularmente aquela fórmula mágica para nos mantermos saudáveis, porém, ao fazermos isto, perdemos de vista os princípios menos glamorosos. Mas quantos de nós olhamos ou usamos o telemóvel enquanto conduzimos, ultrapassamos o limite de velocidade ou lamentamos algo de estúpido que fizemos na adolescência?

No meu bairro, vejo crianças em ruas movimentadas a aprender a andar de bicicleta sem capacete, mas os pais dão-lhes apenas alimentos biológicos e limitam-lhes o tempo que passam frente a um ecrã. A perceção errada de risco é clara. A noção de saúde e segurança foca-se em marcas e tendências, não no risco e no perigo reais. Isto acontece, em parte, porque a maioria das pessoas não pensa em prevenir a morte, mas sim em maximizar a vida. Pareceria certamente estranho se alguém se dirigisse aos pais de uma criança sem capacete e lhes dissesse: «A principal causa de morte nas crianças são os acidentes! Arranje-lhe um capacete!»

Como médicos, referimo-nos a doentes específicos, famílias ou populações inteiras como estando em «risco aumentado de…» – habitualmente uma patologia específica ou doença. Alguns destes fatores de risco decorrem ou de exposição ao ambiente, nomeadamente viver em cidades poluídas ou perto de vias muito movimentadas, exposição ao fumo de tabaco, desempenho de determinadas tarefas fabris ou de trabalhar num ambiente onde se prestam cuidados de saúde. O tabagismo tem sido tradicionalmente o risco mais fácil de quantificar. Calculamos os cigarros em anos-maço. Um historial de 20 anos a fumar dois maços por dia corresponde a um historial de 40 anos-maço de fumo (20 anos x 2 maços/dia = 40 anos-maço). Quanto mais elevado o número de anos-maço, maiores os riscos de vir a sofrer de doença cardiovascular, cancro e doença pulmonar crónica relacionados com o fumo.

O consumo de álcool é um pouco mais difícil de avaliar, em virtude de haver muitos tipos de álcool (vinho, cerveja, aguardente) e porque o consumo tende a ser mais variável. Do ponto de vista médico, os fatores de risco relacionados com a ingestão de álcool começam quando as pessoas descrevem o consumo em garrafas *versus* copos de vinho, caixas *versus* latas/garrafas de cerveja e garrafas de 7,5 dl *versus* doses individuais de bebidas destiladas. Não ficamos com os cabelos em pé em relação a dois ou quatro copos de vinho por semana, mas quando perguntamos a alguém qual a quantidade de cerveja que bebe e a resposta é «quer dizer, caixas por semana?», tomamos nota e incluímos isso nos riscos de doença hepática e cancro do fígado, acidentes de viação e até violência doméstica. Os riscos de contrair determinadas doenças ou patologias variam não apenas com o consumo de tabaco, álcool ou fármacos, como também com o local onde se vive, situação familiar (casado ou solteiro, por exemplo) ou tipo de habitação. Os riscos ambientais podem estar também relacionados com a utilização de medicamentos (incluindo os de venda livre, os prescritos e os ilícitos) e a exposição ao sol.

Através de pesquisa exaustiva, foram já identificados os riscos para a saúde decorrentes do fumo, abuso de álcool, fármacos e exposição ao sol. São poucos os que duvidam que o tabagismo aumenta o risco de desenvolvimento de cancro do pulmão, cancro da garganta, doença cardíaca, doença vascular periférica e doença pulmonar crónica. Poucos discordarão de que consumir álcool em excesso causa doença hepática, cancros do fígado, cancros da garganta, demência e acidentes de viação mortais. Muitos poderão não saber que a combinação de fumo e de excesso de álcool multiplica estes riscos várias vezes, não os adicionando apenas. Muitos estão cientes de que o abuso de fármacos prescritos pode ter consequências devastadoras. O mesmo se passa em relação aos medicamentos de venda livre. Uma sobredosagem de *Tylenol*, o nome comercial para o acetaminofeno, pode ser fatal. Até eu, autoproclamada adoradora do sol, sei que a exposição solar aumenta significativamente os riscos de desenvolver todos os tipos de cancro da pele, incluindo células basais, células escamosas e melanoma. Estas afirmações não são mitos de saúde. Não há grande controvérsia. Dificilmente são notícia.

Muitos riscos de saúde exacerbados de facto não existem, tais como o beber café durante a gravidez, dar várias vacinas de uma vez a uma criança e beber água da torneira numa cidade industrializada. Mas talvez mais preocupantes sejam os comportamentos aparentemente de menor risco que se estão a tornar mais inquietantes e arriscados do que os bem descritos pecados que muitos de nós ainda cometemos. Em 2014, o *Dicionário de Oxford* informava que *vape* era a sua palavra do ano. Em segundo lugar surgia *budtender* (pessoa que vende marijuana num bar de droga). Para dar uma ideia, dez anos antes, a palavra do ano fora *defriend*, e outros dez anos antes fora *fashionista*. Curiosamente, cem anos antes de *vape*, a palavra do ano foi *environmentalism*. Meu Deus, completámos um círculo – da limpeza à poluição num século! *To vape* significa inalar e expelir o vapor de um cigarro eletrónico.[12] O que *vape* e *budtender* têm em comum é que ambos estão relacionados com fumar, de súbito estão de novo na moda, são *fixes* e erradamente apresentados como seguros, tal como os cigarros o eram nas décadas de 1940 e 50.

Os cigarros eletrónicos surgiram na década de 1960.[13] O objetivo era conceber um cigarro que permitisse inalar nicotina sem inalar o fumo do tabaco. Façamos uma pausa para analisar a razão pela qual isto não está bem. Na verdade, a nicotina é menos cancerígena do que numerosas substâncias químicas contidas em produtos do tabaco tradicionalmente inalados ou mascados. Mas a nicotina é uma droga demasiado viciante. Inalar nicotina a partir de um cigarro eletrónico causa o mesmo efeito, incluindo dependência, do que inalar nicotina de um cigarro tradicional. Embora os cigarros eletrónicos fossem no início considerados e comercializados como seguros, isto está longe de ser verdade. De facto, chegou-se à conclusão de que melhoravam as probabilidades de os fumadores que já tinham feito tentativas para deixar de fumar o conseguirem. Isto é significativo, uma vez que o tabagismo é responsável por perto de seis milhões de mortes prematuras todos os anos a nível mundial.[14]

Mas os cigarros eletrónicos não são as guloseimas coloridas e com sabor a fruta das crianças, como se possa julgar. Ainda que estejam a ser dados grandes passos para que as pessoas deixem de fumar mediante o recurso aos cigarros eletrónicos, estão a ser criados em simultâneo minirrapazes e raparigas *Marlboro*. Não só carregam os riscos inerentes à exposição à nicotina e de dependência, como, segundo estudos preliminares, aumentou o fumo de cigarros tradicionais por jovens que começaram por inalar cigarros eletrónicos.

O impulso inicial do *marketing* foi monumental, com anúncios e contextos dirigidos ao ambiente do ensino médio. À semelhança do que aconteceu com muitas novidades em grande escala, o *marketing* resultou. Foram comparados os resultados de pesquisas anuais nos EUA acerca do tabagismo nos jovens, envolvendo crianças que frequentavam entre o 6.º e o 12.º anos, de 2011 a 2013. Neste período de três anos, o número de iniciados nos cigarros eletrónicos triplicou, passando de 79 000 para mais de 263 000. Quando questionados sobre se tencionavam fumar cigarros tradicionais, 49,3 por cento dos que fumavam cigarros eletrónicos responderam afirmativamente, face a 21 por cento dos que nunca os tinham experimentado. Mesmo em relação aos que tinham experimentado cigarros eletrónicos só uma vez, a probabilidade de virem a fumar cigarros tradicionais quase duplicou em relação aos que nunca o tinham feito. Os cigarros eletrónicos tornaram-se na licença para fumar dos iniciados.[15]

Falando de licenças de principiantes, conduzir um carro foi sempre considerado de grande risco – fazê-lo alcoolizado é provavelmente o risco mais conhecido na generalidade – e preocupação em relação aos jovens condutores, aumentando astronomicamente as hipóteses de lesões e morte. O novo embriagado escreve enquanto conduz. Isto não só aumenta a probabilidade de acidente, como está ligado a outros comportamentos de risco durante a condução. É verdade. Estamos cientes de que escrever durante a condução, quer se trate de um adulto que conduz há anos, ou de um condutor recente, aumenta os riscos de desastre. Mas o que muitos podem não saber é que o antecedente de escrever enquanto se conduz aumenta as probabilidades de conduzir embriagado, ser passageiro de um condutor embriagado e de não usar o cinto de segurança.[16] Então, o envio de mensagens é não só um problema, como também está ligado a outros comportamentos de risco. Isto é semelhante ao padrão de utilização de cigarros eletrónicos e tradicionais. Um comportamento de risco leva a outro. Escrever mensagens é a proverbial porta aberta para conduzir embriagado.

A marijuana já não é a droga recreativa ilícita que costumava ser. Entrou pela porta dos fundos (legalmente) em farmácias, hospitais e lares de idosos. Desde 1996, nos EUA, aumentou a lista de estados que autorizam o uso de produtos contendo canábis para fins terapêuticos e, inclusive, recreativos. Atualmente, podemos mastigá-la, bebê-la e, sim, continuar a fumá-la para ajudar a aliviar a dor, as náuseas, as dores de cabeça ou até as convulsões. Inúmeros doentes com patologias agudas e crónicas têm colhido os benefícios desta erva. É mais segura e cria menos dependência do que os narcóticos, tem menos efeitos colaterais do que muitos medicamentos poderosos, e os doentes que precisam dela raramente abusam do consumo. Mesmo para fins recreativos, é mais segura do que o álcool.[17] Mas tal como os cigarros eletrónicos são a licença do principiante para passar aos cigarros de tabaco, a marijuana com fins medicinais pode ser o passaporte do principiante para o uso abusivo. Sim, é melhor do que o álcool, mas continua a ser o menor de dois verdadeiros males.[18]

Enquanto a marijuana e o álcool podem estar a diminuir na ribalta das drogas assassinas, a epidemia opioide é uma sentença de morte crescente para todas as idades. Hoje, as *overdoses* de droga matam mais do que o VIH/sida durante os anos de pico da epidemia, e os números continuam a subir.[19] Estas *overdoses* matam mais anualmente do que o cancro da mama, os acidentes rodoviários, óbitos ou homicídios com armas de fogo. Os médicos são parte do problema, ao aumentarem todos os anos as prescrições de narcóticos a doentes com dor aguda ou crónica. Muito embora os números mudem de estado para estado, os EUA são, de longe, o maior consumidor de opioides. E os viciados não correspondem ao estereótipo de toxicodependente que se possa pensar. Há pessoas com dores viscerais, dor musculoesquelética, dor pós-cirúrgica e dor oncológica. Todas necessitam de analgésicos, e recorrer às aspirinas e ibuprofenos deste mundo não é suficiente. Receitamos narcóticos para crianças e bebés. Sei que isto parece absurdo, mas a sua dor é tão real quanto a do adulto. Porém, quem trata crianças tem-se tornado mais relutante em prescrever analgésicos narcóticos, considerando os casos de morte súbita, complicações respiratórias e até partilha de medicamentos (ou seja, um pai poder ingerir de uma só vez várias doses de oxicodona líquida destinada ao filho).

Quando era estagiária de cirurgia, fazíamos concursos para ver quem adormecia mais depressa em pé. Lutávamos para conseguir estar num bloco operatório onde pudéssemos fazer «esqui aquático». Para o conseguir, agarrávamos um retrator cirúrgico com a necessária combinação de tensão e estabilidade para nos aguentarmos como se de um cabo de esqui se tratasse. Isto era a melhor forma, e a menos visível, de fazer uma soneca durante um caso. Depois da minha soneca durante o esqui aquático, telefonava aos principais internos a meio da noite para lhes colocar uma questão. Eles responderiam de forma bastante lúcida, mas não se lembrariam do telefonema na manhã seguinte. Fá-lo-iam a dormir. A privação do sono era um rito de passagem, um distintivo de honra, um código partilhado do internato. Dormir era para os fracos. Para os humanos normais. Não para os cirurgiões, certamente. Uma jovem colega estudante universitária chamada Libby Zion mudou para sempre a perspetiva de privação do sono.

Em março de 1984, Libby dirigiu-se ao serviço de urgência de um hospital de Nova Iorque devido ao que parecia ser uma doença semelhante à gripe, acompanhada de dores musculares. Foi tratada por um interno do primeiro ano e um estagiário, que lhe deram medicação para relaxar. Este fármaco, *Demerol* (ou meperidina), é um dos analgésicos mais receitados nos hospitais para controlar a dor. Sem que os internos privados de sono tivessem conhecimento, Libby tomava um antidepressivo receitado, o *Nardil* (fenelzina), conhecido como inibidor MAO (inibidor da monoamina oxidase). Os doentes que tomam MAO habitualmente não respondem aos antidepressivos mais comuns. Os inibidores MAO acarretam riscos conhecidos, e quem os toma não pode comer determinados queijos, frutos secos ou carnes curadas, possíveis de interagir com o fármaco e provocar um aumento da tensão arterial potencialmente fatal. Os inibidores MAO podem também interagir com opioides como o *Demerol*, provocando confusão, contrações musculares, febre e morte. Os dois medicamentos usados simultaneamente no caso de Libby Zion deram origem a uma reação fatal, e ela morreu nessa noite, vítima de paragem cardíaca. Soubessem os médicos que a trataram que

Libby tomava *Nardil*, e conhecendo os riscos, não teriam prescrito *Demerol*. Além da instauração de um processo cível contra os médicos e o hospital, o pai de Libby, advogado e jornalista, levantou a questão da privação de sono e insuficiente supervisão dos médicos formandos. Ainda que seja prática comum perguntar ao doente que medicação está a tomar, isso não foi feito no caso de Libby, ou ela não terá dado essa informação. O uso de medicamentos psiquiátricos, mesmo hoje em dia, continua de alguma forma a ser estigmatizado. Desconhece-se se Libby se sentiu demasiado doente para partilhar a informação, se os internos estavam demasiado concentrados no tratamento para lhe perguntar, ou se lhe foi perguntado e ela negou a toma dessa medicação. Mesmo hoje, muitas pessoas que usam suplementos de plantas e medicamentos homeopáticos não sujeitos a receita médica não informam o médico, por considerarem que não se trata de medicamentos. Devido ao caso de Libby, em 1989, as horas de trabalho dos internos foram reduzidas para um máximo de 80 semanais e não mais do que 24 consecutivas. Isto não se aplicou aos internos de cirurgia, apesar de o Conselho de Acreditação para a Educação Médica Superior ter introduzido gradualmente restrições ao número de horas de trabalho em todas as especialidades. Um programa que viole estas restrições pode perder a acreditação.

Ainda que nós, que estagiámos antes desta época de soneca e chocolate quente, como gostamos de lhe chamar, brinquemos com os atuais internos sobre as facilidades que eles têm, não se trata de uma brincadeira. Será que a privação de sono matou Libby Zion? Podemos nunca saber. Mas, anos depois, os perigos da privação de sono tornaram-se evidentes, e não dormir deixou de ser *fixe*. Era perigoso, mau para a saúde e absurdo. Presentemente, sabe-se que a privação de sono a curto prazo está associada a baixo desempenho, condução perigosa, aumento de stresse e irritabilidade em geral. A privação de sono prolongada tem consequências bem mais negativas, desde perda de memória até hipertensão e maior risco de contrair determinados tipos de cancro (ver mais adiante). Mesmo hoje, ao questionar qualquer estagiário ou interno sobre a privação de sono – apesar das restrições rigorosas quanto às horas de trabalho e aos requisitos de sono, tendo principalmente em conta a tomada de decisões médicas indevidas em consequência de sono inadequado –, muitos continuam a evidenciar privação. Sei que isto é verdade, pois todos eles passam pelas brasas durante as minhas dinâmicas, excitantes e superempolgantes palestras. *É* porque têm privação de sono, certo? Os camionistas profissionais precisam de dormir adequadamente para poderem trabalhar em segurança, tal como os pilotos, os maquinistas dos comboios e, claro, os cirurgiões.

Além dos perigos óbvios para os outros fruto do cansaço ou cansaço excessivo, existem riscos médicos decorrentes da inexorável privação de sono? Absolutamente. Descobriu-se que a privação de sono provoca a subida da tensão arterial e reduz o metabolismo da glicose, suscitando resistência à insulina e maior risco de diabetes. A leptina, uma hormona que emite para o cérebro os sinais de saciedade, diminui com a privação de sono. A grelina, uma hormona que tem por função emitir ao cérebro os sinais de fome, aumenta, por sua vez, com a privação de sono. A combinação de resistência à insulina e de desequilíbrio hormonal gerador de fome pode levar ao aumento de peso associado à privação de sono. Não é apenas um petisco à meia-noite e a comida de conforto a altas horas que fazem isso. Há também um nível acrescido de mediadores inflamatórios nas pessoas com privações de sono crónicas. A combinação de hipertensão, aumento do apetite, baixo metabolismo da insulina e inflamação crónica leva ao aumento dos riscos cardiovasculares.[20]

Os riscos ambientais em que me concentro não são a poluição, a condição de vida ou os produtos químicos de limpeza tóxicos, mas os riscos para o corpo decorrentes do seu próprio ambiente microcósmico. É possível controlar estes fatores, que não exigem mudança política, leitura do rótulo ou sair do seu apartamento. Estamos tão focados no ambiente global, que facilmente esquecemos aquele que nos rodeia.

O PODER – OU NÃO – DOS GENES

Os riscos genéticos são tão importantes quanto os ambientais e comportamentais e não menos multifatoriais e complexos. Quem teve aulas de genética além do ensino secundário sabe que não é tão simples quanto olhos castanhos, cabelo louro e altura. Os genes não são tão simples quanto o sugere o quadro de Punnett com Bb e bb a surgirem com 50 por cento de hipótese de traços dominantes e 50 por cento de hipótese de traços recessivos. Os genes podem permanecer ocultos durante gerações ou ser mais poderosos do que alguma vez desejaríamos. O que significa ter bons genes? E podem eles ser modificados? Em caso afirmativo, isso tornar-nos-ia organismos geneticamente modificados (OGM)? Se não podemos mudar o nosso código genético, será que queremos saber os riscos que corremos?

Comecemos com um fator genético comum, mas que não é certamente perigoso nem prejudicial para a saúde. A partir de 1997, todos os bebés nascidos nos Estados Unidos passaram a ser submetidos a um teste de audição antes de ter alta hospitalar. Os que falhassem na triagem eram referenciados para mais testes a realizar por um audiologista. A triagem auditiva universal tem marcado a diferença na vida de inúmeras crianças – aquelas cuja perda de audição (unilateral ou bilateral) não teria sido identificada até ao jardim infantil ou posteriormente passavam a ser diagnosticadas nos primeiros três meses de vida. Se as crianças com perda auditiva receberem aparelhos auditivos nos primeiros meses, verifica-se uma redução substancial do atraso na fala, nas dificuldades de aprendizagem e do isolamento social. O rastreio generalizado levou à descoberta de que aproximadamente um em cada 300 bebés saudáveis nascidos no país sofre de alguma forma de perda auditiva.[21] Embora não seja manchete noticiosa, a perda de audição é a anomalia congénita *mais comum*. E a razão mais prevalecente para esta variação é um gene. Não é o típico gene do cabelo castanho/olhos castanhos, mas sim um gene de fraca expressão para as proteínas e que pode manter-se oculto geração após geração até surgir numa criança com perda auditiva. Estas proteínas, denominadas conexina 26 e conexina 30, podem ser identificadas através de testes genéticos.

Bebés em tudo o mais saudáveis (ou seja, sem outros problemas de saúde que não a deficiência auditiva) são frequentemente sujeitos a testes em busca deste gene. Parece simples, não é? Não é bem assim. Aos olhos de alguns, a perda auditiva tem sido considerada um défice e, aos de outros, uma característica. Por altura do advento dos implantes cocleares, um procedimento cirúrgico seguido por terapia intensa de modo a proporcionar algum nível de audição a quem não tem nenhuma, a comunidade surda estava em alvoroço. A linguagem gestual é uma linguagem, afinal, e a ideia de que quem a usa é inferior é controversa. Controvérsia à parte, se procurarmos o gene num bebé com perda auditiva, encontramo-lo. A boa notícia é que temos uma resposta – uma razão – para a perda auditiva. Mas testamos os pais? Testamos os irmãos, que podem ter audição normal, mas que carregam o gene e podem transmiti-lo? E será que mais tarde devemos dizer a este bebé? Suponhamos que o bebé tem uma ligeira perda auditiva num ouvido, mas não necessita de aparelhos. Deverão os pais falar-lhe desta constatação genética quando for mais velho? Partilhá-la-á ele com o seu/sua futuro/a parceiro/a? E será a perda auditiva um verdadeiro défice ou uma característica variante que muitos possuem? O património genético é profundo. É preciso nadar com cuidado.

A ética do teste genético torna-se ainda mais complexa ante uma doença grave. Na medicina moderna e agora que dispomos de tecnologia para identificar a componente genética, as escolhas serão cada vez mais difíceis. Por exemplo, vejamos uma situação real: o marido de uma das minhas colegas sofre da doença de Huntington, uma patologia devastadora que priva as pessoas do corpo e da mente, tornando-as incapazes de andar, falar ou mesmo alimentar-se e tomar conta delas próprias. Normalmente não se desenvolve antes de meados ou final da idade adulta, com sintomas lentamente crescentes no início, seguidos por uma progressão vertiginosa. Os medicamentos podem atenuar alguns dos sintomas, mas não há cura. É provocada por uma mutação genética hereditária que leva à degeneração das células nervosas em determinadas áreas do cérebro. Alguns descrevem-na como um misto de Alzheimer e de Parkinson. Uma vez que a maioria das pessoas não conhece este diagnóstico até lhe aparecerem alguns sintomas quando se encontra no auge da vida, acontece que muitas já têm filhos, podendo ter transmitido o gene deficiente.

A minha colega tem três filhos biológicos, com 10, 12 e 15 anos. Quando serão submetidos a testes? Cada criança tem 50 por cento de hipóteses de ter a doença. Porque o gene é dominante, uma pessoa precisa apenas de uma das suas cópias, de um dos pais. As três crianças estão a constatar os efeitos no pai (e na mãe) à medida que crescem. Sempre que uma das crianças dá um passo em falso, falha um passe no futebol ou se esquece de um trabalho de casa, os pais questionam-se se será a doença de Huntington a rondar. Agora que os filhos estão a ficar mais velhos, também se interrogam.

Teste genético doméstico

A última década trouxe o advento de *kits* de testes genéticos para fazer em casa. Pode-se inclusivamente comprar, por menos de 300 dólares na Amazon, dois tipos, assim como um para cães.[22] Mas será que o atual preço básico de 99 dólares por conjunto vale esse baixo valor? Antes de considerar o impacto dos resultados na saúde, há que pensar na revelação de dados pessoais ao usar estes *kits*. Tal como o tipo de pesquisa na Internet pode ser identificado, levando a que as pesquisas futuras sejam repletas de anúncios direcionados, estas empresas passam a beneficiar também de uma janela aberta para invadir a privacidade de cada um.

Umas das primeiras empresas, criada em 2007, foi a 23andMe. Basta enviar um tubo com saliva para que a empresa responda, dando a conhecer alguns factos curiosos como a natureza e a qualidade da cera do seu ouvido, se a sua urina tem ou não um odor estranho depois de comer espargos e se fixar uma luz brilhante o faz espirrar. Quanto aos leitores, não sei, mas fiquei a conhecer todos estes dados altamente pessoais sobre mim de forma gratuita. A vantagem reside no facto de esta e outras empresas estarem a usar dados pessoais compilados para ajudar a descobrir genes associados a doenças como a de Alzheimer. Ainda que lhe possa parecer que os seus dados pessoais não têm muito significado, a obtenção do código genético de uma parte substancial da população pode, a longo prazo, ter um impacto importante na capacidade dos investigadores para identificar, tratar ou prevenir certos distúrbios genéticos. Mas a 23andMe registará também resultados individuais e enviará publicidade baseada nas suas descobertas genéticas sobre cada pessoa e, provavelmente, partilhará estes dados com seguradoras do ramo saúde e farmacêuticas. A empresa declara no seu *site*: «A informação genética que partilha com outros pode ser usada contra os seus interesses. Deve ter cuidado ao partilhar a sua informação genética.» E pensava o leitor que o Google monitorizava sem qualquer controlo todas as suas pesquisas...[23]

Há alguma vantagem em realizar o teste genético em casa ou direto ao consumidor? Bom, se a variante suave de perda de audição pode suscitar alguma controvérsia – em que requeremos o aconselhamento exaustivo de um geneticista para garantir que os pais do bebé percebem as implicações antes de proceder ao teste –, pode ter a certeza de que o teste feito em casa com a saliva no frasco é sem dúvida suspeito. Mas a possibilidade de fazer um teste genético em casa é aliciante – quem não gostaria de conhecer o seu risco genético de doença cardíaca, acidente vascular cerebral (AVC), de certos cancros e muito mais, partindo do princípio de que poderia evitar estas doenças mudando o estilo de vida, fazendo o rastreio mais cedo e iniciando precocemente o tratamento e a prevenção?[24]

Eis como funciona. O projeto de genoma humano, terminado antes do previsto em 2003, identificou 3000 milhões de possíveis variantes que compõem o ADN humano, a base dos nossos genes. Curiosamente, nós, humanos, todos diferentes, temos 99 por cento de semelhanças genéticas. Apesar de significativo, deixa mais de dez milhões de variáveis em aberto para diferentes códigos genéticos. Os testes genéticos para fatores conhecidos como o gene responsável pelo cancro da mama (BRCA1) ou pelo da fibrose cística não são assim tão simples ao ponto de poder obter-se um sim ou não num relatório laboratorial. Ser portador de BRCA1 tem muitas implicações, incluindo a de que, mesmo sendo-se portador do gene, não significa necessariamente que isso tenha alguma influência na doença futura. Muitas pessoas recebem este teste desconhecendo tratar-se apenas de um marcador para um tipo potencial de cancro da mama (ou cancro pancreático), não significando de todo que venham a ter cancro. O mesmo se passa em relação a muitos testes genéticos – alguns genes são mais resistentes do que outros, o que significa que ter um gene pode não ter qualquer influência nas características reais ou na doença. Os genes trazem consigo muitas variáveis, diversas manifestações patológicas e diferentes recomendações de acompanhamento e tratamento, baseadas em mais do que apenas um resultado positivo ou negativo. Os resultados claramente delineados oriundos destas empresas podem ser enganadores, na melhor das hipóteses, ou imprecisos, na pior das hipóteses. Os resultados podem levá-lo a realizar testes de diagnóstico desnecessários ou desadequados, custos desnecessários e, por vezes, submeter-se a procedimentos de alto risco que facilmente podiam ser evitados. Guarde as perguntas sobre o historial da saúde familiar e o seu perfil de risco para um profissional de saúde em quem confie. Os testes genéticos devem, idealmente, incluir aconselhamento genético. Se quer saber como cheira a sua urina depois de comer espargos, então opte por um desses *kits* de teste. Mas imagino que já sabe isso sem ter de revelar dados privados, endereço eletrónico e número do cartão de crédito a um vendedor desconhecido. O aconselhamento não está incluído.

Dispor de alguma informação, mesmo que *pareça* muita, tal como o património genético da família, tem pouco impacto nas escolhas saudáveis do dia a dia. Mas sim, a genética tem um papel, ao longo da vida, no que se refere aos riscos para a saúde, doenças e mesmo características como porte atlético, boa aparência e inteligência. Mas os genes passam para segundo plano quando há muito mais em jogo – escolhas de saúde, de estilo de vida e mesmo de trabalho duro. Quando Angelina Jolie anunciou a decisão de se submeter a uma mastectomia bilateral por ter BRCA1 positivo, o mundo ficou a saber o que é o BRCA1, como se se tratasse da sigla mais recente a entrar no mundo médico. No entanto, foi descoberta décadas antes de Angelina tomar aquela decisão. O conhecimento de um risco não o torna maior. O vírus ébola não atingiu o planeta em 2014. Andava por aqui há décadas. A sua epidemia não o tornou mais virulento do que costumava ser; despertou-nos para uma entidade que já existia. Os carros, por outro lado, são prevalecentes, banais, mas mortíferos. Mais de 30 000 pessoas morrem todos os anos em acidentes rodoviários só nos Estados Unidos. O maior surto do vírus ébola, ocorrido ao longo de dois anos, provocou aproximadamente 11 000 mortes a nível mundial (e, como já referi, apenas uma pessoa nos Estados Unidos). Aproximadamente 40 000 mulheres morrem anualmente vítimas de cancro da mama nos EUA, independentemente de serem portadoras da mutação BRCA1 ou BRCA2 (surpresa: a maioria das mulheres a quem foi diagnosticado cancro da mama não tem historial familiar do mesmo).[25] Enquanto a mutação aumenta o risco de sofrer de cancro da mama ao longo da vida, ser portador da mutação do gene não equivale a um diagnóstico de cancro da mama. Todos os dados dos estudos, bem como as notícias que ouvimos, não substituem uma situação individual, incluindo o risco de cirurgias planeadas, e mesmo os riscos de testes de diagnóstico.

Na verdade, os genes são poderosos. Fazem de nós o que somos – o que parecemos, a predisposição para a doença, a aptidão musical, falta de jeito para o desporto ou inteligência inata. Mas não somos só movidos pela genética. Estudos realizados com gémeos idênticos separados à nascença mostraram quer a influência da genética (natureza) quer do ambiente que envolve cada um (educação). Muitos de nós conhecemos estrelas em ascensão na escola primária, secundária ou depois que, fruto de mudanças desagradáveis, se desvaneceram. Conhecemos também algumas histórias de sucesso que evoluíram graças ao trabalho duro e não ao talento inato. Todos nós somos portadores de características poderosas, muitas das quais tentamos utilizar ou captar. No entanto, mais frequentemente, o ambiente em que nos inserimos tende a moldar as características inatas. Pode não ter predisposição genética para a doença cardiovascular, mas se fumar, não fizer exercício, for obeso e viver uma vida stressante, os seus bons genes perdem-se. Pode ter uma história familiar marcante de colesterol elevado e doença cardíaca, mas se controlar a alimentação, tomar a medicação recomendada e fizer exercício, o seu nível de colesterol pode ser tão normal quanto o de alguém que não apresente qualquer risco de colesterol alto.

O que têm o ébola e o seu carro em comum? Ambos podem matá-lo. Mas um pode influenciar mais o seu fim do que o outro. Mesmo se viajasse para uma zona afetada por um surto de ébola, as hipóteses de contrair o vírus continuariam a ser menores do que as de morrer num acidente de viação. Aperte o cinto e suspire de alívio.

ALERTA CONTRA OS MITOS

- Preocupemo-nos mais com a possibilidade de sofrermos um vulgar acidente de viação do que com germes invulgares como o ébola.
- Quando as pessoas se preocupam com os riscos inerentes a determinado procedimento, tratamento ou cirurgia, falham frequentemente na avaliação dos potenciais riscos de *não* fazer nada, podendo revelar-se a opção de maior risco.
- Cada década de vida comporta um conjunto próprio de riscos. Durante quase metade da vida, os acidentes são mais propensos a serem-nos fatais do que tudo o resto. Depois, à medida que envelhecemos, a doença cardíaca e o cancro tornam-se potencialmente mais fatais.
- Os nossos genes indicam os nossos riscos de saúde, mas o ambiente e as opções (exemplo: fumar ou não) falam mais alto.
- Fazer testes genéticos em casa não é fiável (ainda). Sejamos cautelosos.

3

A DIFERENÇA ENTRE CAUSAS, RELAÇÕES E ASSOCIAÇÕES

Há substâncias, hábitos e predisposições que provocam doenças, mas há que desconfiar das conclusões rápidas

• Até que ponto devemos preocupar-nos com a exposição às substâncias químicas? • *Relacionado* significa o mesmo que *causas*? • Os telemóveis e a relva artificial provocam o cancro? • Qual a relação entre o ressonar e o TDAH? • Até que ponto o plástico é prejudicial?

Quando compramos produtos de beleza e de higiene, as probabilidades de encontrar etiquetas que digam *sem parabenos* e *sem ftalatos* são hoje bem maiores do que nunca. Porquê? Estes ingredientes são prejudiciais ou tudo não passa de um mito?

Os termos *relacionado* e *associado a* podem ser enganadores meios de comunicação quando retirados do contexto. Estes termos são, por definição, especulativos. Em medicina, chamamos a isto *verdade, verdade e não relacionado*. Vemos dois acontecimentos no mesmo cenário, mas um não é necessariamente causa do outro. A única relação pode ser ocorrerem ao mesmo tempo e no mesmo local. A relação pode ser pura coincidência. Outra maneira de pensar nisto é pegar no seguinte exemplo, que, embora absurdo, conduz à mesma conclusão: na última década, o número de frequentadores dos ginásios aumentou e o número de pessoas que correm a maratona registou um surto.

Mas houve também um deflagrar acentuado da obesidade. Será que os ginásios e as maratonas provocam a obesidade? Não creio. O termo *correlação* descreve a intensidade e o sentido de dois acontecimentos, e uma correlação pode ser positiva ou negativa. Um exemplo de correlação seria que o bom tempo tem uma correlação positiva com a afluência às praias, enquanto o mau tempo tem uma correlação negativa com a afluência às praias. *Relação* tem o mesmo significado de *correlação*: cometer um crime está relacionado com o ir para a cadeia. Não é definitivo, mas um acontecimento é muitas vezes seguido pelo outro. Cometer um crime não causa uma ida para a cadeia, mas as duas coisas estão claramente ligadas. A causalidade é o maior desafio para se provar. Exige uma correlação de cem por cento. Embora nos sintamos à vontade a afirmar que os cigarros causam o cancro do pulmão, nem sequer isto é verdade no sentido puramente estatístico da palavra *causa*. Para ser verdade, seria necessário que cem por cento dos fumadores de cigarros viessem a sofrer de cancro do pulmão. Mas, mesmo sem esta correlação de cem por cento, a causalidade no sentido clínico pode absolutamente ser afirmada, sobretudo quando se trata do tabagismo.

Existem poucas dúvidas de que os cigarros provocam todos os tipos de cancro. Mas, na década de 1960, isto estava ainda por provar. Já era reconhecido, a partir de vários estudos, que o fumo dos cigarros estava associado a uma maior incidência do cancro do pulmão, mas não era ainda apontado como a causa do cancro. Lembro-me de o meu avô, por volta dessa data, me pedir que lhe passasse «os pregos para o seu caixão». Uma conferência proferida em 1965 na Real Sociedade de Medicina podia ser aplicada ao mundo atual, quando ponderamos se está correto apontar uma causalidade ou se as coisas devem ser encaradas sem dramas como uma coincidência provável.

Sir Austin Bradford Hill era um epidemiologista e estatístico inglês que desenvolveu ao longo do século XX um trabalho pioneiro no método ideal para o ensaio das teorias: o ensaio clínico aleatório. O seu trabalho ajudou a estabelecer a conexão entre o fumo de cigarros e o cancro do pulmão. Na sua conferência de 1965 na Real Sociedade de Medicina, abordou a questão da associação *versus* causalidade quando de modo sábio concluiu: «Antes de deduzirmos a "causalidade" e de passarmos à ação, não temos invariavelmente de ficar sentados à espera dos resultados da pesquisa. Talvez toda a cadeia tenha de ser deslindada, ou alguns elos sejam suficientes. Dependerá das circunstâncias».[1]

Por outras palavras, quando intervêm no quadro aspetos como o tempo, os fatores biológicos conhecidos, a consistência dos resultados ou conclusões e a especificidade de uma associação já reconhecida, a questão da causalidade sobre a associação pode impor-se mais rapidamente.

Hill abordou também outras áreas além do tabagismo, incluindo produtos químicos industriais que já não são usados devido à eventual clara associação (ou relação ou causa) com a incidência do cancro, e mesmo o stresse como causa de doença. Hill descreve um perfeito exemplo de precipitação relativamente à causa *versus* associação quando refere a situação de um grupo de pacientes de úlcera péptica tratados em finais dos anos de 1950. Quando deram entrada no hospital, foi feito um inquérito sobre stresse em casa antes do internamento dos pacientes de úlcera péptica que iam ser vistos nas urgências. Eu sei, quem quer saber de um inquérito quando sofre de úlcera péptica aguda? Mas, nos anos 1950 no Reino Unido, vigorava esta norma, e os pacientes fizeram o que lhes era pedido. Engolir e aguentar. Os resultados deste inquérito foram depois comparados com os do mesmo inquérito dado a pacientes de hérnia que entravam no hospital sem ser de urgência, para uma cirurgia programada. Não é de admirar que os pacientes com úlcera péptica demonstrassem mais stresse do que os pacientes com hérnia, nas semanas anteriores. Mas independentemente do stresse, eram obrigados a dirigir-se ao hospital para tratar dos sintomas dolorosos da úlcera. Os pacientes com hérnias que não os incomodavam e que poderiam ter tido uma semana de igual modo stressante podiam ficar tranquilamente em casa e recuperar antes de receberem o tratamento. Iriam ver o médico quando já não se sentissem stressados por assuntos alheios à doença. O que nos suscita a pergunta: foi o stresse que causou a úlcera ou foi apenas uma inoportuna coincidência no tempo?

SUPERSTIÇÕES, CIÊNCIA INEXATA E TERMOS ERRADOS

Em alguns círculos médicos e cirúrgicos, até *nós* podemos ser embaraçosamente supersticiosos acerca da causa e da associação, responsabilizando as forças sobrenaturais por séries de acontecimentos desfavoráveis: «Eu nunca opero quando há lua cheia», «Nunca se deve programar uma cirurgia para uma sexta-feira 13», «Os ruivos sangram mais. Os cirurgiões devem ter isso em atenção», «As complicações vêm sempre em grupos de três». Se bem que isto não passe de um monte de disparates, teve a força suficiente para levar um grupo académico da Universidade Temple, Filadélfia, em 2004, a avançar e provar definitivamente que estas teorias infundadas estavam erradas quando se trata de extrair as amígdalas às crianças.[2]

No meu trabalho, tenho frequentemente de extrair amígdalas, mas debato-me com as minhas superstições. Gosto de pensar que algumas são apenas hábitos, mas sem dúvida que existe alguma dose de pensamento sobrenatural. Por exemplo, extraio sempre em primeiro lugar a amígdala direita. Sempre. Não que seja tecnicamente diferente ou mais desafiante extrair em primeiro lugar a amígdala esquerda, mas a direita vem sempre em primeiro lugar. Como costumo dizer à minha equipa de cirurgia: «Estou sempre do lado certo.» Também nunca digo à família do paciente que «vai tudo correr bem». Sinto que pode trazer azar, porque estaria a afirmar uma coisa que não posso garantir que seja cem por cento verdadeira. Em vez disso, digo que «vamos cuidar bem dele (ou dela)». É cem por cento verdade e desta maneira sinto-me menos preocupada. Não dito o relatório da cirurgia enquanto o paciente não acordar. Embora isto seja apenas uma boa e velha prática médica, sinto que, se disser alguma coisa que ainda não aconteceu, do tipo «o paciente estava acordado e foi levado para o recobro», pode acontecer algo de mau. E depois há as meias. Sim, as meias. Os cirurgiões usam socas na sala de operações – são confortáveis para quem tem de se manter em pé por longos períodos. Como os nossos fatos de circulação são cinzentos, e as socas são práticas, ganhei o hábito de levar para a sala de operações umas coloridas meias de ciclismo.

No início do século XXI, uma recém-nascida gravemente doente deu entrada na sala de operações com anomalias nas vias respiratórias e dificuldades de respiração que lhe punham a vida em risco. Nesse dia, eu tinha a equipa de elite no bloco de operações: os anestesistas preferidos, soberbos internos seniores e a melhor equipa de enfermagem. O procedimento corria tão bem quanto seria de esperar até que, de repente, tudo se complicou. Depois da traqueotomia, os pulmões da bebé fecharam-se. Não podia ser ventilada. Tentámos ressuscitá-la durante o que nos pareceram segundos, mas que foram na verdade várias horas. Intervieram então os cirurgiões pediátricos, para drenar os pulmões e colocar cateteres centrais e arteriais, bem como os anestesistas cardíacos, para monitorizar o coração. Pelo menos 20 especialistas rodearam e trataram esta bebé, até que eu fiz o que todo o médico teme: dei por terminados os esforços de reanimação. Quando anunciei a morte, com data, hora, minutos e segundos, a sala ficou em silêncio. Nesse dia, eu tinha calçadas as minhas meias de ciclismo favoritas, com peixinhos dourados. Ainda as conservo, talvez em sinal de respeito por aquela vida de apenas seis dias. Mas nunca voltei a usá-las, nem voltarei. As superstições podem basear-se no medo do sobrenatural, mas as minhas e muitas outras assentam na noção ilusória de que os nossos atos de alguma maneira possuem mais poder do que na realidade têm.

Felizmente, os autores do estudo da Universidade Temple não detetaram qualquer aumento de sangramento na sequência de uma amigdalectomia por causa da fase da lua, da data do calendário ou da cor do cabelo do paciente. E também não ocorreram tríades de complicações. Vamos inclusivamente ao ponto de levar estas superstições a doenças de maior risco para a vida, fora do campo cirúrgico: «Sinal de mau prognóstico: a família é simpática.» E talvez uma das frases menos politicamente corretas que se diz em tom de gracejo nos meios médicos: «Erva ruim não morre» (significando que as pessoas abomináveis parecem ser eternas, enquanto as decentes morrem).

Poucos médicos, cientistas ou académicos vêm a público dizer «x causa y», a não ser que estudos reproduzíveis feitos em ampla escala documentem a existência de uma conexão. É seguro afirmar hoje em dia que o tabaco pode provocar o cancro do pulmão, mas não podemos dizer que os desodorizantes à base de alumínio causam o cancro da mama (pelo menos, ainda não) ou que o café impede o crescimento quando consumido durante a fase de desenvolvimento. Podemos garantir que a exposição excessiva ao sol e as camas de bronzeamento podem provocar vários tipos de cancro da pele, mas não podemos afirmar que os produtos de alisamento do cabelo provocam o cancro do couro cabeludo.

Uma «causa» pode ao que parece ocorrer em ambiente de laboratório, mas não ser detetada nos seres humanos. É possível encontrar facilmente maneiras de demonstrar que os ingredientes são tóxicos num ambiente laboratorial, mas isso não significa que se traduz no corpo humano. Um exemplo simples desta realidade é o velho sal de cozinha, com o nome químico de cloreto de sódio, NaCl. Pondo de lado os acalorados debates sobre as vantagens e desvantagens do sal na alimentação, os seus dois simples iões – sódio e cloro – são, isoladamente, dos elementos mais mortíferos. O sódio é uma substância brilhante, amanteigada, que explode quando entra em contacto com a água. Não se limita a matar células; faz explodir laboratórios. O cloro é a substância presente nos desinfetantes das piscinas e na lixívia. Muitos outros ingredientes podem ser tóxicos em ambientes laboratoriais e numa dose suficientemente elevada. Alguns destes ingredientes são encarados como «saudáveis» na dosagem certa: fluoreto, vitaminas, óleo de peixe ómega 3 e álcool. As maçãs, o vinho, a água e o arroz contêm quantidades mínimas de arsénico, que é tóxico quando em elevadas quantidades. As peras contêm formaldeído em quantidades superiores à de qualquer vacina. O contrário é igualmente verdade: apenas porque se detetou que uma substância presente no quiabo anula as células do cancro da mama humano *in vitro* (numa placa de Petri de vidro), isso não significa que o quiabo seja um medicamento comprovado contra o cancro.

Os medos em torno dos parabenos e ftalatos que entram na composição dos cosméticos e loções, por exemplo, nasceram a partir de estudos efetuados sobre células que cresceram em culturas de tecidos fora do corpo humano *(in vitro)*. Mas isso não é um bom equivalente a um corpo humano complexo. Comparar o impacto destes ingredientes sobre uma única célula com o seu impacto nas complexidades do sistema humano é ciência inexata. Infelizmente, não dispomos de muitos estudos feitos em humanos – ou até em animais – que nos demonstrem o que estas substâncias químicas nos podem fazer *(in vivo)*. Significa isto que é sensato ser cauteloso?

Se bem que as longas listas de substâncias químicas irreconhecíveis sejam razão bastante para termos cuidado com aquilo que pomos no corpo, precisamos de nos lembrar de que os químicos são absorvidos de maneira diferente consoante são esfregados na pele, inalados ou ingeridos. De facto, a pele absorve pequenas doses de certas substâncias químicas que fazem parte dos produtos para a pele, o cabelo e os cosméticos, embora estas substâncias absorvidas geralmente não passem do nível da pele. É raro, em auxiliares como os adesivos de estrogénios, adesivos de nicotina e até adesivos de metilfenidato (semelhantes à *Ritalina*), os medicamentos aplicados na pele destinaram-se a ser absorvidos pela corrente sanguínea. Mas os cremes para a pele, apesar da sua extensa lista de substâncias químicas, não costumam arranhar a superfície. Os medicamentos inalados, como os que se destinam à asma, são absorvidos não apenas pelo sistema respiratório, mas também pela corrente sanguínea. Incluem os medicamentos destinados a abrir os brônquios (broncodilatadores) e também os indicados para reduzir a inflamação das vias respiratórias (esteroides inalados). Os broncodilatadores, pela própria natureza da sua ação sobre o sistema vascular, podem aumentar o ritmo cardíaco e provocar até alguma agitação, semelhante à dos efeitos da cafeína. Os esteroides inalados, quando usados com regularidade ao longo de muitos anos, podem estar associados (embora não necessariamente causar) a uma ligeira diminuição do crescimento, levando a uma redução máxima de 1,3 centímetros na altura atingida na idade adulta.

Um aditivo químico, utilizado sobretudo em produtos de limpeza e cosméticos, que conquistou rapidamente uma má reputação é o lauril sulfato de sódio, ou SLS. Este agente emulsionante tem sido emulsificado pela imprensa leiga, que alega que tem propriedades cancerígenas e pode danificar alguns órgãos, os olhos, a pele e o ambiente. Estudos feitos em ampla escala demonstraram a inexistência desses efeitos, especialmente quando o SLS é usado em escalas tão infinitesimais como nos produtos de consumo. Mas a combinação do seu nome de sonoridade «tóxica» e a interpretação errada dos dados têm colocado o SLS no topo da lista dos aditivos prejudiciais em produtos domésticos de uso comum.[3]

Existem tantos chavões na linguagem corrente, parecendo todos eles definitivos e científicos, que acabámos por tomar o seu significado como um facto. *Toxina* é um deles – ouvimos dizer que o nosso mundo se tornou tóxico, desde os alimentos processados cheios de ingredientes sintéticos até aos químicos ambientais a que estamos expostos através do ar ou dos produtos que compramos. As palavras *químico*, *aditivo* e até *plástico* assumiram conotações negativas (mitos). E, no reverso da medalha, palavras como *fragrância natural*, *sem aroma*, *biológico* e *natural* não são muitas vezes o que parecem. Os termos *biológico* e *natural*, por exemplo, têm significados diferentes para pessoas diferentes (e empresas diferentes). Nos Estados Unidos, a FDA [Food and Drug Administration] não regulamenta estes termos, pelo que as pessoas têm liberdade para os utilizar como desejarem. Assumir que *natural* e *biológico* é igual a «seguro» é infeliz; os ingredientes naturais também podem ser tóxicos. A hera venenosa é natural e, em definitivo, não pensamos em esfregá-la na pele. Os ingredientes que fazem parte dos produtos de beleza, produtos de limpeza, materiais artificiais, alimentos e bebidas são exemplos perfeitos de como as substâncias podem ser distorcidas por termos como *correlação*, *associação*, *relacionado com* e *causado por*. Quando surgem em artigos noticiosos, materiais promocionais ou etiquetas de advertência, qualquer destes termos pode ser bastante convincente.

Há alguns anos, recebi um telefonema urgente do jardim infantil do meu filho. A escola estava a pensar remover a relva artificial da área de recreio e queria saber a minha opinião. Tinham ouvido dizer que causava cancro e pretendiam eliminá-la. Ora, eu cresci na costa oriental dos EUA, onde a relva nasce facilmente e não existem secas, e como não jogava nem via muito futebol, nunca fui grande apreciadora nem conhecedora da relva artificial. Mas, aparentemente, estava a tornar-se cada vez mais a norma, pois poupava milhões de litros de água anualmente, não necessitava de ser tratada com pesticidas e exigia pouca ou nenhuma manutenção.

No início de 2016, um surto de casos de linfoma entre adolescentes e adultos jovens que tinham jogado futebol alertou o jornalismo de investigação e os órgãos de comunicação. Na sua maioria, tinham sido guarda-redes em jogos de liceu ou de universidade, sendo, de entre todos os jogadores, os que passam mais tempo a mergulhar no chão para apanhar as bolas e a cair na relva artificial. Tinham tido o contacto mais direto com esta relva. Um tipo relativamente novo de relva artificial, contendo um material chamado «borracha moída», fizera furor. A borracha moída consiste em pneus reciclados, fragmentados até ficarem macios e incorporados na relva artificial. A intenção era criar uma superfície mais macia do que a versão anterior da relva artificial, tornando-a mais suave para os pés e articulações, bem como para o rosto delicado quando «aterrava» na relva ao defender um remate.

Mais de 11 000 campos de jogos dos EUA utilizam atualmente borracha moída – partículas de borracha preta. Muitas vezes, os jogadores de futebol regressavam a casa a sacudir as partículas de borracha do cabelo, das meias e dos ouvidos. Retiravam as que estavam sob as unhas e raspavam os resíduos pretos que lhes ficavam agarrados à pele. Havia já algumas preocupações sérias quanto ao potencial cancerígeno da borracha moída, pelo que, quando foi detetado um número sem precedentes de casos de linfoma – cancro do sistema linfático – entre a população jogadora de futebol, as atenções voltaram-se para a borracha moída.[4] A borracha contém alguns metais e químicos de nome horrível e até carcinogéneos conhecidos. Mas, analisando, as concentrações eram tão reduzidas que, mesmo inalada, o risco aumentado de cancro ao fim de 30 anos de exposição direta foi calculado como de um em um milhão.[5]

Sim, existem carcinogéneos; sim, existem nichos de incidência de cancro. E, sim, estas substâncias podem aumentar a probabilidade de cancro nas pessoas que lhes estão expostas regularmente, ou naquelas que têm subjacente um maior risco de cancro devido a fatores genéticos. Mas não são uma causa definitiva. Pelo menos que nós saibamos. Por enquanto. Pode haver uma relação ou, no máximo, uma associação. Aqueles jogadores de futebol sofriam de linfoma de Hodgkin, o cancro mais diagnosticado no fim da adolescência, com ou sem antecedentes de exposição à relva artificial. A relva artificial aumentou os riscos que corriam? É possível, sem dúvida. Mas manchetes e nichos de incidência não são o mesmo que identificar uma causa direta. Se bem que estes nichos de cancro sejam preocupantes, as conclusões acerca da borracha moída devem levar-nos a mais estudos acerca de uma causa potencial, não a uma mera correlação. Quando duas entidades são relativamente correntes, como a exposição à relva artificial e a malignidade mais comum entre os adolescentes, é bastante difícil provar a causalidade. Mesmo as crianças já são conhecedoras dos potenciais efeitos carcinogénicos da borracha moída. Miúdos turbulentos do secundário têm sido vistos a agarrar mãos-cheias do pó preto, atirá-lo a um amigo dizendo: «Ei, toma lá cancro.» A minha esperança é que investigações futuras revelem os verdadeiros perigos dos ingredientes que compõem a relva artificial e, até lá, sejamos cautelosos.

Telemóveis e cancro

O adulto médio pode passar mais de dez horas por dia a olhar para ecrãs – incluindo os dos telemóveis, computadores portáteis, televisores, *tablets*, etc.[6] O uso excessivo e a consulta obsessiva dos telemóveis (e das contas das redes sociais) tornar-se-ão em breve um verdadeiro diagnóstico de transtorno mental. O *Diagnostic and Statistical Manual of Mental Disorders* é, como o título sugere, a bíblia da Associação Americana de Psiquiatria. Esta obra fornece os critérios para todos os transtornos psiquiátricos conhecidos atualmente, permitindo aos profissionais de saúde mental, farmacêuticas, companhias de seguros e até entidades jurídicas apresentar diagnósticos e tratamentos a pacientes de uma maneira estandardizada. A primeira edição é de 1952 e, como o campo da psiquiatria continua a evoluir, atualizações das definições e dos critérios têm sido publicadas todos os cinco ou dez anos (a atual edição do *DSM* é a quinta). Nos últimos anos, assistiu-se a pressões para que as pessoas dependentes dos telemóveis (designadas nomófobas – que temem ficar sem contacto através do telemóvel) sejam diagnosticadas como portadoras de um verdadeiro transtorno mental. Dependentes ou não, a maior parte de nós passa muito tempo com os dispositivos móveis, o que poderá ter outras consequências para a saúde.

Muitas pessoas utilizam o Bluetooth, alta voz ou auscultadores quando usam o telemóvel. A maior parte fá-lo por conveniência, como medida de segurança enquanto conduzem, ou para manter as mãos livres durante o desempenho de outras tarefas. Mas outras usam o modo mãos livres para prevenir o cancro do cérebro. Numerosos estudos, publicados em revistas de neurocirurgia, de bioengenharia e de oncologia, têm tentado avaliar o uso prolongado do telemóvel e estabelecer uma possível correlação com o cancro do cérebro. Um relatório foi ao ponto de demonstrar uma conexão entre as radiações dos telemóveis e o cancro do coração.[7]

Muitos neurocirurgiões que conheço já não encostam o telemóvel ao ouvido. Mesmo com estes estudos académicos, alguns dos quais são estudos sobre estudos, não existe, por enquanto, nenhum consenso acerca de uma relação direta entre o uso de telemóveis e o cancro do cérebro. Alguns estudos asseguram-nos que não corremos risco acrescido de cancro do cérebro por causa da utilização frequente de telemóveis. Alguns afirmam que o risco duplica ao fim de dez anos. Outros dizem que o risco aumenta em cinco a dez por cento. Com resultados tão díspares, como é possível tomar decisões para nós próprios, para os familiares e para uma população sempre em crescimento de utilizadores juvenis de telemóveis? E os telefones de pulso? Aumentam a incidência do cancro ósseo devido à exposição direita às frequências de baixa radiação no pulso?[8]

Sendo os dados discrepantes, a conexão celulares/cancro do cérebro chegou aos meios de comunicação como fogo incontrolável ao longo de 2016. Neurocirurgiões de fama mundial debateram a questão na televisão, em direto, com pontos de vista diametralmente opostos. Quem tinha razão? Com tantas tecnologias em evolução e conclusões variáveis sobre a frequência da doença, continuamos a não saber.[9] No grande esquema da evolução tecnológica, os telemóveis são relativamente recentes. O cancro do cérebro não é um acontecimento isolado que possa ser relacionado apenas com um tipo de exposição – aos telemóveis ou outra. Continuo a usar o telemóvel, muitas vezes encostando-o ao ouvido. E posso vir a ter cancro do cérebro, não por causa do uso do telemóvel, mas devido a alguma outra predisposição genética ainda desconhecida, ou por azar. Ou, sim, talvez (em parte) por causa do telemóvel. Mas por enquanto isso não está determinado. Para já, o que sabemos em definitivo é que os telemóveis provocam mais acidentes de carro do que os tumores cerebrais. Textos ofensivos e meios sociais nocivos causam mais sofrimento cerebral e até suicídios do que as ondas eletromagnéticas através dos quais eles se propagam.

Plásticos

Leiam a lista de ingredientes da maior parte dos hidratantes para a pele, champôs e até embalagens de plástico. Se viveram nas últimas décadas, terão talvez constatado que os cremes se tornaram mais suaves, que os champôs deixam o cabelo mais brilhante e que os plásticos são mais flexíveis e, no entanto, mais duradouros. Tudo isto se deve aos muitos aditivos utilizados nestes produtos, incluindo os ftalatos e o bisfenol-A (BPA). Estes novos ingredientes são responsáveis por nos termos libertado das garrafas de vidro e ajudaram a criar todas as formas de tetinas para biberões e copos para bebés na primeira década do novo milénio. Também ajudaram a revolucionar as unidades de cuidados intensivos neonatais, proporcionando materiais plásticos mais duradouros, e contudo flexíveis, para tubos respiratórios, cateteres de aspiração, tubos intravenosos e ventiladores. Cerca de dez anos depois de começarem a ser utilizados, surgiram algumas preocupações quanto à potencial carcinogenicidade, bem como a sua ação potencial sobre o sistema endócrino (hormonal) dos seres humanos.[10]

Estes compostos, assim como os seus metabólitos, podem encontrar-se na urina humana, no leite materno e até no sangue do cordão umbilical. É possível localizá-los no sémen, e alguns estudiosos têm sugerido que o aumento da presença de ftalatos pode alterar a morfologia do esperma, levando à infertilidade masculina ou a defeitos congénitos nas crianças. Outros têm levantado a hipótese de que aumentam o risco da diabetes de tipo 2. Também se constatou que os níveis de BPA são mais elevados em mulheres com múltiplos abortos espontâneos do que nas mulheres sem eles. Estes estudos são úteis, mas têm algumas coisas em comum: são em pequena escala (foram realizados em menos de cem indivíduos) e muitas vezes não tomam em consideração outras variáveis, tais como o facto de as pessoas se voluntariarem com frequência para estes estudos, o que pode criar alguma tendenciosidade e não refletir uma população ideal.

Mais: pode ser difícil reproduzir os dados deles resultantes, além de que pode haver outros fatores a conduzir a estes resultados. Referimo-nos a estes fatores como as variáveis de confusão. Por exemplo, uma mulher com níveis elevados de BPA sofre múltiplos abortos: o estudo concluiu que o nível médio do BPA era mais alto em mulheres com abortos múltiplos, mas o valor mediano de BPA neste grupo era o mesmo que no grupo de mulheres com gravidezes normais. Que outros fatores foram tomados em consideração? A idade da mãe? A idade do pai? Um historial de doenças ginecológicas anteriores ao estudo? Um historial de menstruações irregulares? É difícil encontrar uma causa quando outros fatores potenciais de contribuição não são levados em conta. É um obstáculo comum nos estudos médicos em humanos: é difícil destrinçar causa de associação. Se bem que a maioria dos bons relatórios médicos reconheça este facto, as palavras *podem ser associadas a ou relacionadas com* para se tornarem manchetes.

À medida que nós, consumidores, ficamos mais esclarecidos acerca dos aditivos potencialmente prejudiciais, procuramos a confirmação de que as substâncias foram retiradas, convencendo-nos de alguma forma de que ficaremos mais saudáveis com o seu desaparecimento dos nossos produtos. O BPA, por exemplo, é talvez uma das toxinas mais notórias.[11] Este composto, que imita as hormonas sexuais, é potencialmente nocivo, de acordo com as conclusões de estudos efetuados com seres humanos e roedores. Nos EUA, os corredores de grandes armazéns que apresentam grandes letreiros a dizer «sem BPA» nos plásticos são agora obrigatórios, tanto na secção de produtos para bebé como na secção de artigos para a cozinha. Mas aqui está um exemplo emblemático de uma falsa sensação de saúde.

Em primeiro lugar, muitos produtos que nós pensaríamos que não contêm BPA, tal como os artigos enlatados, as tubagens de abastecimento de água e as incubadoras para os recém-nascidos, contêm-no. Em segundo lugar, os fabricantes de plásticos vangloriaram-se de apresentar produtos sem BPA substituindo-o pelo primo bisfenol-S, ou BPS. A estrutura química do BPS é bastante similar à do BPA, dando-lhe qualidades semelhantes para melhorar os plásticos e a preservação de alimentos. Provavelmente tem também efeitos idênticos sobre o sistema endócrino, mas não foi ainda demonizado até àquele ponto em que os cientistas são obrigados a encontrar um substituto mais suave. Os estudos sobre o BPS não são nem de longe tão exaustivos como os estudos do BPA, pelo que o BPS não é considerado um perigo reconhecido. A União Europeia e os Estados Unidos proibiram o uso do BPA nos biberões em 2011 e 2012 respetivamente, mas o BPS mantém-se entre os seus componentes. Independentemente do que comprarmos, o BPS continua incorporado nos recibos de papel, porque ambos são utilizados como reveladores em muitos tipos de papel. Mas a segurança do BPS está também a ser posta em causa.[12]

Embora a palavra *plástico* se tenha tornado o equivalente de «toxina», «veneno» ou «aditivo arcaico», estas substâncias remontam a 1600 a. C., quando a borracha em estado natural foi descoberta. São polímeros, o que significa que são compostos de várias unidades (monómeros, como o bisfenol-A) em cadeias moleculares. Os polímeros mais rijos, feitos de cadeias mais fortes, não se alteram com o calor, mas os de maior flexibilidade, que permitem moldagem e uma qualidade mais suave, são termoplásticos e podem amolecer quando expostos a temperaturas mais elevadas. No século XIX, foram descobertos a borracha vulcanizada e o polistireno, e o primeiro polímero sintético, a baquelite, foi produzido na Europa nos começos do século XX. No mundo atual, produzem-se mais de 300 milhões de toneladas de plástico. Não se melhora nada. E, se bem que os cientistas ambientais reconheçam que substâncias como o BPA (e provavelmente o BPS) podem alterar a atividade endócrina (sobretudo estrogénica), prossegue o debate quanto ao que isto pode significar.[13]

O DOCE CHEIRO DOS QUÍMICOS, OU NÃO

Fui para um acampamento de verão nos anos de 1970. Ainda consigo sentir o aroma do champô *Herbal Essences*, quase como se fosse um remoinho visível verde-relva, a sair dos duches das raparigas por volta da hora do jantar. Basta a evocação desta imagem para me transportar a um tempo de inocência e bem-aventurança. Lembro-me também de que o batom *Bonne Bell* cheirava não apenas a framboesa, *Coca-Cola* ou pastilha elástica, mas que estes pauzinhos químicos cheios de fragrâncias que passávamos pelos lábios sabiam ao que cheiravam. Todas as adolescentes que eu conhecia comiam estes batons lambendo os lábios assim carregados de aditivos. Era a melhor coisa que havia. Hoje em dia, os chuveiros dos acampamentos cheiram a água. E talvez a uma ligeira sugestão de suor de adolescente. Os champôs são puros, de aroma suave. Os batons não contêm fragrâncias. E, sem dúvida, não sabem a nada. O lado negativo destes compostos aparentemente perigosos que temos hoje em dia é a ilusão da ausência de substâncias prejudiciais. Dois casos para reforçar esta ideia: quantas vezes leram nas etiquetas as palavras *sem aroma* e *sem fragrância*? Algumas pessoas usam os produtos com este tipo de rótulos porque não querem as axilas a cheirar como se fossem mangas, nem o cabelo a cheirar como um pomar de maçãs. Mas, frequentemente, isso deve-se à falsa ideia de que somos mais saudáveis, e mais puros, se utilizarmos as substâncias assim rotuladas.[14]

Os produtos com as etiquetas *sem aroma* podem de facto – prestem bem atenção – adicionar fragrâncias para bloquear o aroma. E *sem fragrâncias* pode significar que não foram adicionadas fragrâncias para bloquearem a fragrância já existente num determinado produto. Nenhum dos termos é sustentado por qualquer documento legal ou regulamento da FDA, pelo que os significados estão por definir, dependendo do ponto de vista do fabricante. E é aí que nós, enquanto consumidores, podemos ser enganados. Pensamos que estamos a usar um artigo mais saudável, quando tudo o que existe é uma ilusão de saudável. Os ftalatos, por exemplo, encontram-se nos plásticos, nos cosméticos e nas loções desde os anos 1930.[15] Embora difiram do BPA na estrutura química, são igualmente considerados compostos causadores de desregulações endócrinas, afetando o desenvolvimento pubertário precoce dos órgãos reprodutores tanto masculinos como femininos. Apesar de algumas descobertas iniciais dos efeitos dos níveis de ftalatos, tanto no útero como na primeira infância, prossegue o debate acerca dos efeitos diretos sobre a saúde que a exposição aos ftalatos pode ter. E substâncias como os ftalatos e o BPA são só alguns dos muitos plastificantes usados tanto nos produtos do passado, como nos atuais. Representam apenas alguns dos que foram estudados até hoje. E as etiquetas podem ser enganadoras: *sem aroma, sem fragrância* ou *natural* não tem nada que ver com a presença ou ausência de substâncias como o BPA ou os ftalatos. E *sem BPA* ou *sem ftalatos* não tem nada que ver com a presença ou ausência de fragrâncias.

Em suma, se bem que continuem a encontrar-se dados sobre os impactos destes aditivos, as principais alterações têm sido ao nível da linguagem, num jogo de fumo e espelhos na rotulagem e segurança dos produtos. Ainda não temos a certeza quanto ao conteúdo em BPA que é inofensivo, em relação à quantidade de ftalatos que excede o limite de segurança, nem ao seu impacto direto sobre os sistemas endócrinos do crescimento. O material seguro dos dias de hoje pode ser a toxina do amanhã. Evitámos o BPA, mas encontrámos riscos semelhantes no BPS. Os aditivos estão presentes para evitar outros males. Alguns previnem a contaminação bacteriana; outros foram criados para substituir o uso de químicos aparentemente seguros como o hidróxido de sódio (lixívia, uma base simples de líquidos de limpeza que já matou milhares de pessoas devido à sua capacidade de queimar a carne humana); alguns foram criados para evitar que os produtos ganhem mofo nos nossos armários.

Quando causa e efeito são conhecidos mas não tidos em consideração

Embora sempre me tenha mostrado cética em relação a coisas que muitos outros considerariam prejudiciais para si ou para o ambiente (os alimentos processados foram inventados para os universitários poderem comer rapidamente e barato; os plásticos próprios para micro-ondas são uma das melhores invenções feitas até à data; o chão das casas não está limpo se os nossos olhos não lacrimejarem um pouco), sou cientificamente parcial e sei o que pode causar danos graves. Apesar disso, nem o melhor estudante de medicina segue sempre os próprios conselhos.

Frequentei a universidade na tundra a que damos o nome de Ithaca, no estado de Nova Iorque, onde tínhamos invernos horrivelmente frios e cheios de neve, mas belas primaveras e verões precoces. Sendo uma adoradora do sol que, mais tarde, tomou consciência de quanto odiava o mau tempo, aqueles invernos eram duros para mim. Mas as primaveras tornavam-se maravilhosas. Durante a semana de estudo para os exames finais do primeiro semestre, quem quisesse encontrar-me era num relvado. Não debaixo de uma árvore, mas a apanhar sol, de livros na mão. Nunca me esquecerei de como estudei para o exame final de genética do primeiro semestre. A capa do livro era de um cinzento-metálico e funcionava quase como um refletor solar quando o livro estava fechado. O capítulo sobre o impacto genético dos danos solares era fascinante.

Os raios solares UVB criam cadeias anómalas no ADN chamadas dímeros de timina. Estes dímeros são os que provocam as queimaduras solares, assim como a produção do pigmento melanina. Algumas pessoas possuem maior capacidade para reparar estas ligações depois de danificadas. De alguma maneira, convenci-me de que estava geneticamente programada para evitar o cancro da pele, devido à minha forte recuperação dos dímeros de timina. Era uma forma conveniente de lembrar alguns conhecimentos de genética enquanto apanhava sol. Apresentei-me aos exames finais com o nariz vermelho, a pelar um pouco, e disse orgulhosamente à professora que estava a reparar os dímeros de timina. Ela pensou, e com alguma razão, que eu era idiota. Foi um dos poucos *Bom* que tive nos anos preparatórios para o curso de medicina.

Os danos solares são uma causa amplamente estudada de todos os tipos de cancro da pele – carcinoma basocelular, carcinoma escamoso e melanoma. Durante algum tempo, os salões de bronzeamento alegavam que apenas utilizavam os raios ultravioletas «seguros», conhecidos como UVA, ao contrário dos UVB assinalavelmente mais carcinogénicos. Agora, reconhece-se de modo inequívoco que ambos podem contribuir para a formação do cancro, se bem que os raios UVB sejam piores.[16] (Como os dermatologistas gostam de pregar: A é para envelhecimento, B é para queimar.)

Em 2009, a Agência Internacional para a Pesquisa sobre o Cancro classificou como carcinogénicas as camas de bronzeamento. Os solários da Indoor Tanning Association continuam a negar a existência de riscos de cancro, alegando que os estudos negativos abrangeram apenas pessoas de pele clara, ou afirmando que os dermatologistas estão em conluio com as empresas fabricantes de protetores solares. O bronzeamento em solários tornou-se mais popular entre as crianças, aumentando o risco de cancro da pele a curto e a longo prazo. Muitos solários restringem agora os clientes aos maiores de 18 anos. Se bem que eu viva num dos lugares mais soalheiros da terra, faço um esforço cada vez maior para virar as costas ao sol. Tenho de admitir que ainda desfruto do sol um pouco mais do que devia – com um fator de proteção solar 30, chapéu e óculos de sol. Afinal, a palidez é o novo bronzeado.

Um novo efeito de uma causa velha: ressonar provoca TDAH?

Nas últimas duas décadas, assistiu-se a um aumento substancial, assinalável mesmo, da incidência tanto do transtorno do défice de atenção/hiperatividade (TDAH), como dos transtornos do espetro do autismo (TEA). Para quem cresceu nas décadas de 1970 e 1980, estas crianças eram referidas como irrequietas ou estranhas. Metiam-se mais em sarilhos do que os outros miúdos da aula e eram muitas vezes classificadas como os palhaços da turma ou como solitários. Eram tempos inocentes, ingénuos. Atualmente, os pais de crianças que não fazem amigos com facilidade, ou que não conseguem estar sentados quietos em roda na pré-primária (ou ainda antes da pré-primária) são aconselhados gentilmente, e no entanto com veemência, pelos professores a levar os filhos para serem avaliados quanto à hipótese de apresentarem algum dos chamados transtornos comportamentais alfabéticos – aqueles cujas iniciais fazem parte do arsenal de diagnóstico de qualquer pai ou mãe, ainda antes de o bebé nascer: TEA, TDA, TDAH, TOC, TOD, para mencionar apenas alguns. Algumas destas crianças não têm mais de dois anos, ainda andam de fraldas. Se bem que muitas encaixem nos critérios para diagnóstico de um TDAH e/ou TDA, a pergunta passou a ser: porquê um tão elevado número? Será que estas crianças são as mesmas classificadas como irrequietas ou estranhas, ou haverá uma razão, ou causa, que explique este aumento astronómico do número de crianças em tudo o mais saudáveis mas com diagnósticos psiquiátricos?

Na minha área, em que tratamos pacientes com distúrbios do sono (geralmente devidos a bloqueios das vias respiratórias), a década de 1990 trouxe para primeiro plano a discussão sobre se a respiração desordenada durante o sono nas crianças estaria de alguma forma relacionada com os défices de atenção. O Dr. David Gozal foi pioneiro neste campo. Num pequeno estudo rudimentar, observou grupos de crianças de seis e sete anos com maus resultados escolares. Analisou o sono destas crianças em casa, medindo os níveis de oxigénio e de ressono, sendo que este último é um sinal de bloqueio das vias respiratórias. Chegou à conclusão de que uma percentagem surpreendentemente elevada destas crianças difíceis apresentava uma respiração desordenada durante o sono, mas isso não foi a parte mais interessante. Os resultados assinaláveis surgiram mais tarde: metade das crianças com problemas respiratórios durante a noite foi tratada através da remoção das amígdalas/adenoides, na tentativa de melhorar a respiração durante a noite. A outra metade optou por não se submeter à cirurgia. Um ano depois, os miúdos sujeitos à cirurgia apresentavam uma melhoria estatisticamente significativa nas notas, enquanto o grupo que não fora tratado se mantinha estagnado ou se agravara.[17]

Se bem que estes resultados sejam impressionantes, o estudo tem muitas deficiências, incluindo a dimensão da amostra (297 crianças) e a autosseleção para uma intervenção cirúrgica (as famílias escolheram a cirurgia – os miúdos não foram selecionados aleatoriamente). Por isso, Gozal e os colegas não se ficaram por este estudo. Reconheceram uma relação, não uma causa, entre a respiração desordenada durante o sono e o mau desempenho escolar. Atendendo a que as conclusões eram estatisticamente significativas, não podiam afirmar que os resultados se deviam ao acaso. No entanto, não encheram as mentes do público leigo com a ideia de que tinham descoberto uma causa para o mau desempenho escolar, visando pôr fora de ação mesmo os melhores tutores em benefício de uma boa noite de sono. Pelo contrário, as descobertas conduziram a mais pesquisas, estudos mais amplos e o seguimento a longo prazo.[18]

Investigações posteriores encontraram uma correlação entre a respiração desordenada durante o sono e os défices neurocognitivos, incluindo os sintomas de TDAH. Apesar disso, não afirmaram que a respiração desordenada durante o sono era a *causa* do TDAH. Na década que se seguiu, surgiram numerosos estudos de pesquisa e relatórios esporádicos acerca de uma relação entre a respiração desordenada durante o sono e défices de atenção, académicos e comportamentais e a melhoria significativa quando o sono melhorava. Mas, de novo, tratava-se de uma correlação, uma relação e até associação. Mas não de uma causa. E, talvez igualmente importante, não de uma cura. A respiração desordenada durante o sono não provoca TDAH; a resolução do problema não o cura. A respiração desordenada durante o sono pode ampliar os sintomas e o tratamento pode minimizá-los. Uma diferença crucial para aqueles que procuram melhoria *versus* resolução. Aliviar os transtornos do sono conduzirá a reduções substanciais em comportamentos de TDAH, como a desatenção, a falta de concentração e a dificuldade em controlar os impulsos.

Será que o aumento de TDAH terá alguma coisa que ver com o aumento de diagnósticos de respiração desordenada durante o sono? Provavelmente não. Há anos que as crianças ressonam. Para começar, o reconhecimento de um problema não significa que não existisse antes. A conhecida correlação entre os transtornos do sono e problemas dos adultos, como a fadiga diurna, a condução perigosa e o mau desempenho no trabalho, precedeu de longe o reconhecimento das implicações dos transtornos do sono nas crianças. Isto não faz deste último um problema novo; apenas um problema que só recentemente foi reconhecido.

Num exemplo inverso, a apresentação feita pelo Dr. Andrew Wakefield de uma mão-cheia de crianças (12) expostas à vacina tríplice demonstrou uma vaga associação com o início de transtornos gastrointestinais e o transtorno global do desenvolvimento, mais tarde conhecido como TGD e depois ainda como autismo. Isto foi erroneamente interpretado como prova de que as vacinas provocam o autismo. Mas a verdade é que as vacinas não estão sequer vagamente associadas à causa do autismo, e isto tem sido demonstrado em inúmeros estudos abrangendo milhares e milhares de crianças. Os autores de um estudo não encontraram qualquer relação de causalidade entre a vacina tríplice e o autismo, com base no estudo de milhares de crianças: as que receberam a vacina tríplice e as que não receberam apresentavam a mesma incidência de autismo, sem qualquer relação temporal entre a administração da vacina tríplice e o diagnóstico do autismo. Estudos semelhantes a este envolvendo centenas de milhares de crianças ao longo de muitos anos, avaliando não apenas a vacina tríplice mas múltiplas vacinas, também não encontraram nenhuma relação, associação ou causa entre a vacinação e o autismo.[19] Este tema, que é evidentemente próximo e caro ao meu coração, será abordado no capítulo 10. Mas é suficiente dizer que as vacinas não causam o autismo. As doenças que elas previnem, por outro lado, podem ter consequências mortíferas.

Quem não gosta de mirtilos? São, na maior parte dos casos, doces e ligam bem com quase tudo. Os mirtilos são muitas vezes classificados como «superalimento» porque são ricos em flavonoides, compostos que possuem propriedades antioxidantes e anti-inflamatórias. Por isso, quando um estudo demonstra que elas também melhoram as funções cerebrais, passem-me aí as panquecas de mirtilo, por favor. Mas manchetes como «O concentrado de mirtilo melhora as funções cerebrais nos idosos» merecem ser vistas com mais atenção. Se bem que este tenha sido um estudo em dupla ocultação e exploratório, abrangeu apenas 26 pessoas: a 12 delas foi dado diariamente um concentrado de mirtilo em elevada dose durante 12 semanas, enquanto as restantes 14 prosseguiram com a alimentação normal sem mirtilo (ainda que possam ter ingerido regularmente uma boa quantidade de mirtilos, não receberam o concentrado que as outras 12 receberam). Os investigadores observaram então as imagens por ressonância magnética e fizeram alguns testes de cognição de memória a todos os participantes no estudo, tendo chegado à conclusão de que aqueles que haviam ingerido o concentrado de mirtilo apresentavam mais afluxo de sangue aos centros da memória na ressonância magnética e tiveram melhor desempenho nos testes de memória. Esta informação pode ser válida. Abrangeu mais do dobro do número de pessoas do estudo de Wakefield. E também foi patrocinada pela CherryActive, Ltd, fabricantes de, fácil de adivinhar, concentrado de extrato de mirtilo.[20]

Como se diz numa canção de Joe Jackson, «tudo nos provoca cancro». Felizmente, este verso cínico está longe da verdade, mas serve para demonstrar como, mesmo há décadas, quando esta canção foi escrita, éramos bombardeados diariamente com medos acerca das substâncias químicas, dos hábitos e das predisposições suscetíveis de provocarem o cancro. De facto, algumas substâncias, hábitos e predisposições causam o cancro, ou pelo menos aumentam as probabilidades de virmos a sofrer de cancro. Mas temos de desconfiar das conclusões rápidas, dado que alguns estudos são feitos em tubos de ensaio, usando exponencialmente mais quantidade de uma substância do que aquela a que estaremos expostos ao longo da vida inteira, ou então são realizados em animais, tais como a mosca-da-fruta, mais pequena do que uma vírgula desta página. E lembremo-nos de que *causa, associação* e *relação* comportam três significados drasticamente diferentes. Os cigarros provocam cancro do pulmão. Ler isto está associado a ser mais inteligente. Não ler isto está relacionado com o perder de vista o quadro global da causa, associação e relação.

ALERTA CONTRA OS MITOS

- Relações e correlações são a mesma coisa, mas para ser uma causa é necessária uma correlação de cem por cento.
- X pode causar Y num ambiente de laboratório, mas não ter um impacto significativo na saúde dos seres humanos.
- Um ingrediente «saudável» pode ser tóxico em doses elevadas (por exemplo, fluoreto, vitaminas, óleo de peixe ómega 3 e álcool).
- As peras contêm mais formaldeído do que qualquer vacina.
- As etiquetas podem ser enganadoras – os produtos *sem aroma, sem fragrância* e *naturais* podem ainda assim conter ingredientes prejudiciais.

4

FAKE NEWS E ESTUDOS FALSIFICADOS

Tornar compreensível a gíria da pesquisa médica

• Todos os estudos publicados são significativos e fiáveis? • Como detetar um estudo mau ou exacerbado? • O que significa *recomendado pelo médico*? • Existe alguma diferença entre *comprovado clinicamente* e *comprovado cientificamente*?

Em 2005, os professores de ciência informática David Mazières, de Stanford, e Eddie Kohler, de Harvard, escreveram um falso artigo de dez páginas intitulado «Get Me Off Your Fucking Mailing List».[1] Era uma brincadeira para responder aos convites indesejados para participar em conferências. O artigo – que contém apenas aquelas sete palavras, repetidas 863 vezes – circula desde essa altura e pode-se facilmente ter acesso a ele através da Internet. Em 2014, outro professor de ciência informática remeteu o artigo fictício para o *International Journal of Advanced Computer Technology*. Aparentemente este professor, Peter Vamplew, da Austrália, estava aborrecido com os *e-mails* indesejados que recebia da revista (bem como de outras publicações) e enviou-lhe o velho artigo como retaliação e na esperança de que as mensagens não solicitadas parassem. Mas nunca esperou o que aconteceu: o artigo foi aceite pela revista e classificado como «excelente». Apesar de parecer distinta, esta publicação é uma revista predatória de acesso livre que assedia os cientistas com *spams* oferecendo-se para publicar os seus trabalhos a troco de uma quantia.

(Vamplew declinou a «oferta» para pagar 150 dólares). Por definição, as revistas de acesso livre estão disponíveis gratuitamente na Internet (a maioria, sobretudo as prestigiadas, são de acesso restrito e é necessária uma assinatura ou algum tipo de pagamento para descarregar os artigos).

Se bem que este caso do mordaz «Get Me Off Your Fucking Mailing List» nos faça rir pelo ridículo que este mundo da fraude pseudocientífica pode ser, o mais assustador é ver como artigos que parecem legítimos, mas que são de facto igualmente absurdos, são aceites em revistas fraudulentas. Em 2013, o jornalista da *Science* John Bohannon inventou um nome falso e um estudo falso que qualquer pessoa com mais de 14 anos reconheceria como sendo uma paródia. O estudo afirmava que uma substância encontrada nos líquenes apresentava propriedades anticancerígenas. A metodologia era má, os dados eram apresentados de forma bizarra e as conclusões não faziam sentido. O autor e coautores não existiam, assim como a instituição a que diziam pertencer. Bohannon enviou o artigo a 304 revistas de acesso livre e 157 aceitaram-no para publicação.[2]

Esta armadilha colocou muitas revistas de acesso livre na situação de terem de responder a algumas perguntas, de pedir desculpa ou até de encerrar. Foi certamente um começo. Outra armadilha foi a de uma professora inventada que pedia para integrar o conselho editorial de muitas revistas predadoras de acesso livre. A pseudoprofessora inventou um nome polaco que significava «fraude». Foi convidada por numerosas daquelas publicações para fazer parte dos conselhos editoriais ou para ser chefe de redação. Uma delas até lhe garantia que o cargo não exigiria nenhum trabalho. Apanhadas novamente.[3]

As revistas predadoras são desde há muito um problema na comunidade científica. Porque os cientistas carregam nos ombros o fardo de «publicar ou perecer» num mundo em que ganhar a aceitação de publicações prestigiadas se tornou um desafio, é quase inevitável o aparecimento de um mercado negro sem escrúpulos e sem padrões de qualidade. O modelo de acesso livre tem levado ao surgimento de novas editoras *online*. Mas muitas são corruptas e existem apenas para se aproveitarem dos autores que pagam para ver os seus artigos publicados (muitas vezes a troco de milhares de dólares). Em 2011, o número de editoras predadoras era apenas de 18, mas em 2016 já existiam 882.[4] E está a piorar. As revistas estão a ser alvo de burlas: publicações independentes (predadoras ou não) são roubadas; as pessoas falsificam a página *web*, solicitam contribuições para a revista e recebem diretamente os pagamentos feitos pelos autores no momento em que enviam os trabalhos. Na altura em que escrevo este livro, existem mais de uma centena de páginas destas, número que provavelmente continuará a aumentar. Em 2016, a Comissão Federal de Comércio dos EUA reconheceu este problema crescente, processando alguns dos maiores agrupamentos editoriais fraudulentos.[5] Mesmo as publicações de elevado nível podem ser enganadas. E investigadores de alto nível podem também ser enganados por publicações de baixo nível.

Notícias falsas e estudos falsificados

Como podemos identificar sinais de alerta científicos nos meios de comunicação e nas manchetes que promovem estes estudos falsos? Existe alguma diferença entre o *New England Journal of Medicine* e o *World Journal of Science and Technology*? Podem crer que sim. Mas até os estudos médicos mais idóneos podem estar errados; são muitas vezes parciais e deficientes por diferentes motivos, ou revelam as descobertas relativas a uma mão-cheia de pessoas e não sobre um grupo de milhares ou, de preferência, de dezenas de milhares. Talvez o artigo científico mais tristemente famoso que apareceu numa das revistas mais conceituadas tenha sido o publicado no *The Lancet* em 1998.[6] Andrew Wakefield, gastroenterologista pediátrico que já mencionei no capítulo anterior, pretendeu estabelecer uma relação entre o uso da vacina tríplice (sarampo, papeira e rubéola) e aquilo que então se designava transtorno global do desenvolvimento, conhecido vulgarmente hoje em dia como autismo. Como referi, este estudo incluiu uma escassa dúzia de crianças, o que devia ter funcionado desde o início como um alerta. Infelizmente, *The Lancet* foi enganado, e o artigo tornou-se a base de um debate internacional sobre a segurança das vacinas, que se prolonga ainda hoje. Apesar de retratação do artigo devido às conclusões falsamente apresentadas, a publicação de Wakefield continua a ser um estudo pioneiro em muitos aspetos. Se os diretores do *The Lancet* foram enganados, como podem mesmo as pessoas mais medicamente informadas saber a diferença entre pesquisa honesta e fraude?

Um serviço conceituado do *British Medical Journal* que faz avaliações dos novos estudos destinadas aos clínicos chegou à conclusão de que, em média, seis por cento dos artigos publicados anualmente são bons e relevantes. O que significa que uns espantosos 94 por cento não são bem concebidos, nem suficientemente relevantes, para informar acerca dos cuidados de saúde, nem para suscitar alterações na forma como cuidamos dos pacientes. Na conclusão, os autores escrevem: «O exagero nas notícias está fortemente associado ao exagero nos comunicados de imprensa.»[7] Além disso, a conclusão de um estudo estará em contradição com a conclusão final de outro estudo. Num dia, o café e os ovos são bons para a saúde; no outro dia, nem tanto. Onde está a verdade? A maioria dos estudos bem concebidos tem um âmago de verdade, pelo que a verdade está na soma da pesquisa, que no entanto pode ser difícil para alguém avaliar de perto e chegar a uma conclusão sensata no meio de dados contraditórios.

Por isso, como podemos nós, enquanto consumidores de saúde, entender toda esta contradição e confusão? Comecemos com uma pergunta básica: o que é um «estudo»? Primeiro, existe o estudo de caso, ou relatório de caso. Por exemplo: uma pessoa de 30 anos, anteriormente saudável, vai ao médico. Há três semanas que tem febre, diarreia e uma erupção cutânea estranha. O cabelo começou também a cair-lhe. Fazem-lhe numerosas análises de sangue, raios X e consulta vários especialistas. Quatro semanas antes, tinha feito uma viagem a uma ilha tropical longínqua e fora mordida por um mosquito estranho portador de um vírus estranho. Fascinante! Vamos registar isto como um estudo de caso. É científico, é real e aconteceu de facto! *Uma vez*. Sim, é um artigo científico absolutamente válido e é considerado um estudo genuíno. E se houver dois ou três pacientes com os mesmos sintomas? É de novo ciência. Desta vez, chamamos-lhe uma série de casos.

Isto não quer dizer que todos os relatórios de caso, séries de casos ou até estudos de levantamento sejam absurdos. Na sua maioria, não o são e muitos conferem um valor genuíno à literatura médica e podem ser considerados boa ciência. No entanto, temos de ser críticos em relação ao que lemos ou ouvimos, mesmo que nos atirem com chavões como *ciência* e *investigação*. Como médicos e investigadores, estamos habituados a avaliar automaticamente a investigação de qualidade: será ela publicada numa revista especializada avalizada pelos seus pares, ou numa revista que convida os autores e exige uma verba pela publicação? Os autores têm conflitos de interesses? Por outras palavras, estariam a testar um medicamento sendo pagos pelo fabricante? Se bem que isto não seja uma razão para desacreditar um estudo de investigação, os autores adquirem mais credibilidade se revelarem eventuais conflitos de interesses presentes e passados. Todas as boas revistas especializadas o exigem, sob pena de graves penalidades se isto não for feito com honestidade. Os leitores podem reconhecer as diferenças de qualidade nos artigos publicados em revistas, quer sejam eles a lê-los, quer vendo-os citados noutros meios de comunicação.

Eu mastigo habitualmente determinada marca de pastilha elástica sem açúcar – chamemos-lhe *Acme Gum*. Quatro em cada cinco dentistas recomendam pastilhas elásticas sem açúcar aos pacientes que têm o hábito de mastigar pastilhas. Bom, conheço cinco dentistas. Talvez quatro deles recomendem as pastilhas elásticas sem açúcar. Mas talvez eu seja a única paciente que mastiga pastilha elástica. Talvez estes quatro dentistas não recomendem a *Acme Gum*, mas outra marca sem açúcar. Ou talvez a Acme esteja a pagar boas maquias aos dentistas para que estes a recomendem. Ou talvez a mulher do dentista trabalhe na Acme. Talvez os dentistas não recomendem de todo as pastilhas elásticas, mas, já que os pacientes insistem, ao menos que sejam sem açúcar. Ou talvez, apenas talvez, os investigadores da Acme Gum tenham feito um inquérito cego entre os 150 000 membros da Associação Americana de Dentistas, perguntando: «Que pastilha recomendam aos vossos doentes que têm o hábito de mastigar pastilha elástica?» e tenham recebido uma resposta esmagadora de 90 por cento, e, dos 135 000 que responderam, 108 000 recomendaram a *Acme*. Mais provavelmente, foram cinco dentistas escolhidos a dedo. E que marca recomendou o quinto dentista? *Sugarfull Gum*? Ou terá esse quinto dentista ficado tão aborrecido com a pergunta bizarra que não recomendou marca nenhuma e aconselhou os mastigadores de pastilha elástica a fazer mais visitas ao dentista?

Os estudos de levantamento são assinalavelmente desafiadores. Estou tanto do lado do inquiridor como do lado do inquirido. Faço inquéritos sobre práticas cirúrgicas específicas a todos os membros de determinada especialidade (milhares) até aos membros de uma subespecialidade (centenas). Um estudo de levantamento pode obter uma taxa de respostas de uns meros 15 por cento (ou menos), o que enfraquece tremendamente os resultados. As respostas raramente são sim ou não, antes envolvem escolhas como sempre, algumas vezes, nunca. Ou concorda vivamente, concorda, concorda moderadamente, discorda moderadamente, discorda ou discorda vivamente. Participar num inquérito é fastidioso, e é ainda mais fastidioso avaliar os resultados. É por isso que o estudo sobre os dentistas é tão belo. Foi feito apenas segundo uma abordagem de *marketing*, não exigiu nenhum estudo verdadeiro e funcionou. Quando ouvimos falar ou lemos algo sobre um estudo de levantamento, tal como a abordagem das pastilhas elásticas, é difícil saber o que ele significa. Se foi feito entre um grupo de médicos, como é que estes foram selecionados? De entre os convidados a participar, que percentagem participou e porquê? Foram pagos? Alguns inquéritos oferecem entradas para um sorteio a troco da participação. O cobiçado prémio valia a pena? Foi coação, suborno ou apenas incentivo? Todos os participantes revelaram conflito de interesses? E, tal como a maioria de nós já respondeu a inquéritos de todo o tipo, as respostas fundamentam-se geralmente em opiniões, não em resultados. Desconfiem quando uma manchete se baseia num estudo de levantamento. A menos que sejam consumidores de pastilha elástica como eu. Ou um dos quatro dentistas. Então, são factos.

Notícias verdadeiras sobre esteroides

Ao contrário de mim, o meu marido levanta-se cedo e folheia todos os dias numerosos jornais ainda antes do nascer do sol. É um cirurgião prestigiado e o curador dos meus artigos, capaz de eliminar o supérfluo e cingir-se às matérias importantes. Enquanto estou ainda sentada, de olhos ensonados, à frente de um café, nas manhãs escuras de inverno, ele entrega-me com frequência vários artigos assinalados com círculos vermelhos nos títulos, que ele encontrou num dos mais de três jornais em papel que recebemos todas as manhãs. «Toma lá. Lê isso antes das consultas de hoje. Os teus doentes vão querer ouvir algumas explicações.» Ou então: «As tuas consultas de hoje podem ser canceladas. Lê isso para saberes porquê.»

Um novo estudo demonstra que as tomografias axiais computorizadas (TAC) podem provocar o cancro. Outro estudo demonstra que os tubos de ventilação para aliviar as infeções recorrentes e/ou o líquido crónico no ouvido são desnecessários. Michael Jackson morreu de *overdose* de propofol, um anestésico que mata. Uma rapariga sofreu uma hemorragia terrível após a operação às amígdalas e vias respiratórias e agora foi declarada em morte cerebral.

Todos estes foram notícias verdadeiras, estudos verdadeiros, relatórios de casos reais e tiveram impactos verdadeiros, se bem que temporários. Mas, tal como acontece com a maioria das manchetes, temos de escavar mais fundo. De facto, as TAC emitem radiações potencialmente perigosas, que podem ter impacto a longo prazo naqueles que se submetem a múltiplas TAC ao longo da vida. Um estudo de coorte retrospetivo acerca da probabilidade de a exposição às TAC aumentar o risco de cancro foi levado a cabo no Reino Unido e publicado no *The Lancet* em 2012. Um estudo *retrospetivo* significa que os autores olharam para o passado e *coorte* significa que foram estudados pelo menos dois grupos. Os investigadores passaram em revista dados sobre doentes de cancro com menos de 22 anos, entre 1985 e 2002 – o que é bastante tempo, em linguagem médica. Especificamente, analisaram a incidência de tumores cerebrais e leucemia, uma vez que estes cancros têm maiores probabilidades de estarem relacionados com a exposição a radiações. Analisaram o estudo de quase 200 000 pacientes. Um número elevado. Mas o pormenor é que estes pacientes haviam tido um diagnóstico anterior de cancro, possível razão para terem sido submetidos a múltiplas TAC. Portanto, apresentavam um risco acrescido de virem a sofrer de tumor cerebral ou leucemia, e este perigo aumentaria com o crescente doseamento (igual ao número) de TAC. Este risco é real, mas é assim quando traduzido em números: nos dez anos que se seguem à primeira TAC nos pacientes com menos de dez anos, foi calculado um caso adicional de leucemia e outro de tumor cerebral em cada dez mil TAC.[8]

Um caso adicional de qualquer uma destas doenças malignas é demais. Mas é preciso olhar para os outros aspetos – por que motivo foram pedidas estas TAC? Foi devido à preocupação de que houvesse uma hemorragia potencialmente fatal no cérebro depois de uma lesão ou cirurgia? Devido a um possível bloqueio intestinal, a necessitar de cirurgia urgente? Quantas destas dezenas de milhares de TAC salvaram vidas e quantas vidas se salvaram graças às avaliações feitas por estes exames? Nós, os médicos, encarámos estes estudos seriamente, porque abrangiam números elevados, e estudos posteriores chegaram a conclusões semelhantes. No entanto, declarar simplesmente que «a TAC provoca o cancro» é errado.

A cirurgia dos tubos de ventilação é o procedimento cirúrgico mais comum realizado em crianças nos Estados Unidos. Aproximadamente um milhão destes objetos de plástico de um milímetro e semelhantes a uma bobina é colocado anualmente nos pequenos ouvidos. Cada ano, procedo a umas 300 intervenções destas. Ao longo da carreira, já coloquei uns dez mil. Os tubos de ventilação funcionam como sistemas de drenagem temporários para as crianças pequenas que não conseguem igualar a pressão depois de recuperarem de uma constipação, razão pela qual sofrem de infeções agudas do ouvido recorrentes e/ou de líquido crónico que se acumula atrás dos tímpanos, levando a défices temporários de audição, problemas de equilíbrio, atrasos na fala e sofrimento em geral para as crianças e para quem as rodeia. O líquido nos ouvidos pode causar perdas de audição até 40 por cento, desencadeando potencialmente atrasos na fala e défices de linguagem. A colocação de um tubo de ventilação inverte imediatamente a perda de audição, bem como o desconforto crónico das infeções nos ouvidos. Para muitos, é uma minicirurgia milagrosa. Mas, milagres à parte, teria este líquido desaparecido *milagrosamente* por si só? A resposta é sim. Algumas vezes. A cirurgia do tubo de ventilação é feita numa sala de tratamentos ou sala de operações, as crianças estão sob o efeito de anestesia durante cerca de dez minutos e depois podem voltar à rotina nesse dia ou no seguinte. É provavelmente o procedimento mais satisfatório – comporta poucos ou nenhuns riscos, exige pouca ou nenhuma manutenção por parte dos pais ou das crianças e muda uma vida. Mas como se pode determinar se estão a ser efetuadas demasiadas cirurgias para colocação do tubo de ventilação atendendo ao elevado nível de satisfação, aos poucos inconvenientes a longo prazo e aos escassos resultados negativos? Bem, alguma maldita investigação demonstrou que a colocação de tubos de ventilação é excessiva e que muitas são desnecessárias.

Quando uma dessas manchetes aterrou junto do meu café uma manhã, soube que tinha de verificar todos os dados antes de atender o primeiro paciente. De facto, a notícia dizia: «Infeção dos ouvidos? Pense duas vezes antes de introduzir um tubo».[9] Não se baseava em análises perspetivas, inquéritos ou num relatório de caso. Um dos pediatras e cientistas clínicos mais famosos do mundo, o Dr. Jack Paradise, pretendia provar que os cirurgiões estavam errados. Tomou em consideração *prospetivamente* milhares e milhares de crianças, dos bebés aos alunos do quarto ano e até mais velhos. Estudou grupos de crianças que sofriam recorrentemente de infeções agudas ou líquido crónico atrás dos tímpanos, com ou sem perdas auditivas.

Acompanhou estas crianças durante anos. Não precisou de olhar para trás; olhou para a frente. Chegou à conclusão de que as crianças que não foram tratadas (com tubos de ventilação) imediatamente acabaram por ter o mesmo nível de fala e de linguagem que as crianças tratadas de imediato com tubos de ventilação. Mensagem final: os médicos não deviam apressar-se a levar os pacientes para a sala de operações. Em qualquer dos casos, as crianças ficaram bem. Mas é aqui que se torna necessário ler nas entrelinhas, e não o que está escrito nas manchetes.

Primeiro, só porque houve um intervalo até à colocação de um tubo de ventilação, isso não significa que se tivesse renunciado à cirurgia. Significa apenas que, se uma criança teve líquido durante cinco meses em vez de três, a criança teria igualmente o mesmo bom desempenho na escola primária intermédia. O que também é ignorado demasiadas vezes é o sofrimento destas crianças em consequência das dolorosas infeções de ouvido, a exigir numerosas tomas de antibióticos, idas ao médico e noites sem dormir. Igualmente ignorado é o conflito dos pais – a preocupação quando a criança está a sofrer, quando a audição se reduz, ainda que reversível, e os desafios de conseguir consultas médicas, de efetuar deslocações imprevistas às urgências hospitalares, dos planos de viagem cancelados e da perda de horas de trabalho. O ponto de vista (extremamente) válido do estudo era que os médicos precisavam de criar diretivas mais restritivas para a colocação de tubos de ventilação, não que estes não deveriam de todo ser colocados. As diretivas foram criadas e a maior parte dos médicos modificou a prática com base nessas alterações, não com base nas manchetes.

Michael Jackson foi declarado morto no meu hospital. Não é segredo. Não estou a violar as leis da privacidade. Esteve na primeira página de todos os jornais, nos principais canais de notícias e revistas, nessa semana. Foi uma notícia tão surpreendente e avassaladora que o falecimento de Farrah Fawcett ao fim de uma longa enfermidade, a poucos quilómetros de distância, escassas horas antes, mereceu apenas uma breve referência. O motivo da morte de Jackson foi uma paragem cardíaca, mas foi posto em causa porque haveria um artista ativo de 50 anos de morrer tão subitamente. Logo se soube que lhe tinha sido administrado (em casa, nada menos) um medicamento chamado propofol, um líquido branco opaco intravenoso a que gostamos de chamar «leite da amnésia». O cantor sofria de insónias terríveis e, indevidamente, foi-lhe dado este medicamente para provocar o sono. Foi uma ideia insensata por inúmeras razões – dormir sob o efeito de um anestésico geral não é o mesmo tipo de sono repousado que temos naturalmente.

O propofol é um poderoso sedativo respiratório que pode resultar na incapacidade de respirarmos por nós mesmos, isto para apenas mencionar um dos efeitos secundários. Este medicamento terrível anestesia o paciente, reduzindo a necessidade de sedativos de risco mais elevado, como os paralisantes musculares, narcóticos e gases anestésicos voláteis. O propofol tem pouco ou nenhum efeito de ressaca e raramente provoca náuseas ou reações alérgicas. Necessita, no entanto, de ser administrado por alguém com formação e num ambiente monitorizado. Isto não se aplica a um cardiologista numa sala de estar de Bel Air. Nas semanas que se seguiram à morte de Jackson, os pacientes recusaram-se a tomar o «medicamento assassino». O propofol era acaso mais seguro antes da morte de Jackson? E como se tornou novamente seguro se ninguém me fez perguntas sobre o propofol durante anos? O poder de um relatório de caso trágico pode ser superior ao de um estudo envolvendo milhares de pessoas, mas o tempo de vida desse poder é curto.

As férias que antecedem o Natal são uma das épocas do ano em que estou mais atarefada. É a fase da amigdalectomia: as crianças em idade escolar têm uma longa pausa para recuperar das cirurgias e é o momento perfeito para usar os seguros de saúde depois de pagas as franquias. Não foi assim em 2013. No dia 9 de dezembro, Jahi McMath chegou ao Children's Hospital Oakland para ser submetida a uma amigdalectomia e outras cirurgias relacionadas com as vias respiratórias, que lhe aliviassem a apneia obstrutiva do sono. Embora os pormenores médicos do caso de Jahi ainda não sejam conhecidos, a menina sofreu uma hemorragia maciça e um bloqueio das vias respiratórias nas horas que se seguiram à cirurgia, o que levou a uma paragem respiratória. Foi reanimada, embora, tragicamente, os médicos a tenham declarado em morte cerebral no dia 12 de dezembro.[10] Este caso originou um dos debates mais publicitados da história recente sobre morte cerebral *versus* suporte de vida sustentado, depois do famoso processo judicial de Terri Schiavo pelo direito à morte terminado em 2005 (para a eventualidade de não se lembrarem, Terri encontrava-se em estado vegetativo irreversível e o marido quis que lhe fosse desligado o suporte de vida, enquanto os pais não autorizavam. Nos anos que seguiram, travou-se um debate judicial bastante publicitado, até que por fim o tubo que a prendia à vida foi retirado).

Talvez mais importante, tanto para os cirurgiões das amígdalas, como para os pacientes, tenha sido o desfecho cirúrgico sem precedentes. Foi um processo terrível. Um relatório de caso devastador, mas extraordinariamente raro. Justamente, lançou dúvidas sobre as indicações e potenciais complicações da amigdalectomia entre todos nós que realizámos a cirurgia. Nas semanas seguintes, tivemos muito tempo para refletir sobre tudo isto, dado que a maioria das cirurgias que já tínhamos agendadas foram canceladas pelos pacientes. Numerosos estudos abrangendo dezenas de milhares de pessoas mostram que os pacientes tiveram resultados excelentes após uma cirurgia e, contudo, não aparecem nas manchetes, mas uma tragédia aparece. Assim como a causa da morte de Michael Jackson passou para segundo plano, o mesmo aconteceu com a de Jahi McMath. O ponto fulcral destes dois casos passou a ser a batalha judicial: o médico de Michael Jackson agiu mal? Jahi McMath está ainda viva? Também os perigos do propofol, assim como a mortalidade pós-amigdalectomia, deixaram de ser tema de discussão. Nenhuma destas questões médicas durou muito tempo. Uma semana ou duas depois da morte de Jackson, toda a gente voltou a sentir-se bem com o propofol a correr-lhe nas veias. E, em janeiro de 2014, a minha agenda de cirurgias para remoção das amígdalas estava sobrecarregada.

Não existe nenhuma resposta fácil nem palavra de código que nos permitam distinguir entre uma pesquisa de má qualidade e uma pesquisa verdadeira. A primeira tarefa para as publicações predadoras é desaparecerem. O sistema académico é conhecido por exercer grande pressão: o estatuto e a carreira de uma pessoa estão intimamente ligados à quantidade de artigos que publica, e há quem se disponha a gastar dinheiro para ver um artigo seu publicado rapidamente sem reconhecer quando é que a revista é fraudulenta. Os programas académicos estão cada vez mais conscientes deste dilema e começam a focar-se mais na qualidade e menos na quantidade. Enquanto académica com alguma experiência, desconfio sempre de convites para apresentar trabalhos, tanto em revistas como em apresentações de reuniões. Se bem que seja fácil sentirmo-nos honrados com esses convites, na maioria das vezes não passam de esquemas. E torna-se mais difícil de distinguir quando algumas dessas revistas de acesso livre publicam estudos autênticos. Mas quando pedem aos autores quantias que vão até aos 2000 dólares para lhes publicarem os trabalhos, tudo em nome de uma publicação célere e de uma visibilidade garantida na Internet, a maior parte de nós deveria pensar duas vezes. As publicações de topo não aceitam mais do que cinco por cento dos artigos que são enviados à sua consideração. Se uma publicação precisa de pedir que lhe enviem artigos, isso é sinal de problema. E a celeridade não devia ser um fator. Enquanto os artigos de rotina podem demorar 12 meses ou mais a chegar à imprensa, mesmo depois de serem aceites por uma revista especializada, os artigos apressados são empurrados para a cabeça da lista e aparecem na página *online* de uma revista no prazo de um mês. Mas isto não ajuda o leitor, nem sequer as fontes mais respeitadas. Os títulos nas revistas podem ser pomposos, as notícias podem provir de instituições respeitadas, mas é fácil sermos enganados. Mas se se proceder a uma rápida verificação, o leitor pode também participar numa certa triagem dessas manchetes.

Em primeiro lugar, verifique a sua fonte original. Foi um grande título no Facebook, no Twitter ou no Instagram? E, se clicar no *link*, o rodapé contém publicidade ligada ao título? (Por exemplo, aparecem anúncios ao *ginkgo biloba* depois de um artigo que enaltece os benefícios que o extrato tem para a saúde?) Procure alguns números básicos:

quantas pessoas foram incluídas no estudo, durante quanto tempo e, quando se olha para a cura, durante quanto tempo ficaram «curadas»? Procure dados que possam ter sido indevidamente interpretados ou indevidamente apresentados para sustentar determinada teoria. Por isso, quando ler «Muitos estudos desmascararam o mito da gordura saturada», leia nas entrelinhas. Quantos estudos? Quantas pessoas foram abrangidas? Que tipo de controlos foram utilizados? A manipulação dos dados é avassaladora.

Procure chavões como *milagroso, inovador* e *notável*. Para os cientistas experientes, nenhum estudo, independentemente da dimensão, é um milagre, é pioneiro ou é notável. A sua fonte deve citar o nome da publicação em que o estudo inicial foi publicado. Se bem que muitas destas publicações exijam códigos de acesso para a leitura do estudo completo, o público em geral deve ter acesso pelo menos à sinopse, a fim de poder avaliar alguns dos pormenores, incluindo o objetivo, as hipóteses, a metodologia e a conclusão. Comece-se com o PubMed.gov. O PubMed, na sua própria definição, «é um motor de busca gratuito com acesso principalmente à base de dados MEDLINE de referências e sinopses sobre temas relacionados com as ciências da vida e biomédicos. A Biblioteca Nacional de Medicina (NLM) dos EUA e os institutos nacionais de saúde são os responsáveis pela manutenção da base de dados».

Se a sinopse parecer um anúncio, provavelmente é-o. A maioria das sinopses fornece também o tipo de estudo realizado, e há uns quantos que convém conhecer. *Em dupla ocultação* significa que nem as pessoas objeto de estudo nem os investigadores sabiam que tratamento/intervenção estavam a receber. *Em ocultação simples* significa que ou os objetos ou os investigadores conheciam o tratamento/ /intervenção. *Prospetivo* significa olhar para o tempo futuro, enquanto *retrospetivo* significa olhar para trás, para a informação obtida antes de o estudo ter sido pensado. *Observacional* significa que não existiu intervenção (médica, cirúrgica ou exame de diagnóstico), mas uma simples observação dos sujeitos ao longo do tempo. *Intervencional* quer dizer que alguma coisa foi feita aos sujeitos – exame de diagnóstico, administração de medicamentos ou procedimento cirúrgico.

Se nenhum destes elementos constar da sinopse, ou se não for possível encontrar a sinopse *online*, estão é de questionar a fonte.

A maior parte dos artigos sobre saúde apresentados como noticiosos com grande visibilidade tem pelo menos algo de válido. Foram promovidos ou pelo departamento de relações públicas de algum hospital ou instituição, ou então aclamados por diversas fontes objetivas antes de serem levados ao conhecimento da opinião pública. Tendem a ser grandes estudos, envolvendo anos de trabalho de preparação e milhares de sujeitos. Mas mesmo estes podem deixar-nos num dilema. As mamografias anuais são recomendadas pela maioria dos médicos, mas alguns dados consistentes e populares demonstram que elas podem não salvar vidas e até contribuir para cirurgias da mama desnecessárias e futuros riscos de cancro devido à exposição às radiações (ver capítulo 11). O exame de sangue PSA (antigénio específico da próstata) tem sido o principal esteio na deteção do cancro da próstata; no entanto, amplos estudos têm demonstrado que este teste conduz a muitas biopsias e cirurgias desnecessárias da próstata, sendo mais prejudicial do que benéfico. A questão dos dados contraditórios surge demasiadas vezes. As recomendações de muitos anos das sociedades médicas são refutadas, e isto provoca grandes títulos nos meios de comunicação. Nenhum dos pontos de vista está errado nem é falacioso. Nem é forçosamente «falso», nem baseado em artigos publicados em revistas fraudulentas. Na verdade, é positivo estas questões virem a público tanto em foros médicos como leigos. Mas não devem servir para mais nada além de levar os leitores a formular perguntas, o que fazemos na prática clínica.

Se um estudo demonstrar que existe uma relação entre as TAC e um futuro risco de cancro devido à exposição às radiações, isto não significa a existência de uma causa direta, mas apenas que as recomendações e frequência das TAC devem ser postas em causa. Se as mamografias são apresentadas como potencialmente mais prejudiciais do que salvadoras de vidas, a leitora deve perguntar ao seu médico: preciso realmente de fazer uma? Todos os anos, de dois em dois anos ou nenhuma? Mesmo quando os amplos estudos fornecem conclusões sólidas, precisamos de tomar em consideração as circunstâncias individuais. O trabalho de casa para questões como estas é que elas devem suscitar perguntas, e isso é uma coisa boa. Mesmo os estudos mais sólidos e em mais ampla escala podem dar informações e/ou conselhos diametralmente opostos àquilo que o leitor tem feito e pode até fechar o círculo no futuro. Simplesmente, é esta a natureza da medicina e da ciência. Tudo o que pode fazer é recuar, pegar na informação e discuti-la com um médico da sua confiança.

Clinicamente comprovado

Mais desconcertante do que as recomendações inconsistentes são os argumentos exagerados ou falaciosos acerca de produtos, com terminologia médica e de pesquisa pelo meio, colocando-os de alguma forma num nível de credibilidade que tem por base a investigação. Expressões como *recomendado pelos médicos, clinicamente comprovado* e *os estudos demonstram* podem significar algo de substancial ou nada. De um modo geral, os estudos verdadeiros não aplicam estes argumentos aos resultados, dado que em medicina nada está nunca clinicamente comprovado em definitivo, mesmo que um amplo estudo diga que o foi. Sabemos que as coisas podem alterar-se no decurso do tempo. Os estudos futuros refutarão os mais válidos dos estudos atuais. Afinal, em tempos idos, os médicos não apenas aconselhavam que se fumasse como forma de relaxamento, como inclusivamente participavam nos anúncios aos cigarros. Os médicos costumavam recomendar às grávidas que não fizessem nada além de descansar. Hoje, sabemos que não é assim.

A página *web* Livestrong alega que certos produtos para a perda de peso estão «clinicamente comprovados» como eficazes porque «funcionam em ambiente clínico».[11] Até sustentam as alegações com artigos publicados em revistas. Um desses artigos sustenta a venda de suplementos de extrato de chá verde para a perda de peso. O artigo, publicado em 2007 na revista *Obesity*, detetou aumento da perda de peso, descida da tensão arterial e redução do LDL (um dos colesteróis maus) nas pessoas que tinham tomado suplementos de extrato de chá verde.[12] Analisando detalhadamente, vemos que o estudo observou 240 japoneses que fizeram dieta durante 12 semanas, com metade deles a tomar uma dose elevada da substância ativa presente no extrato de chá verde (catequinas) e a outra metade a ingerir uma dose mais baixa. O grupo que consumiu a dose elevada registou maior perda de peso, e esta diferença foi «significativa» (não apenas coincidência em termos médicos), mas, ainda assim, pequena. As diferenças nas alterações da tensão arterial e do colesterol também foram significativas, se bem que pequenas.

No fim do artigo, os autores, que não receberam financiamento para o projeto, afirmam: «A publicação deste artigo foi custeada. (...) O artigo deve, por isso, ser assinalado como "publicidade".»

Somos obrigados a interrogar-nos sobre se este ensaio clínico foi objetivo. Tomar suplementos de extratos de chá verde pode levar a maior perda de peso durante uma dieta. Contudo, não podemos ter a certeza com base nestas reivindicações. Ainda dentro do tema dos estudos sobre nutrição, devo acrescentar que, de um modo geral, estes estudos têm limites. É difícil, senão mesmo impossível, levar a cabo estudos tradicionais sobre as dietas humanas utilizando um padrão aleatório e controlado, como se faz nos estudos farmacêuticos. Além disso, os produtos alimentares contêm um número impressionante de ingredientes diferentes. Se encontramos associações entre um tipo de alimento ou de bebida em particular e um efeito sobre a saúde, tal como a perda de peso, os componentes exatos que produzem esse efeito são difíceis ou impossíveis de isolar dada a composição complexa dos alimentos e bebidas – para já não mencionar as potenciais interações de ingredientes e fatores genéticos subjacentes. E, depois, temos ainda os aspetos práticos de basear um estudo nutricional ou sobre perda de peso nos registos, possivelmente pouco verdadeiros, que as pessoas fazem do que comem e do controlo sobre o seu estilo de vida (por exemplo, hábitos de exercício físico, uso da nicotina), que podem ser fatores da sua saúde e dos esforços de redução de peso.

Quando lemos as etiquetas de qualquer produto que diz *clinicamente comprovado*, isso significa que o produto ajudou num ambiente clínico. E pode ter ocorrido em milhares de ocasiões, centenas de ocasiões ou numa única. O mesmo quando está escrito os *estudos demonstram, os médicos recomendam* ou *cientificamente comprovado*. Nenhuma agência regula a utilização destas frases. Portanto, se o meu marido e eu (ambos médicos) recomendarmos o consumo de *Cheetos* ao pequeno-almoço, os fabricantes podem pôr na etiqueta *os médicos recomendam*. Os nossos filhos ficariam encantados.

Uma expressão que habitualmente não se ouve nas ondas sonoras nem aparece na imprensa escrita é o *valor P*, mas que chega ao coração e à mente de quem fez parte do mundo da investigação. O valor P é uma medida previsível de probabilidade de diferença entre dois fatores – sejam eles tratamentos, doenças ou o resultado de qualquer tipo de intervenção. Medimos o valor P como indicador de que uma diferença se deve à intervenção, não ao acaso. Quanto mais baixo for o valor P, maiores as probabilidades de que ocorra uma diferença. Nos espaços de investigação, um valor P inferior a 0,05 é onde começa o significado. Isto quer dizer que, se um acontecimento ocorrer cem vezes, a probabilidade de a diferença se verificar devido à intervenção, e não apenas ao acaso, é de 95 por cento. Isto confere aos dados um grau de certeza.[13]

Por exemplo, se atirarmos uma moeda ao ar, o valor P da diferença entre caras e coroas será de 1,0. A probabilidade é de cem por cento de que o resultado das caras seja por acaso. Mas se a moeda for pesada, favorecendo as caras, o valor P baixará, atendendo a que a probabilidade das caras se deve a mais do que ao puro acaso. Quanto maior o peso, maiores as probabilidades de a moeda cair sobre as caras e mais baixo o valor P. Na imprensa leiga, os valores P raramente são apresentados, mas podem aparecer palavras como *significativo* ou *diferente*. Mas aquilo que procuramos enquanto palavras que indiquem o valor real é *estatisticamente significativo*, o que aponta para um valor P baixo (bom).

Existe pouca ou nenhuma maneira de podermos destrinçar os disparates daquilo que é bom em tudo o que nos é servido diariamente na bandeja de notícias sobre saúde. Os estudos podem fazer manchetes se uma celebridade sofrer dessa doença, se o clima político estiver sintonizado para determinado assunto, ou se alguma coisa for efetivamente tão inovadora que tem de ser noticiada. Mas o dogma tem de ser retirado da maneira como estes estudos são apresentados. As nossas sociedades médicas levam anos, usando inúmeros estudos e avaliadores, a trazer a público as diretivas recomendadas para a avaliação, o diagnóstico e o tratamento de determinada entidade, apenas para ver essas diretivas serem alteradas, ligeiramente ou não, um ano ou décadas mais tarde. Se bem que isto seja inerentemente frustrante, é também a natureza dos progressos médicos. Nada do que ouvimos ou lemos é a palavra final, por maior que seja o estudo, por maior que seja a base de dados ou por mais respeitados que sejam o investigador e a publicação.

ALERTA CONTRA OS MITOS

- As revistas predadoras abundam. Prestem atenção e valorizem os estudos que envolvem elevado número de pessoas – não apenas uma mão-cheia.
- Os dados são facilmente manipulados. Por isso, leiam com atenção.
- Não caiam na armadilha de pensar que *recomendado pelos médicos* ou *clinicamente comprovado* significa alguma coisa ou corresponde aos padrões estabelecidos.

5

NEM SEMPRE SOMOS O QUE COMEMOS

Filtrar o ruído à volta dos sumos, alimentos sem glúten, desintoxicantes e OGM

• Existe uma dieta «ideal» que seja tipo tamanho único?
• Porque se fiam as pessoas nos protocolos «desintoxicantes»?
• Os «superalimentos» existem realmente? • O glúten é assim tão mau para toda a gente? • O que significa ter intolerância alimentar?

As dietas estão a tornar-se tão «microgeridas» que a alimentação está a perder todo o prazer. Quantos dos leitores já tentaram evitar o glúten? Experimentaram um sumo ou uma limpeza «desintoxicante?» Quantas vezes já deram ouvidos a uma ação publicitária sobre a perda de peso? Listas de alergias (não apenas uma) estão agora afixadas nas paredes das salas de aula. No jardim de infância do meu filho, incluíam a linhaça, as azeitonas, o leite de cabra e o vinagre balsâmico. Juro que o meu paladar não era tão experiente aos três anos, e nem cinco décadas depois.

Quando a minha filha era pequena, costumava ficar com o nariz vermelho e com comichão depois de comer *ketchup* – até ao dia em que foi a uma festa de batizado onde serviram *ketchup* e o nariz dela não apresentou qualquer alteração. Quando verifiquei o frigorífico, descobri que tínhamos *ketchup* biológico. Regressei então ao velho e convencional *Heinz 57* e ela deixou de se parecer com o Rudolph, a Rena do Nariz Vermelho. Durante algum tempo, ela dizia às pessoas que era «alérgica ao *ketchup* biológico», e eu deixei-a dizer porque me divertia esta necessidade da minha filha de comer uma coisa não biológica neste mundo de alimentos biológicos.

Nos últimos anos, vimos celebridades, atletas e até alguns médicos respeitados e conhecidos serem criticados por apregoarem ideias acerca da alimentação que podem ter ou não ligação com estudos respeitáveis. As pessoas adoram ver ideias sobre alimentação que fujam ao convencional, mesmo quando provêm de individualidades que parecem publicitários improváveis ou que se afastam da medicina tradicional apesar de fazerem parte da tribo médica credenciada.

A indústria das dietas é colossal. Os americanos ultrapassam anualmente os 60 000 milhões de dólares em gastos para perder alguns quilos.[1] Onze vezes mais do que o aplicado todos os anos na investigação sobre o cancro. Mas são mais as pessoas que se debatem com o excesso de peso do que com cancro. No primeiro dia de cada ano, milhões de americanos tomam a decisão de iniciar uma dieta. Dizem: «É este ano. Vou finalmente cumprir à risca a minha dieta [preencha o espaço em branco: paleolítica (paleo), Sugar Busters!, Weight Watchers, de baixo teor de gorduras, de baixo teor de hidratos de carbono, de aceleração do metabolismo, pescetariana, vegana, DASH, Jenny Craig, Zone, Atkins, South Beach] e perder peso para sempre.» Na sua maioria, fracassam.

Perder peso permanentemente não é fácil, porque, se fosse, os livros sobre dietas não dominariam as livrarias nem a temática mereceria tanto tempo de antena. Portanto, quais são as melhores dietas? E existem de facto essas dietas? O que têm as principais instituições de saúde a dizer sobre as dietas consideradas as mais leves para o corpo, mente e carteira – as dietas saudáveis que conseguimos manter e que não nos esvaziam a conta bancária? E quais as dietas que são completos mitos? Além disso, a dieta deve focar-se na perda de peso ou em sermos mais saudáveis e baixarmos o risco de contrair doenças?

Estas perguntas estão na mente de milhões de pessoas e, quando não exploradas de forma segura, podem levar a medidas desesperadas, sobrevalorizadas: desintoxicações, alimentação à base de sumos e limpezas completas; hidrocolonterapia; e comprimidos de emagrecimento e suplementos comercializados para acelerar o metabolismo. Muitos dos suplementos vendidos para estimular a perda de peso não estão regulamentados. E os produtos farmacêuticos regulamentados que prometem ajudar a perder peso podem provocar efeitos secundários graves (por exemplo, uma longa lista inclui de tudo, desde danos hepáticos e convulsões até paranoia, depressão, agressividade e ideias suicidas). Os extremos a que as pessoas se dispõem para perder alguns quilos toca quase o irreal. Se bem que algumas destas estratégias possam desempenhar uma função em determinadas circunstâncias, muitas vezes não são tão «saudáveis» e promotoras da perda de peso como se anuncia. E, como acabei de exemplificar, frequentemente provocam efeitos biológicos indesejados ou efeito nenhum.

E os efeitos psicológicos positivos? Por exemplo, e se o leitor se sentir melhor depois de uma dieta de desintoxicação? Os eventuais bons resultados desses tratamentos podem provavelmente ser explicados pelo melhor amigo da pseudociência: o efeito de placebo. Analisarei em profundidade o efeito de placebo no capítulo 9. Para já, regressemos às regras para uma dieta feita em segurança.

Regra n.º 1: escolha aquilo que resulta consigo

Quando uma pessoa pensa enveredar por uma dieta, fará uma abordagem melhor a esse conceito, e a dieta será, em última análise, mais bem-sucedida, se pensar na «sua dieta», em vez de «fazer dieta». Mesmo a partir deste ângulo, existirá algo que seja «a melhor dieta», ou «a dieta certa», para manter não apenas um peso saudável como também um corpo saudável?[2]

Não é desconhecido que uma alimentação pouco saudável pode conduzir não apenas à obesidade crónica, como também a doenças crónicas e à morte prematura. E o inverso é verdadeiro para uma alimentação saudável. Numerosos estudos demonstram que hábitos alimentares pobres continuados reduzem a expetativa de vida, medida em número de anos de vida, e também reduzem a chamada expetativa de saúde, que é o número de anos de uma vida saudável. As doenças crónicas relacionadas com o estilo de vida, sendo a má alimentação um dos atores principais, estão a aumentar. A esperança de vida não está a aumentar, mas as doenças crónicas – começando em idades cada vez mais jovens – estão. A diabete de tipo 2, causada em ampla medida pela obesidade e, antes disso, por más escolhas alimentares que conduzem à obesidade e aos transtornos metabólicos, raramente aparecia em crianças há algumas décadas. A doença era considerada um mal de adultos, sobretudo nos mais velhos (era chamada «diabetes do adulto»). Mas atualmente, calcula-se que a diabetes de tipo 2 tenha sido diagnosticada em cerca de 208 000 americanos com menos de 20 anos.[3]

A lista de dietas com aprovação dos médicos está em constante crescimento, incluindo, mas não estando limitada a, as de baixo teor de hidratos de carbono, baixo teor de gorduras, vegetariana, baixo teor glicémico, mediterrânica, a abordagem dietética para travar a hipertensão (DASH), o programa de prevenção da diabetes (DPP), paleolítica (paleo) e vegana. E a lista continua a aumentar. Todas estas dietas têm os seus méritos, na medida em que abarcam escolhas saudáveis, incluindo vegetais integrais frescos, carnes magras, alimentos minimamente processados ou nem sequer processados, frutos secos, leguminosas, pequenas quantidades de álcool e um mínimo de açúcar. Mas entre elas não existe a dieta «ideal», pois cada uma tem qualidades que funcionarão ou não com determinados estilos de vida e condições de saúde. É sem dúvida razoável optar por aspetos de cada uma destas abordagens, sem a preocupação de aplicar uma etiqueta ao tipo de dieta que se escolher. Utilizemos uma analogia cirúrgica: a mesma operação pode ser feita de dez maneiras diferentes por dez cirurgiões diferentes. Cada uma delas é a melhor para esse cirurgião em particular, porque é aquilo que funciona para ele, para os pacientes e que ele faz habitualmente. Quando tenho internos, adoro que eles questionem certos aspetos de uma técnica e que inclusivamente me peçam a opinião acerca da técnica de outro cirurgião para a mesma operação. Como fiz quando estava em formação, digo-lhes que eles têm o luxo de poder ver aquilo de que gostam e de que não gostam numa operação feita de dez formas diferentes. Devem escolher aquilo de que gostam em cada uma das técnicas e aplicá-lo no futuro. As dietas podem ser como as técnicas cirúrgicas. Escolham o que funciona. Agora, haverá uma evolução para si.

Uma pequena advertência acerca do *smörgåsbord* de dietas é que não é apenas a qualidade que está em causa, mas também a quantidade. Muitas das dietas da moda enfatizam o conceito do tudo-o-que-você-conseguir-comer: «Beba chá e sumo três vezes por dia, mas pode comer todos os vegetais que quiser! Ao longo do dia!» A ideia do tudo-o-que-você-conseguir-comer, que nos remete para os tempos de universidade em que aumentávamos cinco, sete ou dez quilos, é altamente nociva para a saúde. Mesmo saindo das cafetarias universitárias, onde as senhas de refeição incluem muitas vezes tudo-o-que-se-conseguir-comer, os restaurantes que oferecem balcões de saladas, a possibilidade de repetir pratos de massa, cestos de pão sem fundo e até os refrigerantes, dentro do conceito tudo-o-que-você-conseguir-comer, apenas contribuem para a falsa necessidade de comer aquilo tudo. De uma assentada. Não existe razão, além da sensação de conforto e de alívio do stresse e da ansiedade, para comermos tudo o que conseguirmos. Mesmo com alimentos de baixo teor de calorias, porque havemos de nos sentir obrigados a atulhar-nos até às goelas só porque é permitido ou está incluído no preço de entrada?

REGRA N.º 2: NÃO SE DEIXE ILUDIR PELOS SUPERALIMENTOS

Existe alguma coisa que seja um superalimento? O termo *superalimento* não tem significado médico. É uma ferramenta de *marketing* para descrever alimentos com supostos benefícios para a saúde. No final da década de 1970, o esparguete estava fora de moda e as massas estavam na moda, eram um superalimento. Acrescente um pouco de *pesto* às suas *penne* e torne-se a próxima vedeta do «supercanal» de televisão Food Network. Os *muffins* de farelo, com 500 calorias de hidratos de carbono, açúcar, gordura e muito pouco de flocos de farelo, foram um superalimento da década de 1980. E o mesmo aconteceu com a granola, as barras de granola e o iogurte congelado. São todos eles alimentos apregoados como tendo alguma amostra de benefício para a saúde, mas que na sua maioria eram e são nocivos. Na realidade, trata-se apenas de alimentos da moda, consumidos pela comunidade educada e consciente da sua saúde dessa época. Podiam ser ou não designados superalimentos, mas eram os superalimentos do momento. Na verdade, contribuíram para o começo de uma epidemia de obesidade – carregados de açúcar refinado, continham poucas ou nenhumas proteínas e escasso valor nutricional. Um episódio clássico da série *Seinfeld* provocava a hilaridade quando Elaine aumentava de peso ao comer o que ela pensava ser iogurte congelado magro, quando tinha sido sempre induzida a comprar o iogurte completo. Como se isso tivesse feito alguma diferença – o iogurte congelado, magro ou gordo, está carregado de açúcar e de calorias. E depois vêm as coberturas. Nos anos que se seguiram ao iogurte congelado engana-me-que-eu-gosto, apareceram os superalimentos com baixo teor de hidratos de carbono: *tofu*, a marca *Tofutti*, os produtos de soja e a batata-doce frita. Sem dúvida que eram todos mais saudáveis do que as bombas de farelo carregadas de açúcar e aquilo que era basicamente gelado disfarçado de iogurte, mas todos eles cobravam a sua conta quando consumidos em excesso.

Sabe qual é o superalimento deste milénio? A couve frisada *(kale)* que pode provocar o hipotiroidismo se consumida em excesso. A couve frisada e outros vegetais crucíferos, tais como os brócolos e a couve-flor, são conhecidos como goitrogénicos. O bócio é uma glândula tiroide anormalmente volumosa e as pessoas a quem foram diagnosticados transtornos da tiroide correm o risco de desenvolver maiores problemas nesta glândula se consumirem estes vegetais em excesso. Quando é que o muito é demasiado? Bom, isso nunca foi avaliado, porque o consumo necessita de ser desordenadamente elevado para causar problemas. Afinal, não somos coelhos!

Mas a loucura do consumo dos sumos levou a isso mesmo – quantidades desordenadas destes vegetais consumidos num copo de 2,5 decilitros. Um saco enorme de couve frisada, suficiente para uma semana de saladas em nossa casa, pode ser reduzido a meros 1,2 decilitros de líquido verde. E quando se transforma em batido verde, perde-se um dos principais benefícios da couve frisada – a fibra. Misturados com a couve frisada, não se esqueça dos frutos vermelhos. São conhecidos desde há muito e desfrutamos deles sazonalmente ou então em cima do iogurte congelado ou misturados na granola. Mas também são superalimentos. Nenhum grande dano para os órgãos resulta da ingestão de demasiadas bagas; os únicos efeitos negativos possíveis serão uma ingestão excessiva de açúcar e fezes mais soltas. O alcaçuz preto, outro superalimento efémero, tem propriedades antioxidantes, mas o seu consumo em excesso pode conduzir à hipocalemia (baixa concentração de potássio) e provocar arritmias. Não está claro quando é que o alcaçuz consumido em grandes quantidades se torna excessivo (a culpa é da glicirrizina, uma substância existente no alcaçuz natural). A boa notícia é que a maior parte das guloseimas comercializadas como alcaçuz contém a substância artificial ou, no melhor dos casos, apenas quantidades ínfimas de extrato de alcaçuz e somente na variedade do alcaçuz preto, não do vermelho.[4] Por isso, não se preocupe – sente-se confortavelmente a ver um filme, enquanto vai comendo «alcaçuz» vermelho.

Em 2017, um novo estudo feito na Finlândia (publicado no *American Journal of Epidemiology*) alertava as grávidas para o consumo de alcaçuz, depois de investigadores da Universidade de Helsínquia descobrirem que o seu adoçante natural – a glicirrizina – pode ter efeitos nocivos a longo prazo sobre o desenvolvimento do feto.[5] No estudo, crianças à volta dos 13 anos que haviam estado expostas a grandes quantidades de alcaçuz ainda no útero materno tinham piores resultados do que outras crianças nos testes de raciocínio cognitivo feitos por um psicólogo. A diferença era equivalente a cerca de sete pontos de QI. De acordo com os pais, estas crianças tinham também mais problemas do tipo do TDAH e as raparigas entravam mais cedo na puberdade. É certo que outras variáveis poderão ter interferido nestes resultados e que o estudo teve uma dimensão reduzida e seria necessária mais investigação no futuro. Mas é, ainda assim, interessante. (Para os mais curiosos: a glicirrizina amplia os efeitos do cortisol, a hormona do stresse, ao inibir a enzima que neutraliza o cortisol. O desenvolvimento de um feto requer cortisol, mas em grandes quantidades este torna-se nocivo.)

Mas o que torna «super» os superalimentos destes dias é um desafio à capacidade de pronúncia. Aqueles que dizem corretamente açaí, quinoa e curcuma formam um grupo à parte entre os conhecedores dos superalimentos. Agora com toda a seriedade, na sua maioria, estes superalimentos podem ser superbons para qualquer um de nós. Estão carregados de nutrientes e têm baixo teor das coisas más como os açúcares simples, os hidratos de carbono de metabolização rápida ou demasiada gordura. Comer mirtilos, açaís ou quinoa é bom para a saúde. Mas isso reduzirá a incidência de doenças como o cancro, a diabetes, a hipertensão ou o colesterol elevado? A resposta mais curta é sim, mas, tal como acontece com a maioria das recomendações sobre saúde, não constituem isoladamente uma prevenção nem uma cura. Sim, contêm nutrientes. Sim, alguns contêm os sugestivos antioxidantes, verdadeira blindagem contra o feio rosto do cancro. Os mirtilos, por exemplo, contêm uma quantidade moderada de vitamina C, mas o que os tornou famosos foi o conterem antioxidantes. Contêm o antioxidante antocianina; no entanto, as propriedades antioxidantes estão unicamente ativas numa placa de Petri, não quando são consumidos. E não esqueçamos: quando os frutos integrais são pulverizados num liquidificador como parte de um sumo, ou de uma limpeza à base de sumos, perdem as fibras que ajudam a controlar o açúcar no sangue.

Aqui está um exemplo perfeito: adoro tomar *Naked Juice*. Tem ótimo sabor e faz apelo ao meu gosto pelo que é doce. E, evidentemente, tenho aquela ilusão de saúde que não sinto quando tomo um refrigerante enlatado. Ao fim de um dia numa sala de operações que me deixa desidratada, em pé, de me alimentar à base de bolachas e café, o *Naked Juice* vem mesmo a calhar quando saio do hospital a caminho de casa. O meu sabor preferido é o *mighty mango*. Contém 290 calorias de hidratos de carbono e açúcar, pouca proteína e nada de fibras. Contém, no entanto, suficiente vitamina A para sustentar uma pequena aldeia onde aquelas mangas são cultivadas. E é tudo. Porque é «puro»? Não tem açúcar *adicionado*, mas quem precisa de açúcar adicionado quando os frutos estão carregados dele? Uma dose contém 1¼ mangas, 1¾ maçãs, ½ laranja, ¾ banana e gotas de limão. Penso que, se me sentasse a comer toda esta fruta com a mesma rapidez com que bebo o sumo, explodiria. Ou, pelo menos, sentir-me-ia cheia. E por uma boa razão: um dos principais benefícios da fruta é a fibra. As frutas destinam-se a ser mastigadas o suficiente para serem engolidas, mas não tanto que percam as fibras. O que ajuda na saciedade e digestão destes superalimentos é o facto de serem comidos e digeridos lentamente. É o volume da fibra que torna a fruta saudável. As vitaminas são um pequeno bónus. Espremer os superalimentos para dentro de garrafas e jarros retira-lhes a superqualidade.

Atualmente, os miúdos são alimentados com bolsas de comida. Têm assim tanta pressa que não podem ingerir os alimentos como uma tarefa em si mesma? A evolução humana deu-nos molares e capacidades complexas de mastigação para podermos comer alimentos sólidos. Parte das ideias acerca do consumo de sumos e substituição de refeições vem da alegada falta de tempo. Já não há tempo para comer 1,2 decilitros de iogurte, e é por isso que temos o *Go-Gurt*? A falácia do consumo de sumos está no processo. Se nos limitarmos a comer os frutos integrais, ganhamos em fibra, em saciedade e numa digestão mais lenta, que atrasa a sensação de fome. Espremer as frutas pode deixar as vitaminas intactas, mas as fibras são destruídas. Temos uma boca, um estômago, um intestino delgado e um intestino grosso que são melhores do que qualquer máquina de sumos do mercado. E estas máquinas de sumos internas guardam o volume das fibras da fruta, fazem-nas durar mais tempo no nosso sistema digestivo e mecanicamente demoram mais a digestão. Os sumos passam rapidamente pelo aparelho digestivo, pelo que apenas ganhamos os benefícios dos açúcares e de um pouco de vitaminas. Depois da minha iguaria de um pseudossupersumo carregado de açúcar, que termino no caminho até casa senão houver muito trânsito, desenvolvi um apetite enorme para um jantar completo.

A nova excitação em torno dos superalimentos é a antioxidação. Se bem que todos gostemos do oxigénio, a oxidação de certas moléculas conduz aos radicais livres, os quais podem por sua vez danificar células e levar a mutações celulares e ao cancro. Substâncias como a vitamina C, a vitamina E e a vitamina A são antioxidantes, contrabalançando a oxidação ao inibirem essas reações químicas. Mas, tal como acontece com a maior parte das entidades científicas a um nível molecular, o processo não se transfere diretamente para a ingestão alimentar. Não foi feito nenhum estudo que documente que a ingestão de antioxidantes ou de suplementos antioxidantes através da alimentação evite ou trate o cancro. De facto, chegou-se à conclusão de que alguns antioxidantes, nomeadamente o betacaroteno, aumentam a mortalidade relacionada com o cancro em vez de a reduzirem.[6]

Regra n.º 3: valorize os centros de desintoxicação do seu corpo

Outro chavão polémico, habitualmente reservado para aqueles que estavam a fazer a sua reabilitação do abuso de substâncias como o álcool, a heroína ou a cocaína, é *desintoxicação*. Na desintoxicação daquelas substâncias, pode-se parar por completo de consumir a droga de um momento para o outro, ou reduzir o consumo gradualmente, substituindo-a por uma substância semelhante. A desintoxicação abrupta é dura. Os alcoólicos que se submetem a uma desintoxicação necessitam muitas vezes de um estreito acompanhamento médico, pois podem vir a sofrer de *delirium tremens* (DT), o que conduz a convulsões e até à morte. Os pacientes que estão a eliminar a heroína ou outros narcóticos correm também o risco de complicações perigosas, inclusive para a sua vida, se pararem abruptamente.

Muitos são submetidos a um plano de tratamento a longo prazo, que inclui outros tipos de narcóticos para os retirar em segurança das drogas. O abuso da cocaína, seguido de uma paragem abrupta, pode levar a problemas cardíacos que põem em risco a vida do paciente. A maioria dos que se submetem a uma desintoxicação, fá-lo num centro especializado, seja num hospital ou noutro centro de tratamento.

Agora, as boas notícias. Partindo do princípio de que não temos um dos transtornos metabólicos genéticos extremamente raros que só se se encontram em instalações de cuidados terciários, e presumindo que não estamos num processo de desmame de abuso de substâncias, todos nós nascemos com centros de desintoxicação! Chamam-se fígado, baço, rins, glândulas sudoríparas e trato gastrointestinal. De acordo com a convicção popular, estamos agora todos cheios de toxinas, e os centros naturais de desintoxicação do nosso corpo já não são suficientes para nos libertar desses humores nocivos. E aqui entram em ação as dietas desintoxicantes – desintoxicação através de sumos, limpezas de desintoxicação, etc. O objetivo é libertar-nos das toxinas que contribuem para tudo, desde a depressão, a fadiga, as perturbações digestivas, a obesidade e a pele baça até às dores em geral. Algumas dietas reivindicam atingir este objetivo eliminando todos os alimentos sólidos, bebendo sumos específicos e vendo como nos sentimos ao fim de algumas semanas. Bem, se as pessoas eliminarem a cafeína, os alimentos açucarados como os *donuts* e os biscoitos, assim como os alimentos fritos, durante algumas semanas, o mais provável é que sintam muito bem – pelo menos depois de recuperarem do coma da descafeinação e da sensação de fome causada por já não mordiscarem aquela espécie de churros nos intervalos do trabalho. Mas «desintoxicadas»? Que toxinas estão a eliminar do seu sistema?

Os rins são os grandes centros de desintoxicação. Sem eles, necessitaríamos de estar ligados a uma máquina de diálise (que executa o trabalho dos rins, geralmente durante três a quatro horas, três a quatro vezes por semana), de ser submetidos a um transplante renal, ou morreríamos. Parece que os rins nos libertam de toxinas importantes e não apenas das que vêm nos *Doritos*. Filtram o sangue, e as «toxinas» do sangue tão transformadas em urina, que expelimos na micção. Desintoxicação gratuita! O fígado também é crucial. Sem ele, ou um transplante, morremos. Também deve ser importante para a desintoxicação. O fígado filtra as «toxinas» dos alimentos que ingerimos. Obrigada, fígado! O baço, aquele órgão escondido que deixa perplexos até os estudantes de medicina, filtra os contaminantes presentes no sangue. Um aplauso para o baço! E o nosso trato gastrointestinal será provavelmente o mais útil dos órgãos desintoxicantes. Este tubo com mais de 7,5 metros procede simultaneamente à digestão dos alimentos, decompondo os sólidos em semissólidos (sim, é também uma liquidificadora!), e à absorção dos alimentos bons e eliminação dos alimentos maus, que designamos fezes. Desintoxicação! Sem esforço! Já agora, as nossas glândulas sudoríparas estão presentes no maior órgão do nosso corpo: a pele. Através da transpiração, «toxinas» como a amónia, os sais em excesso e até a água em excesso são libertados para o ar. O suor pode cheirar mal e ser inconveniente, mas suar é um mecanismo de desintoxicação genuinamente natural que regula o equilíbrio de fluidos/eletrólitos do corpo. Dá-nos o sinal para o reabastecimento, mas também nos liberta de fluidos e sais desnecessários. Um bónus adicional é o facto de regular a temperatura interna do corpo no tempo quente ou durante o esforço. Desintoxicação durante o exercício físico. Nenhum estudo provou ainda que as dietas de desintoxicação têm benefícios, mas são muitos os que demonstram que os próprios centros de desintoxicação do nosso corpo são difíceis de igualar.[7]

Regra n.º 4: não tema o glúten se não tiver doença celíaca

Devemos evitar o glúten? Talvez sim.

De facto, existe alguma ciência por trás desta tendência da alimentação atual, a par da incidência crescente da doença celíaca, uma doença autoimune relacionada com o glúten – é quatro vezes mais frequente do que há 50 anos. Podemos perguntar: como é que um ingrediente que existe na nossa alimentação há milhares de anos se tornou de repente tão ameaçador? Porque é que algumas pessoas adquirem a doença celíaca e outras não? E por que motivo é mais frequente entre os caucasianos?

O glúten não é um hidrato de carbono, como muitos julgam, atendendo à sua presença no pão e nas massas. É um grupo de proteínas conhecidas como prolaminas e glutelinas. Estas proteínas são viscoelásticas, o que significa que são elásticas e pegajosas. Tornam perfeitos os nossos *bagels* e as nossas massas. Os pães e as massas não são conhecidos pelo seu teor de proteínas, mas a maioria da proteína que existe nos pães e nas massas provém do glúten. O glúten é visível sobretudo nestes alimentos, mas está também escondido noutros, como o molho de soja, o *ketchup*, a cerveja e até o gelado.[8] Há séculos que comemos glúten, mas nas últimas décadas este tem tido tão más referências na imprensa que talvez em breve seja designado como toxina.

Há pessoas para quem o glúten é de facto tóxico. São as que sofrem de doença celíaca, um transtorno autoimune genético, que se sabe estar ligado aos genes HLA-DQ2 e HLA-DQ8. Curiosamente, o HLA-DQ2 está também relacionado com a diabetes de tipo 1 (conhecida antes como diabetes juvenil). Esta não é a diabetes que vemos num número cada vez maior de pessoas com cinturas mais dilatadas – é a forma genética da diabetes, encontrada com frequência em crianças pequenas ou em bebés. Muitas pessoas a quem é diagnosticada a doença celíaca desenvolvem diabetes de tipo 1, que necessita de ser controlada através da alimentação e da insulina injetável, não apenas da alimentação. A doença celíaca clássica, encontrada em um a dois por cento da população, pode apresentar-se com sintomas bastante desinteressantes – inchaço abdominal, mal-estar, diarreia e perda de apetite, quando são ingeridos alimentos contendo glúten.[9] Quando, especialmente nas crianças, isto conduz a uma má absorção e aos consequentes atrasos no crescimento, os exames para identificar a presença da doença celíaca obrigam a testes genéticos e a biopsias intestinais.

As mudanças na alimentação, eliminando o glúten, salvam vidas. Viver sem glúten não é fácil para esta população – não é uma moda, uma opção de estilo de vida, uma maneira de perder peso. A ingestão de glúten leva a uma má absorção, e perigosa, das gorduras, dos hidratos de carbono e das vitaminas, o que conduz, por sua vez, a deficiências nutricionais, atrasos no crescimento, anemia provocada pela falta de absorção do ferro e até a hemorragias devidas à falta de vitamina K.

A sensibilidade ao glúten é uma história diferente. As pessoas sensíveis ao glúten mas não celíacas apresentam sintomas semelhantes – inchaço abdominal, mal-estar, diarreia. No entanto, o mecanismo de ação é diferente, pois não possuem anticorpos que reajam ao glúten – por isso, não há danos, com exceção de algum mal-estar. Estas pessoas eliminam o glúten da alimentação e sentem-se melhor. O mesmo fazem as que iniciam uma dieta com elevado teor de proteínas e baixo teor de hidratos de carbono, como a Atkins. Os pães, biscoitos e massas fazem inchar. Comer estas iguarias carregadas de hidratos de carbono é como comer esponjas – absorvem os líquidos, elevam rapidamente o nível de açúcar no sangue, depois fazem cair de forma abrupta esse nível de açúcar, no que não diferem muito dos açúcares simples presentes nas gulodices. Mas as dietas sem glúten destinadas a perder peso ou devido a uma suposta sensibilidade tornaram-se um terreno escorregadio. A maioria dos alimentos que conteriam glúten, como o pão e as massas, têm agora substitutos. Apresentam uma textura diferente, mas já os experimentei e gostei. Porquê? Por causa dos óleos, da farinha de arroz ou do açúcar que lhes são adicionados! Os *pretzels* sem glúten sabem a frito; as massas sem glúten são densas e rijas. Não é de admirar que estes alimentos se tenham tornado populares. E, enquanto a doença celíaca está associada à forma congénita de diabetes (tipo 1), o aumento das dietas sem glúten tem conduzido a um crescimento da diabetes tipo 2 (relacionada com o aumento do consumo de hidratos de carbono e açúcar).[10] Um maior consumo de alimentos sem glúten levou a um consumo relativamente mais elevado de açúcar, dado que os hidratos de carbono simples e refinados têm sido substituídos por outros, complexos e ricos em amidos.

Outra possibilidade é a de a sensibilidade ao glúten ser uma forma de SII, ou síndrome do intestino irritável. A SII apresenta algumas semelhanças com a sensibilidade ao glúten não celíaca – inchaço abdominal, dor, má absorção, diarreia e/ou obstipação após a ingestão de alguns alimentos. Este grupo é conhecido pela sigla inglesa FODMAP – oligossacáridos, dissacáridos, monossacáridos e polióis fermentáveis.[11] Incluem substâncias semelhantes ao açúcar, bem como os álcoois de açúcar, contidas em certos alimentos como as alcachofras, frutas com caroço, determinados tipos de pão, frutos secos e açúcares artificiais como o manitol e o sorbitol. A eliminação dos FODMAP pode aliviar os sintomas da SII.

Ainda não possuímos todas as respostas; os cientistas deparam-se com um grande caminho a percorrer na compreensão tanto da doença celíaca como das pessoas que, não tendo doença celíaca, se queixam de sensibilidade ao glúten. Admitirei também a possibilidade de que alterações no nosso microbioma – a bactéria da flora intestinal que colabora com a nossa fisiologia – possam ter alguma coisa que ver com isso.[12] Uma descoberta interessante foi a de que, tal como a introdução precoce de produtos do amendoim pode reduzir as alergias ao amendoim, a introdução de alimentos contendo glúten (trigo, cevada e centeio) pode reduzir o risco de sensibilidades ao glúten, especialmente em bebés com um historial familiar de doença celíaca. Se a doença celíaca está a aumentar, que dizer então do enorme contingente que diz ser intolerante ao glúten, ou daqueles que juram sentir-se melhor se evitarem o glúten, mesmo sem serem intolerantes nem celíacos?

Parte desta fúria de não consumir glúten pode ser atribuída (ou imputada) às declarações das celebridades de que a dieta sem glúten as fez sentir-se melhor, mais magras e mais saudáveis. Modificar a ingestão de glúten pode trazer benefícios, mas isso deve-se simplesmente a alguns dos outros ingredientes contidos nos alimentos com glúten, como o pão e as massas ricos em amidos. Substituir alimentos ricos em glúten por alimentos sem glúten pode não ser a melhor resposta. Pode-se perder algum glúten, mas ganha-se em gorduras, açúcares e calorias desnecessários.

Regra n.º 5: mantenha um diário da sua alimentação

Este debate em torno do glúten sugere uma boa pergunta: qual a diferença entre uma sensibilidade alimentar e uma alergia? E como se pode saber? Se bem que não existam dados científicos que comprovem que milhões de pessoas se tornaram intolerantes ou alérgicas ao glúten, sabemos que fazer um autodiagnóstico sobre questões alimentares é, bem, um problema. Estes diagnósticos estão quase sempre errados, especialmente quando se propagam por toda a sociedade. Tal como já afirmei, muitas pessoas preferem confiar em historietas do que nos dados reais.[13]

Um bom exemplo: nos últimos 50 anos, o glutamato monossódico (GMS) foi demonizado. Muitos referem-se aos alegados efeitos, desde dores de cabeça e enxaquecas até palpitações cardíacas, como a «síndrome do restaurante chinês», expressão que tem origem numa carta publicada em 1968 no *The New England Journal of Medicine*.[14] E aqui está a revelação inesperada: apesar de décadas de estudos, não temos provas de que o GMS provoque aqueles ou outros sintomas. E aqui surge outra revelação surpreendente: não há nenhuma diferença química entre os iões de glutamato existentes no GMS que consumimos e os iões de glutamato do nosso corpo. Ao invés do que pensa a maioria das pessoas, o GMS também está presente naturalmente em muitos outros alimentos, como o tomate (e o sumo de tomate), as ervilhas, os queijos parmesão e *roquefort*, as batatas, as uvas e os cogumelos.

Da mesma maneira, o vinho tem de ser acompanhado de um rótulo que diga «contém sulfitos», por motivos que derivam da política e não da ciência. Um copo de vinho contém aproximadamente 10 mg de sulfitos; 60 gramas de alperces secos, 112 mg. As alergias relacionadas com o vinho não existem. No entanto, tem sido demonstrado que aqueles aditivos estão correlacionados com acionadores da enxaqueca. Muitas pessoas que sofrem de enxaquecas crónicas entram em dietas radicais, evitando alimentos que «propiciam as enxaquecas», como o vinho, o chocolate, a maioria dos queijos e alimentos que contenham molho de soja. Se bem que estes produtos não sejam causa de enxaquecas, podem sem dúvida desencadeá-las. Mas as pessoas que sofrem de enxaquecas devido a estas substâncias não são alérgicas a elas. Porém, chame-se-lhe o que se quiser – alergia, sensibilidade ou aversão –, o que resulta destes males são produtos para os combater e levar-nos a vencer a alergia, sensibilidade, aversão – ou pseudoalergia, sensibilidade, intolerância ou aversão – e a comprar o vinho. Produtos como o *Üllo* funcionam como filtros de polímero próprios para alimentos a fim de, fácil de adivinhar, eliminar os sulfitos do vinho.[15] A ideia é atraente – coloca-se um filtro descartável no copo de vinho, deita-se o vinho sobre ele, *et voilà*, obtém-se um vinho sem sulfitos. Bem, mais ou menos. Alega que devolve o vinho ao seu estado natural. O que não diz é que a levedura natural contém sulfitos. Se o leitor for daquelas pessoas extremamente raras com alergia aos sulfitos, até os sulfitos contidos na levedura natural podem deixá-lo doente. De um modo geral, o *Üllo* é uma ideia razoável, mesmo que não se necessite dele para nada. Outros grupos populacionais têm uma dificuldade real em gerir o álcool – seja ele vinho, cerveja ou aguardente. Os asiáticos, em especial, possuem baixos níveis da enzima desidrogenase alcoólica (ADH), responsável pela metabolização do álcool nos seus componentes. Possuir esta enzima em menor quantidade significa que, quando se ingere álcool, este se mantém na forma «pura» durante mais tempo, o que pode resultar em rubor cutâneo, vómitos ou maior embriaguez.

Apesar daquilo a que pensamos ser alérgicos, sensíveis ou intolerantes, o que nos revolve o estômago pode ser uma surpresa. Para ter presentes os sintomas relacionados com o consumo de alimentos, pondere a hipótese de manter um diário detalhado sobre o que ingere. Mantenha a alimentação habitual, sem eliminar aqueles que considera os culpados (glúten, vinho, café, frutas secas) das suas dores de cabeça, dores de estômago, fome, fadiga. Anote o que come a cada refeição/merenda e os sintomas que sentir depois. Seja verdadeiro consigo! Não precisa de mostrar esta lista ao médico, cônjuge, dietista ou à sua mãe. A parte mais complicada surge quando os sintomas regressam: retire um dos alimentos e veja o que acontece. Seja verdadeiro se as coisas não melhorarem nem piorarem. Talvez fique surpreendido com os resultados.

Regra n.º 6: compreenda as verdadeiras alergias

Quem tem mais de 30 anos talvez se recorde de algum miúdo com alergias alimentares, mas agora parecem tornar-se mais frequentes. E é verdade: as alergias alimentares entre as crianças aumentaram assinalavelmente, sendo que algumas podem pôr em risco a sua vida. As escolas e os infantários não apresentam frutos secos, para evitar uma potencial exposição das crianças alérgicas. Antes de entrarem para o jardim de infância, muitas crianças aprendem a manejar o próprio injetor de epinefrina de emergência. O pessoal auxiliar das escolas e dos infantários, hoje em dia, também está treinado para usar estes injetores.

Entremos num debate muito divulgado: comer amendoins e frutos secos durante a gravidez aumenta a probabilidade de a criança vir a ser alérgica a este tipo de frutos? Não. Um estudo publicado em 2015 desmitifica a teoria de que as crianças expostas aos frutos secos quando eram bebés vão desenvolver alergias a estes frutos. A nova recomendação vai no sentido de expor as crianças pequenas aos frutos secos para que elas não venham a desenvolver estas alergias. Em anos passados, era aconselhado que não se dessem frutos secos às crianças antes dos dois anos, no mínimo. Recomendavam que fossem introduzidos na sua alimentação primeiro produtos menos alergénicos, como a manteiga de caju ou a manteiga de amêndoa. Estudos demonstrando que uma exposição precoce era mais vantajosa alteraram aquela recomendação no sentido de dar produtos de amendoim a crianças de 12 meses ou mais novas, a fim de reduzir o risco de alergias futuras. E uma ingestão mais elevada de amendoins, leite e produtos de trigo durante a gravidez tem sido associada a menor incidência de alergias aos frutos secos, asma e situações cutâneas relacionadas com alergias, respetivamente.[16]

Apesar das recomendações para começar com os frutos secos aos dois anos, e depois aos 12 meses, nenhuma pareceu combater o aumento da incidência de alergias graves aos frutos secos, que continuaram a aumentar. Por isso, um número crescente de médicos enveredou por outra via com os pacientes: dar frutos secos não apenas às grávidas, mas também aos bebés. As novas recomendações foram no sentido de dar produtos derivados (manteiga de amendoim ou manteigas de outros frutos secos misturadas nos cereais) aos bebés a partir dos quatro meses. Isto já se traduziu numa redução das alergias aos frutos secos nas crianças.[17]

O que está a tornar-se quase tão comum como as alergias que põem a vida em risco, no entanto, são as alergias que não o são. Se uma criança com um historial de erupções cutâneas ou perturbações gástricas, por exemplo, for submetida a uma análise de sangue para detetar alergias alimentares, pode receber uma imensidade de resultados falsos positivos. Muitas destas reações ocorrem no laboratório, não no ser humano. Quando as crianças se submetem a testes de alergia, especialmente alergias alimentares, isso exige muitas vezes uma série de análises de sangue. O sangue é exposto a várias proteínas alimentares. Se o sangue reagir a determinada proteína alimentar, a criança é classificada como alérgica. No entanto, a criança pode não ter a verdadeira alergia quando esse alimento é ingerido. As listas de alergias afixadas em algumas escolas pré-primárias americanas mais prestigiadas são mais longas do que a maioria das ementas nos restaurantes. Ficarmos a saber que uma criança de três anos é alérgica ao *tofu*, às amoras-framboesas, ao grão-de-bico ou aos pistácios será sinal de que os garotos estão a ficar com um paladar *gourmet* décadas antes de os pais terem tido sequer a oportunidade de provar alimentos tão exóticos?

Os lacticínios tornaram-se também um interessante grupo alimentar a evitar. Se bem que muitas pessoas sejam intolerantes à lactose, poucas são verdadeiramente alérgicas aos lacticínios. A lactose é um açúcar dissacárido existente no leite, que é decomposto pela enzima láctase nos açúcares simples galactose e glucose. A ausência ou deficiência desta enzima contribui para transtornar os estômagos com demasiado consumo de lacticínios. Mas não se trata de alergia. Inúmeros pais juram que as constipações e/ou infeções do ouvido dos filhos desaparecem quando «eliminam os lacticínios», muitas vezes por recomendação médica. Não há evidências suficientes para comprovar que assim é.

Por fim, seria uma falha da minha parte não abordar o debate sobre os OGM, que iniciarei aqui e continuarei nos próximos capítulos. Num excerto clássico do apresentador e comediante Jimmy Kimmel, ele e a sua equipa saíram do estúdio e foram aos mercados de agricultores locais na área de Los Angeles perguntar aos clientes «preocupados com a sua saúde» o que pensavam dos OGM. Unanimemente, pensavam que era uma coisa má. E, também unanimemente, não conseguiam dizer a que correspondia a sigla, tão-pouco explicar o que havia de tão mau nos OGM. A modificação genética existe de uma forma ou de outra há milhares de anos, começando com o advento das plantas domésticas selecionadas e da reprodução animal nos idos de 12 000 a. C. Organismos destinados a fins de reprodução, com determinadas características desejadas, são a forma mais antiga de modificação genética. Sem que os próprios genes sejam modificados, os genes desejados propagam-se e os genes menos desejados desaparecem. Que devemos pensar hoje em dia acerca dos OGM perante a ciência atual e a falta de dados? Há sem dúvida razões para nos sentirmos confusos, mas, e preocupados?[18]

Vejamos primeiro o que são os OGM na linguagem atual. Os OGM, organismos geneticamente modificados – animais ou micro-organismos – uma alteração do seu ADN, ou material genético, de uma forma que não acontece na reprodução natural. O material genético é transferido de um organismo para outro, incluindo entre espécies diferentes.[19] Um dos motivos pelos quais os OGM têm má reputação reside na possibilidade de conterem toxinas. Podem, de facto. Uma modificação genética nas colheitas consiste na introdução de um gene para a produção de pesticida. Isto destina-se a ajudar as plantas a combater as pragas, evitando o uso externo de pesticidas. A quantidade de pesticida numa planta OGM é substancialmente inferior à quantidade de pesticida usada nas plantas não OGM. Mas, devido à presença desta «toxina» no alimento, a planta OGM é apresentada como mais nociva do que uma planta igual não OGM. Na verdade, há ainda muito a fazer para compreender melhor as implicações a curto e a longo prazo da modificação genética, especialmente quando se trata daquilo que comemos. Pode ser positiva – a modificação genética para reduzir a utilização de pesticidas, para otimizar os benefícios nutricionais e até para reduzir os alergénios e contaminantes. Mas no reverso da medalha as preocupações são reais: a modificação genética pode alterar a população bacteriana dos alimentos, alterando, por sua vez, as nossas bactérias intestinais e conduzindo a uma resistência aos antibióticos.[20]

Um dos problemas está em que as empresas alimentares comerciais financiam muitos dos estudos sobre a salubridade de determinados ingredientes dos alimentos, bem como sobre a segurança da modificação genética. Este conflito de interesses tem suscitado uma dificuldade crescente na compreensão dos dados. Ao longo da maior parte da minha vida profissional, defendi uma etiquetagem sobre segurança no que se refere aos perigos de asfixia em certos alimentos. Se bem que alguns alimentos, como determinadas marcas de cachorros-quentes, apresentem estas etiquetas de segurança, a maioria não o faz. Tem sido difícil convencer as empresas que vendem estes produtos de alto risco a aderir. Que vantagens tem isso para elas, com exceção de menos lucros e, ah, algumas vidas que podem ser salvas?

O debate em torno dos OGM, contudo, não é tão obviamente uma questão de vida e de morte como o são os riscos de exposição aos alergénios e os perigos de asfixia. Os defensores da modificação genética nos alimentos argumentam com a menor necessidade mais reduzida de pesticidas, com o maior rendimento das colheitas e com um batalhão de estudos abrangendo extensas populações de animais e plantas demonstrando a segurança a longo prazo da modificação genética. Mas não existe consenso quanto à segurança dos OGM e atualmente, nos Estados Unidos, é obrigatória a etiquetagem dos alimentos que contêm OGM. Uma vez que já foram consumidos biliões de refeições contendo OGM, não existe forma de medir prospetivamente eventuais efeitos negativos sobre a saúde dos seres humanos a curto e a longo prazo.[21]

Conclusão: os alimentos geneticamente modificados fazem parte da nossa alimentação há 20 anos. Amplos estudos, bem como amplos estudos sobre os amplos estudos, não detetaram provas de um impacto nocivo na nossa saúde nem na saúde das nossas colheitas. A ciência da engenharia e modificação genéticas está a expandir-se exponencialmente, desafiando-nos ainda mais a identificar eventuais danos resultantes destes avanços. Sem dúvida que podemos ser cautelosos com a nova tecnologia, mas nem sempre tem de ser vista como o inimigo: ela pode minimizar a necessidade de pesticidas, conduzir a produtos mais carregados de nutrientes e a alimentos frescos de maior duração, evitando a necessidade de os congelar ou enlatar. E dispensa sem dúvida a necessidade de deitar uma poção em pó nos nossos batidos.[22]

ALERTA CONTRA OS MITOS

Ao escolher a dieta «ideal», lembre-se das seis regras:

- Escolha aquilo que resulta consigo (não existe uma dieta «ideal»).
- Não se deixe iludir pelos superalimentos; eles não existem.
- Valorize os centros de desintoxicação do seu corpo; as dietas «desintoxicantes» podem ser perigosas a longo prazo e apostam muito no efeito de placebo.
- Não tema o glúten se não for celíaco.
- Mantenha um diário da sua alimentação.
- Compreenda as verdadeiras alergias.

6
OS MITOS DO *MARKETING* ALIMENTAR
Aprender a ler os rótulos

• Por que motivo as pessoas que comem alimentos sem glúten apresentam níveis mais elevados de arsénico? • O que significa *diretamente da quinta*? • Que tipos de peixe devemos consumir? • Existe uma alimentação que controle o cancro?

Se pedisse que definisse com exatidão a diferença entre *cem por cento natural* e *biológico*, que aparece nos rótulos dos produtos alimentares, conseguiria? Conhece as regras para designar um produto *integral* ou *magro*? E quanto a um produto que diga *boa fonte de cálcio* ou *elevado teor de vitamina D*? O que significam estes termos? Seja bem-vindo aos mitos do *marketing* dos produtos alimentares que encontramos ao nosso dispor. Sempre que entramos num mercado, deparamos com pretensões vagas que nos iludem. O termo *biológico* é um dos mais erróneos dos nossos tempos. A aflatoxina, que deriva dos fungos e se pode encontrar nos amendoins, é tecnicamente biológica e, no entanto, está entre os materiais mais mortíferos do planeta. O carbúnculo também é biológico. E o arsénico é «cem por cento natural» *e* biológico. (Se consome produtos sem glúten, talvez queira mandar analisar os seus níveis de arsénico. Um estudo de 2017 conduzido por um epidemiologista da Universidade do Illinois em Chicago demonstrou que se encontram com frequência elevados níveis de arsénico em pessoas que evitam o glúten.[1] Porquê? A farinha de arroz e os derivados do arroz, que contêm arsénico, são muitas vezes usados como substitutos para os ingredientes que contêm glúten. Por isso, quando se consome muitos produtos alimentares fabricados para não conterem glúten, pode-se estar a consumir muito arsénico.)

Há que ter a perceção dos elementos utilizados para tornar atraente uma etiqueta num produto alimentar. Como bons seres humanos, conscientes, sentimo-nos atraídos por palavras como *natural, sustentável, práticas de trabalho justas, biológico* e *integral*. Como deve ser. Mas tentemos ver o outro lado, porque muitas vezes existe mais do que um. Uma coisa que parece tão obviamente boa e certa pode não ser nada disto. Há vários anos, um amigo meu frequentou um curso de debates, e uma das tarefas consistiu em debater o tema da reciclagem. Ele recebeu a incumbência de apresentar os argumentos contra. «Vais perder. Não há nada de mau na reciclagem. É tudo bom. É a coisa certa a fazer», disse-lhe. Mas ele já tinha dedicado algum tempo a refletir sobre o assunto: «E as emissões lançadas pelos camiões de reciclagem? Os fumos emitidos pelas centrais de reciclagem e o trabalho desperdiçado pelos empregados que têm de selecionar o lixo colocado nos contentores de reciclagem e que não é reciclável? Pensas que toda a gente limpa os restos das embalagens do *take away* antes de as atirar para os contentores da reciclagem? Isto apenas aumenta o desperdício desnecessário». *Touché*. Ganhou também o debate realizado na aula.

Se bem que a reciclagem *seja* uma mais-valia crucial para a longevidade do planeta, existe sempre outra face naquilo que parece inquestionavelmente bom. É tanto o trabalho, os recursos e a energia despendidos com os alimentos, seja para lhes adicionar vantagens, seja para lhes retirar as desvantagens, que, tal como acontece com a reciclagem, isso pode ter custos no pior dos casos, ou não ter benefícios no melhor dos casos, para os alimentos supostamente nutricionais. Talvez ainda mais notório do que estes esforços desnecessários para retirar a gordura, adicionar vitaminas, evitar os aditivos ou libertar os alimentos do que pode ser nocivo sejam as etiquetas dos produtos alimentares garantindo alguma coisa que não existe, embora isso não fosse assim inicialmente. Chupa-chupas sem glúten, café sem adição de açúcar e sumos sem gordura, só para citar alguns casos. Meras ilusões.

A verdade é que não existe quase nenhuma regulamentação, por parte de qualquer grupo ou agência governamental, acerca da maioria da rotulagem dos produtos alimentares. E as etiquetas que estão regulamentadas significam pouco no que se refere ao valor nutricional. Isto aplica-se à abordagem de *marketing* para os alimentos embalados, mas também aos alimentos supostamente frescos, sejam eles *diretamente da quinta, apanhado de fresco* ou *frescura garantida.* Há alguns verões, viajei com a minha família até à Grécia. Passámos algumas noites num pequeno hotel rural, gerido por uma família. O hotel servia vegetais da sua horta, ovos das suas galinhas e fruta das suas árvores. A comida era fresca. Diretamente da quinta. O iogurte era, fácil de adivinhar, grego. Mas chamavam-lhe apenas comida. Os gregos caminham muito porque é assim que se deslocam. Comem quando têm fome e param de comer quando estão saciados. Os alimentos não têm etiquetas – apenas tinham bom sabor e eram saudáveis. Na sua maioria, os gregos tinham também um aspeto saudável – não se assemelhavam a Adónis perfeitamente tonificados, mas também não se pareciam com querubins obesos.

Agora, vamos dar uma volta pelo supermercado local e ver o que encontramos. Quando chegarmos ao fim desta volta, teremos poupado muito dinheiro.

Com aspeto de frescos

Muitos nutricionistas recomendam que iniciemos as compras pelos corredores periféricos – os que exibem a fruta e os vegetais, os lacticínios, as carnes, os ovos e o peixe. Muitos dos artigos que aí se vendem não ostentam etiquetas com o valor nutricional. Os corredores centrais, por outro lado, estão repletos de alimentos processados e embalados, com prolixas etiquetas com os valores nutricionais e com maiores probabilidades de conterem ingredientes artificiais, muitos dos quais um bioquímico teria dificuldade em pronunciar. Por isso, comecemos pelas coisas saudáveis – as boas velhas frutas e os vegetais.

Hoje em dia, a maioria dos mercados vende produtos biológicos e da agricultura convencional. Como escolher? Os compradores conscientes das questões de saúde optarão, na maior parte dos casos, pelos produtos biológicos, ainda que o preço seja consideravelmente mais elevado. Mas pergunte-se a esses compradores o que estão a pagar, e muitos não saberão a definição exata de *biológico*.

A indústria dos alimentos biológicos movimenta milhares de milhões de dólares. Têm de ser cumpridas as rigorosas diretivas governamentais para que um alimento possa merecer a etiqueta de biológico, e tudo isso tem que ver com a quinta que produz esse alimento. O Departamento de Agricultura dos Estados Unidos (USDA) regulamenta se um alimento pode ser classificado como biológico, mas evidentemente que nada é assim tão simples, sobretudo uma etiqueta. *Biológico*, quer se refira às frutas e aos legumes, à carne, aos ovos, ao leite ou a outros produtos, significa que o agricultor não utilizou pesticidas nem fertilizantes sintéticos, e que aos animais não foram administrados antibióticos nem hormonas. Os produtos com a etiqueta de biológicos têm de ser no mínimo 95 por cento biológicos; os produtos cuja etiqueta disser cem por cento biológicos devem conter, fácil de adivinhar, cem por cento de materiais biológicos. Mas veja-se com atenção: o que muitas etiquetas dizem é *feito com ingredientes biológicos*. O USDA determina que pelo menos 70 por cento destes ingredientes têm de ser biológicos e que nenhum pode conter organismos geneticamente modificados (GMO). Mas o que significa isto para o consumo, bem como para a sustentabilidade agrícola ecológica? Sabemos que a maioria dos alimentos biológicos é mais cara do que os da agricultura convencional, mas será a alimentação biológica mais saudável? Para alguns produtos, sim; mas para a maior parte deles, não.

Os produtos biológicos não contêm mais valor nutricional do que os não biológicos.[2] Um estudo de 2012 publicado no *Annals of Internal Medicine* passou em revista centenas de outros estudos que analisavam se os alimentos biológicos eram mais saudáveis do que os produzidos convencionalmente.[3] Na maior parte dos casos, as centenas de estudos passados em revista por esses investigadores não encontraram nenhuma diferença na saúde das pessoas que comiam alimentos biológicos *versus* as que se alimentavam de produtos convencionais. Sim, havia mais pesticidas nos produtos convencionais, mas mesmo estes níveis eram insignificantes para a saúde do consumidor. A alimentação biológica seguida pelas grávidas não conduziu a menos alergias alimentares nos filhos e o teor de vitaminas nos dois tipos de produtos tinha poucas diferenças. Para muitos alimentos, tais como as frutas e os vegetais com casca (por exemplo, bananas, citrinos e leguminosas), o uso de pesticidas ou o tipo de fertilizante não faz diferença nenhuma. As frutas e os vegetais com pele espessa, como as mangas, ananases, abacates, melões e beringelas, não apresentam praticamente resíduos de pesticidas na parte comestível, por isso, poupe dinheiro e compre os produzidos de modo convencional. Surpreendentemente, mesmo os vegetais sem casca grossa, como os espargos, cogumelos, couve-flor e cebolas, têm poucos ou nenhuns pesticidas, o que os torna seguros, mesmo que não sejam biológicos.[4] Quando quantificamos os resultados nutricionais com base na ingestão de alimentos produzidos convencionalmente *versus* alimentos produzidos biologicamente, é quase impossível destrinçar as diferenças. Existem demasiadas variáveis, tais como o consumo total, os níveis de atividade e, talvez mais importante, o metabolismo basal dos indivíduos. Nem toda a gente digere o mesmo alimento à mesma velocidade; nem toda a gente absorve os nutrientes de forma idêntica, mesmo que tenha ingerido alimentos idênticos.

Craig Underwood, proprietário e explorador das Underwood Family Farms em Moorpark, na Califórnia, conhece demasiado bem os chavões que circulam acerca da saúde e segurança e que têm alimentado os medos dos consumidores com as frutas e os vegetais «cultivados convencionalmente». Afirma sem hesitações que, se bem que o termo *biológico* signifique sem pesticidas, muitos são seguros; de facto, bem mais seguros do que as pragas que ajudam a eliminar. A maioria das frutas e dos legumes pulverizados recebe quantidades ínfimas de pesticida, semelhantes a uma gota no oceano. «As maçãs contêm sementes com cianeto e as peras contêm formaldeído, mas comemo-las e sobrevivemos para falar do assunto.» Estando no negócio da agricultura há décadas, Underwood assistiu a uma mudança do termo *comprar biológico* no sentido de denotar um pressuposto que é maioritariamente infundado. Se bem que os regulamentos sobre a utilização de fertilizantes e os pesticidas sejam essenciais, a conotação negativa de tudo o que seja exterior, ou não «natural», tornou-se um instrumento de *marketing* sem igual. Underwood adora recordar que atualmente existe tabaco de produção biológica, apesar de a nicotina ser um pesticida bem conhecido e eficaz, para já não dizer uma toxina quando inalada ou mastigada. Assim como se pode tomar café «sem glúten», também o termo *biológico* é excessivo em relação a alimentos que são tão robustos que nem necessitariam de pesticidas. «As pessoas deviam deixar de se preocupar com a secção de frutas e vegetais dos supermercados. São os produtos dos corredores centrais [ou seja, os salgadinhos fritos, os refrigerantes e os produtos da panificação] que podem matá-las.» Sábias palavras, Sr. Underwood.

Então e a etiqueta *diretamente da quinta*? Que tipo de quinta e qual o grau de frescura? Ao invés do que se poderia pensar, as frutas e os vegetais podem apresentar a etiqueta de produtos frescos desde que não tenham sido cozinhados nem congelados.[5] Mas, ainda que não tenham sido embalados para o corredor dos congelados, podem ser conservados no frio ou em contentores e continuarem a ser vendidos como frescos. As frutas e os vegetais frescos nos mercados de camponeses estão isentos dos regulamentos mais recentes sobre segurança dos alimentos; portanto, o que significa isso em termos de riscos para a saúde? Se forem produzidos em quintas biológicas, as frutas e os vegetais podem não conter pesticidas, mas podem estar cobertos de cera, o que não é terrivelmente perigoso, mas quem quer comer fruta coberta de cera? Em definitivo, não acabou de chegar da árvore nesse dia. E o que é melhor: fresca, enlatada ou congelada? Muitas frutas congeladas, em especial as bagas vermelhas, possuem o mesmo teor de vitaminas e fibras que as não congeladas (ou até mais, porque são apanhadas no auge da madureza e congeladas instantaneamente, ao contrário das colhidas antes de estarem bem maduras, a fim de sobreviverem à longa viagem até à secção de produtos frescos). Este é um aspeto crucial, pois as bagas e outras frutas saudáveis congeladas podem ser compradas e guardadas durante o ano inteiro e são significativamente mais acessíveis do que as variedades frescas, sobretudo fora da época. Muitos consumidores ignoram o corredor das frutas congeladas ou vegetais congelados e compram apenas os frescos. Mas estes produtos congelados podem ser nutricionalmente mais ricos, assim como mais acessíveis e de maior duração. As frutas e os vegetais enlatados, por outro lado, são menos aconselháveis. Se bem que alguns contenham quantidades semelhantes de vitaminas e fibras, muitos perdem os benefícios das frutas e dos vegetais (sobretudo as vitaminas e fibras) durante o processo de conserva, quando são cozinhados ao ponto de ficarem com uma consistência quase gelatinosa. Piores ainda são as frutas enlatadas num xarope doce, que acrescenta à mistura açúcar desnecessário.

Negócios de peixe

Independentemente das restrições determinadas pelo tipo de alimentação de cada um – vegana, pescetariana, *kosher* ou outra –, visitemos agora a secção das carnes, onde podemos escolher entre carne vermelha, peixe e aves. Alguns são capturados no estado selvagem e outros são criados em quintas ou viveiros.[6] A pergunta então passa a ser: será que estas quintas utilizam as práticas tradicionais ou que estes produtos são acompanhados de uma etiqueta de *animais criados em liberdade*? Com que foram alimentados? Foram-lhes administradas hormonas e/ou antibióticos? E, mais importante, alguma destas coisas faz diferença?[7]

Deixem-me dizer uma coisa: nos EUA, não comemos peixe suficiente. Muitas pessoas evitam-no simplesmente porque não gostam de peixe. Mas possui um elevado teor de proteínas de qualidade, poucas gorduras e um alto teor dos famosos ácidos gordos ómega 3, que podem reduzir as doenças cardíacas e os acidentes vasculares cerebrais. O peixe capturado em estado selvagem apresenta cada vez maiores quantidades de substâncias químicas, como o mercúrio e os PCB (um grupo de químicos fabricados pelo homem e proibidos em 1979 nos EUA, que perduram no ambiente e se acumulam no peixe), provenientes dos oceanos, rios e lagos poluídos, alguns dos quais estão a registar um excesso de capturas e a tornar-se perigosos. Mas, com tudo isso, certos tipos de peixe ainda proporcionam benefícios. Os piores criminosos são os peixes de longa vida e que estão no topo da cadeia alimentar. Estes gigantes do mar – como o marlim-preto, o atum, o tubarão, o espadarte, a cavala-verdadeira, o halibute, o atum-rabilho, a albacora, o peixe-paleta camelo e o lúcio – bioacumulam as toxinas dos peixes que estão abaixo deles na cadeia. O espadarte que come o atum que come o salmão que come as anchovas. Os peixes com menos probabilidades de serem contaminados são os mais pequenos e de vida curta: o salmão, o escamudo, as anchovas, as sardinhas, o arenque, o peixe-carvão-do-pacífico e o linguado. São estes os peixes que deve procurar quando planear as refeições.

A indústria da aquacultura surgiu entretanto e muitos peixes são criados em «quintas», num esforço para dar origem a pratos mais saudáveis. Mas (e há sempre um mas) estes viveiros podem estar também carregados de problemas – alterando o ecossistema à volta, poluindo os mares com resíduos orgânicos (as fezes dos peixes) e alterando as populações naturais das espécies que rodeiam estes viveiros. Ainda não foi tomada nenhuma decisão quanto à escolha entre as espécies capturadas no seu ambiente natural e o peixe criado em viveiros. Sabe-se que determinadas espécies contêm mais mercúrio do que outras e a sua ingestão por mulheres grávidas e crianças muito pequenas deve ser limitada, mas a preocupação geral com o peixe é não ser consumido em quantidade suficiente. O peixe deve apresentar a etiqueta *de aquacultura, capturado no estado selvagem, congelado em fresco* e *sem corantes adicionados*. Mas consumam peixe e não se preocupem demasiado com as etiquetas. Se tiver a possibilidade de escolher entre, digamos, o salmão e o espadarte, prefira o mais pequeno (o salmão).

Quando pensamos em OGM, vêm-nos muitas vezes à ideia frutas e vegetais cozinhados em micro-ondas. Mas as águas dos oceanos estão a ficar repletas de megapeixes. Atendendo a que as modificações genéticas podem ocorrer a todos os níveis, incluindo nos seres humanos, os peixes não ficaram de fora. A empresa AquaBounty Technologies desenvolveu uma estirpe de salmão que pode crescer cinco vezes mais do que a variedade não modificada geneticamente. Dado que o gene adicionado se encontra numa estirpe de peixe existente, a etiqueta OGM não é exigida pela FDA dos Estados Unidos. As preocupações em torno do envio deste peixe de viveiro para os oceanos, alterando assim o ecossistema natural, é tema de um debate acalorado.[8] Para já, mantenho-me fiel ao peixe capturado no mar – não criado em aquários-fábrica.

Tão certo como os ovos serem ovos

A secção dos ovos, que pode ocupar uma extensa área na zona de refrigeração, é ampla. As escolhas costumavam ser bem simples: brancos, castanhos, grandes ou pequenos. E a classe – esse carimbo eterno do USDA que de alguma forma confere ao ovo o seu valor. Atribuir a um ovo determinada classe tem exclusivamente que ver com o aspeto da casca e indica apenas que a gema e a clara têm bom aspeto.[9] O carimbo não está relacionado com segurança, ausência de contaminação ou qualidade das galinhas. Alguma vez os leitores compraram um ovo de classe B? Eu nunca vi um carimbo de classe B, mas eles existem e são escassamente inferiores aos vizinhos da classe A. Pobres embriões de galinha da classe B acima da média! Nunca serão aceites numa universidade de topo dos ovos juntamente com os B! Mas as classes já não são o aspeto crucial, porque agora temos também opções acerca da maneira como as galinhas foram tratadas: ovos diretamente da quinta, ovos postos por galinhas criadas ao ar livre, ovos de galinhas que comeram comida biológica igual à que acabou de comprar e ovos cem por cento naturais.

Apesar do acesso às notícias sobre quintas reais, continuamos a preferir uma imagem bucólica da vida numa quinta – despertar cedo, galos a cantar, galinhas a cacarejar e biscoitos a serem cozidos no forno. O agricultor estereotipado (é sempre um homem) está lá fora desde cedo com o chapéu de palha, cumprimentando cada animal pelo nome ao mesmo tempo que distribui comida pelo galinheiro, atira com as sobras do jantar para a pocilga e entrega um molho de erva à vaca preferida. A mulher, com o avental, de ventre dilatado e feliz, faces rosadas, anda de um lado para o outro a cozinhar e aconchega os filhos debaixo da saia enquanto estes correm pela casa. Apaguem essa imagem! A vida no campo não é assim.

A agricultura é uma parte incrivelmente importante do abastecimento de alimentos para o nosso planeta, mas já não é o Agricultor John e a Esposa Jane. E as «quintas» onde se produzem os ovos que chegam frescos da quinta e por onde as galinhas vagueiam em liberdade são tudo menos frescas ou livres. As galinhas criadas na quinta vivem em gaiolas, com muitas gaiolas no mesmo espaço. Até há pouco tempo, cada galinha dispunha de 4,5 decímetros quadrados de espaço. Ou seja, cerca de 20 centímetros por 20 centímetros, o tamanho da assadeira mais pequena que a leitora tem em casa. Algumas quintas aumentaram agora esse espaço para 7,5 decímetros quadrados – e, para lhe poupar o cálculo, é cerca de 27 centímetros por 27 centímetros – por galinha. *Diretamente da quinta* não significa nada. E os animais que estão fora das gaiolas vivem em celeiros enormes e superlotados. Cada uma delas dispõe de 9,2 decímetros quadrados de espaço. As que estão em liberdade têm a sorte de ter uns minutos por dia para esticar as patas, mas mesmo estas são mantidas em instalações incrivelmente apertadas. E porque vivem em instalações tão apertadas, sem as barreiras das gaiolas a separá-las, têm o dobro das probabilidades de morrer, devido a doenças ou porque se matam umas às outras à bicada, das amigas de penas mantidas em gaiolas. Estas fileiras, já agora, são mais pequenas do que este livro. Assim, as galinhas mantidas amontoadas ao ar livre, alimentadas com produtos da quinta, sem gaiolas e frescas põem os ovos «diretamente da quinta» e «ao ar livre» que o leitor compra. E são biológicos![10]

Quanto às etiquetas que dizem que os ovos são *sem hormonas* e *sem antibióticos*, não se deixem enganar. A lei norte-americana proíbe a injeção de hormonas nas galinhas, embora lhes sejam administrados antibióticos juntamente com os seus vizinhos bovinos. E, ainda que recebam hormonas, estas não se mantêm ativas depois de terem sido digeridas (e, se estivessem ativas, os diabéticos não teriam de se injetar com insulina – bastar-lhes-ia tomar um comprimido!). Os antibióticos, por outro lado, continuam a causar confusão na indústria alimentar – não apenas nas galinhas, mas na maior parte da carne criada em quintas e que consumimos. Assim como dar antibióticos aos seres humanos conduz desnecessariamente a uma resistência aos antibióticos e a infeções mais agressivas, que já não podem ser tratadas com antibióticos, o mesmo se passa com as aves. Quando um ovo é injetado (sim, os ovos são injetados com antibióticos, um por um, antes de serem chocados), os micróbios mais fortes sobrevivem, levando a uma resistência generalizada aos antibióticos entre as aves de capoeira.[11] Incluir certas garantias nas etiquetas tornará os ovos tão saudáveis como o café sem glúten. E o que deveriam comer estas galinhas (não tão) brincalhonas? Muitas embalagens de ovos, ou de derivados da galinha, garantirão que as suas galinhas são vegetarianas. Bem, isto não é assim tão bom. As galinhas são omnívoras e vivem tanto de vermes como de grãos que encontram ao ar livre. A matéria vegetal com que as alimentam é uma ração à base de milho, carregada de aminoácidos.

Tem leite biológico?

Naquelas quintas, as vacas precisam de ser ordenhadas! Há vacas que andam ao ar livre, vacas alimentadas biologicamente, vacas às quais são administradas hormonas e vacas às quais são dados antibióticos. Vacas autorizadas a deambular e vacas que estão encerradas. Vacas que produzem leite biológico. Vacas que não necessitam de que o seu leite seja pasteurizado. E, depois, há a gordura: sem gordura/desnatado, magro, com baixo teor de gordura, com gordura reduzida, normal. As compras de leite biológico, especialmente em lares onde existem crianças pequenas, são uma das principais razões por que a Associação de Comércio Biológico, nos Estados Unidos, passou de uma indústria de 3000 milhões de dólares anuais para mais de 30 000 milhões. As preocupações crescentes em torno dos aditivos no leite, como as hormonas do crescimento e hormonas sexuais, e dos pesticidas na alimentação do gado e dos antibióticos administrados às vacas têm aumentado as dúvidas dos consumidores acerca do leite não classificado como biológico. Os conteúdos de vitaminas, proteínas, sais minerais e gordura são os mesmos no leite biológico e no leite processado convencionalmente.

Nunca prestei atenção à marca do leite que consumia até os meus filhos nascerem. Em criança, eu e os meus amigos bebíamos aquilo a que chamávamos «leite azul» (imagino que a desnatação lhe daria uma tonalidade azulada). Mantive este hábito até à idade adulta. Nos raros momentos em que consumi leite integral, tive a sensação de estar a beber gelado. Mas, quando os meus filhos alcançaram a idade de beber leite de vaca, também passei a fazer parte do megamercado dos maníacos do leite. Comprava leite integral biológico, de preferência o que apresentava etiquetas com o maior número possível de *com* e *sem*: com adição de DHA! Extraído de vacas sem exposição à rBGH! Com vitamina D e cálcio! E o meu preferido, demonstrando a idiota que era: as nossas vacas são vacas felizes! Sim, continuo a comprar leite biológico, mas sobretudo por uma questão de hábito. O produto regular serve sem dúvida para mim (e para a minha família). E não tenho tanta certeza de que provenha de vacas particularmente felizes.

O grande malvado é o leite cru, ou seja, não pasteurizado. Esta variedade pseudossaudável não é biológica – não foi submetida à pasteurização, um processo de remoção das bactérias prejudiciais desenvolvido por Louis Pasteur em finais do século XIX. O leite cru possui patogenos conhecidos, tais como a salmonela, a *E. coli* e a listeria, para citar apenas alguns, e responsável por inúmeros surtos de doenças humanas. Não é recomendado pela Academia Americana de Pediatria, nem pelos centros para a prevenção e controlo da doença, nem pela FDA.[12]

Portanto, o leite tem aditivos – o DHA é uma grande ferramenta de *marketing*. Tal como acontece com a maioria das siglas, grande parte das pessoas jura não saber o que ela quer dizer, nem como supostamente funciona. E decerto não sabem também as implicações diretas da sua adição ao leite ou a qualquer outro produto. O DHA, ou *ácido docosahexaenoico*, é um ácido gordo ómega 3 altamente insaturado (HUFA). Encontra-se em estado natural nas algas marinhas e, como tal, em determinados tipos de alimentos provenientes do mar. Está também presente no leite humano e é importante para o desenvolvimento do cérebro e dos olhos dos bebés.[13] Uma vez que tem sido relacionado com o desenvolvimento neuronal, existem numerosos estudos a avaliar se ele pode ter algum impacto em transtornos neurológicos, especialmente nas crianças. O DHA é adicionado ao leite comprado em estabelecimentos comerciais, ou tomado em suplementos, numa tentativa de evitar transtornos do desenvolvimento, incluindo do espetro do TDAH e do autismo. Alguns estudos demonstram os benefícios potenciais dos ácidos gordos ómega 3 no tratamento da doença bipolar nos adultos.[14] No entanto, os organismos de vigilância da indústria alimentar biológica rebelaram-se quando correu a notícia de que o DHA adicionado em produtos biológicos, incluindo o leite, era processado sinteticamente.[15] Embora o DHA seja sempre DHA, independentemente da maneira como é processado, muita gente ficou doida com a ideia de uma substância sintética estar a ser adicionada a alimentos rotulados como biológicos. Apesar de a FDA exigir que a etiqueta de biológico seja aplicada aos produtos que contêm apenas ingredientes biológicos, a agência permitiu que o DHA se mantivesse.[16]

Além disso, estes produtos nos quais foi introduzido DHA incluem os OGM.[17] Os organismos de vigilância da indústria alegam também que o DHA sintético contém substâncias nocivas chamadas hexanos, que se pensa serem neurotóxicas, fazendo mais mal do que bem ao nosso sistema nervoso. Aqui está a conclusão: o DHA é uma substância essencial para um desenvolvimento adequado dos olhos (especificamente da retina) e do cérebro nos primeiros seis meses de vida. O leite materno contém DHA e as fórmulas para lactentes também devem contê-lo, no caso de a criança estar a ser alimentada com fórmula além do leite materno, ou em vez deste. Mas, depois de adicionado, o DHA, OGM, sintético ou biológico, é provável que não faça diferença nenhuma.[18] Recentemente, surgiram evidências de que o DHA adicionado não faz diferença nenhuma no desenvolvimento de um bebé ou de uma criança. Também não os torna mais inteligentes.[19]

Só a abordagem aos benefícios reais ou supostos do DHA – seja ele biológico ou no quadro da outra miríade de vantagens, tais como *sem rBGH* (hormona de crescimento bovina recombinante); *sem lactose; produzido sem uso de pesticidas, antibióticos ou hormonas; as nossas vacas produzem leite da maneira natural*; ou *uma vaca vivendo em ambiente higiénico… produz realmente bom leite* – é suficiente para levar um consumidor a beber leite. Mas estas etiquetas, com ou sem utilização do termo *biológico*, funcionam a nível de *marketing*. As pessoas pagarão de bom grado um pouco mais por um produto que garante ser mais saudável. Existe inclusive uma expressão para isto: a *função dos preços hedónicos*. Quando se trata dos supostos benefícios para a saúde (ou ausência de prejuízos), o hedonismo impõe-se. Para grande surpresa minha, e provavelmente dos leitores, a Academia Americana de Pediatria chegou à conclusão de que a maior parte dos artigos com estas etiquetas fazem pouca ou nenhuma diferença, incluindo a rBGH, que afeta as vacas, mas não o leite. Nem os antibióticos, os pesticidas ou a comida biológica para vacas.[20]

Os argumentos quanto aos benefícios dos lacticínios incluem vitaminas, minerais e proteínas. Os produtos lácteos contêm quantidades significativas de vitamina D, cálcio e proteínas. Mas como é que as etiquetas reclamam *fonte de, boa fonte de, excelente fonte de* ou *elevado teor de...*? Outros produtos lácteos, como o iogurte, podem adicionar algumas vantagens através das etiquetas *culturas ativas, probióticos* e *grego* (o iogurte grego é iogurte normal, mas com um conteúdo de água bem menor. Isto cria um aroma e sabor mais rico, com relativamente mais proteínas por dose. Na Grécia, chamam-lhe iogurte.)

Uma vez que os lacticínios têm tantas boas propriedades, vejamos o que estes termos significam realmente A maioria das vacas que produzem leite fá-lo em fábricas, mesmo que sejam designadas quintas. Será uma fábrica numa quinta, mas é, ainda assim, uma fábrica. Apague-se a imagem do agricultor sentado num banquinho de mungir, a espremer cada teta, esperando que a *Elsie* não lhe dê um coice ocasional nem lhe esguiche leite para os olhos. As quintas de produção de leite são fábricas de grandes dimensões, mecanizadas, automatizadas, onde as vacas se mantêm de pé em instalações apertadas durante grande parte do dia, enquanto o leite lhes é extraído por máquinas. Não para dentro de baldes, mas para dentro de outras máquinas, onde começa o processamento. Este é o leite *diretamente da quinta*. As vitaminas, os minerais e as proteínas existem naturalmente no leite, assim como uma pequena percentagem de gordura (o leite gordo tem quatro por cento, o leite meio gordo entre um e dois por cento e o leite magro zero por cento). Os múltiplos tipos de leite têm uma diferença surpreendentemente pequena no que se refere ao conteúdo de gordura, mas, quanto mais baixo for este conteúdo de gordura, mais baixo também o conteúdo de proteínas e mais alto o conteúdo relativo de açúcar. Por isso, talvez estejamos a reduzir algumas (poucas) calorias quando bebemos as versões meio gordo e magro, mas estamos também, sem o saber, a adicionar algum açúcar ao copo. O leite contém também naturalmente o açúcar lactose. Muitas pessoas queixam-se de ter uma alergia ao leite e/ou aos lacticínios, quando se trata de uma intolerância ou sensibilidade à lactose. A lactose é um açúcar dissacárido, o que significa que é duplo, ou complexo. Os sistemas digestivos contêm a enzima láctase, que decompõe a lactose nos açúcares simples glucose e galactose.

O leite sem lactose chega ao consumidor com este processo já feito. A glucose e a galactose têm um sabor ligeiramente mais doce do que a lactose, razão pela qual o leite sem lactose pode parecer mais doce.

A vitamina D e o cálcio existem naturalmente no leite, mas será em quantidades substanciais? Sim. Sempre fui uma grande defensora do leite e produtos lácteos, que na última década tão má reputação adquiriram. Há pais que juram que as infeções dos ouvidos dos filhos desaparecem depois de lhes retirarem os lacticínios da alimentação. Não! Por favor, nem pensem uma coisa dessas! Se uma criança tomar um biberão ou um copo de leite quando já estiver deitada, no momento preciso antes de adormecer, então, sim, esse tipo de consumo de lacticínios pode levar ao aparecimento de cáries, congestão nasal ou infeções nos ouvidos. Se estiverem deitados de costas, em especial se se tratar de bebés ou crianças muito pequenas, o leite tende a alojar-se no fundo da garganta ou na parte superior do esófago. Pode facilmente encaminhar-se para o fundo da garganta, em direção à parte posterior do nariz. É aí que os ouvidos fazem a drenagem, e a presença de leite espesso na parte posterior do nariz pode provocar uma má drenagem dos ouvidos, congestão nasal e infeções nos ouvidos. O açúcar do leite num biberão ou num copo pode provocar aquilo a que se chama «cáries do biberão», visíveis em bebés mais velhos ou crianças muito pequenas que mantêm um biberão na boca durante horas a fio. O dano nos dentes pode ser feito até ao nível das gengivas, pelo que mesmo os bebés que ainda não têm dentes estão em risco de apresentar cáries no futuro, como consequência de levarem o biberão para a cama. Mas os lacticínios não estão associados às infeções dos ouvidos, à congestão nasal ou às cáries. Há também quem considere que podem provocar ou prolongar constipações. Por isso, muitos dos meus doentes têm a impressão de que comer guloseimas como um gelado ou outro produto lácteo depois de uma cirurgia às amígdalas está fora de questão. Porquê? Não há evidência de que atrase a recuperação ou provoque outro tipo de problemas. Uma criança com a garganta dorida a quem derem um gelado é uma criança feliz.

No centro

Os corredores centrais do supermercado são talvez os mais carregados de etiquetas. Quase todos os produtos garantem ter mais coisas benéficas e menos coisas prejudiciais. Ou ambas. *Boa fonte de cálcio! Baixo teor de gorduras saturadas! Alto teor de fibras! Enriquecido com cereais integrais!* Além de *excelente fonte de*, *feito com*, *contém* e *repleto de*, num esforço para enaltecer a aparente salubridade dos produtos e influenciar o cliente no sentido de comprar. As outras abordagens são *baixo teor de açúcar*, *baixo teor de gorduras*, *cereal integral* e *cem por cento natural*. Muitos destes termos não são objeto de grande regulamentação. Por exemplo, para um produto se apresentar como *boa fonte de* (algo de bom, sem dúvida), necessita de ter apenas 10 a 19 por cento de VD (valor diário) da RACC (quantidade de referência habitualmente consumida). Isto é ínfimo, mas soa bem. E podemos ter a certeza de que, se a boa fonte das vantagens e semelhantes exigir um mínimo de dez por cento, os fabricantes cumprirão o mínimo e não o máximo.[21]

As designações *feito com* ou um *toque de* significam muito perto de nada. Adoro o chá verde biológico *Tazo*. As quatro palavras na embalagem suscitam o interesse: *Tazo*, uma marca saudável, *biológico*, *verde* e *chá*. Saúde dentro de uma garrafa! Mas ainda há melhor: *com um ligeiro toque de doçura*. Sim, 30 gramas de açúcar por cada dose. Um toque que não é tão ligeiro. Gosto das etiquetas que são sinceras: *contém dez por cento de sumo de fruta verdadeiro!* (Ponto de exclamação incluído!). Encham com água um copo de 2,5 decilitros. Adicionem três colheres de sopa de açúcar. Depois, adicionem meio copo de *shot* de sumo – e aí têm os vossos dez por cento. E, já que falamos deste assunto, os comentários que este sumo recebe na imprensa são demasiado elogiosos para aquilo que ele vale. Bem melhores são os brutalmente honestos: *não contém fruta verdadeira*. Assim é que é falar.

A maioria dos sumos tem pouco ou nenhum valor nutricional – mesmo os que contêm cem por cento de fruta – porque o valor estava na fruta, que foi despojada da fibra, a componente mais importante, para ser transformada em sumo. Alguns sumos, como os de maçã ou de laranja, têm alguma vitamina C, mas na maior parte dos casos o elevado conteúdo de açúcar, mesmo nos sumos que são cem por cento fruta, excede em muito qualquer benefício das vitaminas. Quando os meus filhos eram mais pequenos, eles sabiam que o sumo era uma coisa que bebiam nas festas de aniversário e sabiam que eu lhes chamava água açucarada, que é o que são de facto. Mas eram sempre bem-educados e diziam à anfitriã: «Obrigado pela água açucarada!» A anfitriã fazia uma expressão de perplexidade e entregava-me a fatia de bolo com uma careta.

Com o passar dos anos, o açúcar foi considerado cada vez mais um vilão, e em grande parte é uma fama bem merecida. Tornou-se um ingrediente cada vez mais proeminente nos alimentos de baixo teor de gordura, com a noção errada de que baixo teor de gorduras deve ser igual a baixo teor de calorias e igual a saudável. Nos anos de 1970, a geração do baixo teor de gorduras levou ao aparecimento de alimentos com um conteúdo cada vez mais elevado de açúcar. Este facto conduziu a mais casos de obesidade, não a menos. A mais diabetes do tipo 2, não a menos, e até a mais doenças cardíacas e hepáticas.

No entanto, mesmo o condenável açúcar não é assim tão mau. Se bem que possa conduzir a uma longa lista de doenças crónicas preveníveis, não é a substância nociva que alguns pensam que salpica as células para alimentar o cancro. Um pequeno mas crescente grupo de oncologistas, e consequentemente de doentes de cancro, adere à noção de que, uma vez que as células cancerosas necessitam de açúcar para crescer, uma alimentação sem açúcar pode tratar ou até curar o cancro. Dietas com baixo teor de açúcar e centros naturopatas de «desintoxicação» anticancro ganham dinheiro com isto. Esta noção é uma interpretação errónea do chamado «efeito de Warburg». Warburg foi um cientista que demonstrou que as células, sobretudo as cancerosas que crescem rapidamente, necessitam de açúcar para a sua energia e multiplicação. Porém, isto não está diretamente correlacionado com o açúcar incluído na nossa alimentação. Lá porque as células numa placa de Petri precisam de açúcar para crescer, isso não tem nenhum efeito no crescimento do cancro nos seres humanos.

As plantas fornecem-nos oxigénio. Mas, se estivermos com falta de ar, acaso vamos cheirar uma flor? Não obstante, muitos médicos duvidosos e pacientes desesperados subscrevem esta falácia do açúcar.

Um paciente que conheci, com um cancro da língua curável, optou por uma alimentação sem açúcar em vez da cirurgia. O cancro cresceu veloz, invadindo estruturas vitais, e o paciente deixou de ser operável. Quando tomou consciência de que a dieta sem açúcar não era opção, concordou em submeter-se a tratamentos de quimioterapia e radioterapia. Mas o cancro espalhara-se tão rapidamente durante a dieta sem tratamento, que ele não reagiu a estas terapias de salvamento. Perdeu a capacidade de comer e de falar e, mais tarde, viu-se incapaz de respirar porque o tumor lhe bloqueou as vias respiratórias. Submeteu-se à colocação paliativa de um tubo de traqueotomia e morreu semanas mais tarde, num lar.

O açúcar na alimentação está também falsamente relacionado com as infeções provocadas por fungos. Não é assim. Adoro a maneira como um médico explica o fenómeno: «A ligação entre o consumo de açúcar e os fungos é um mito urbano, perpetuado, ao que parece, por muitos profissionais de saúde, bem-intencionados, mas mal informados, bem como por vendedores de banha da cobra (sabem, aqueles que querem vender-vos as purificações, as dietas e os livros e os livros destinados a ajudar as pessoas a libertar o corpo de fungos)».[22]

Ao procurar alimentos saudáveis na esperança de se ser saudável, a boa forma física triunfa sobre a gordura. Por outras palavras, a obsessão com a magreza existente na nossa cultura pode ser fatal. Muitas pessoas bem-intencionadas que iniciam uma dieta perdem este aspeto de vista. As gorduras saudáveis fazem parte de uma dieta saudável. Alguns produtos com baixo teor de gordura ou sem gordura perdem tanto do seu valor nutritivo, ao substituírem a gordura por açúcar, ou a falsa gordura por falso açúcar, que as calorias «poupadas» dificilmente compensam. O Dr. Carl Lavie, autor de *The Obesity Paradox*, demonstrou que as pessoas sem gorduras não são necessariamente mais saudáveis, a curto ou longo prazo.[23] E pode-se apresentar um aspeto magro e, ainda assim, ter demasiada gordura visceral – gordura nociva profundamente acumulada na secção intermédia do corpo à volta dos órgãos vitais, o que aumenta o risco de distúrbios metabólicos e até de mortalidade em geral. Por isso, talvez não precise de perder esses últimos cinco quilos, em particular se já tiver mais de 50 anos e um risco mais elevado de todos esses tipos de doenças amplamente relacionadas com o envelhecimento. Infelizmente, aqueles que se concentram em omitir elementos específicos da alimentação (inclusive, para fins de dieta, o açúcar e a gordura) compensam as calorias com escolhas pouco saudáveis. Investigações recentes demonstram que é mais importante concentrarmo-nos em continuar ativos do que insistir só na dieta. O movimento constante pode fazer mais pela nossa saúde – e pelo nosso metabolismo – do que qualquer dieta especial.

ALERTA CONTRA OS MITOS

- A maior parte dos rótulos dos produtos alimentares não é regulamentada por nenhum grupo nem agência governamental. Os que são regulamentados dizem pouco acerca do valor nutricional.
- Biológico não é equivalente a saudável; para alguns produtos, sim; mas para muitos, não.
- Consuma peixe capturado no mar, não criado em viveiros.
- Os lacticínios não estão associados às infeções dos ouvidos, congestão nasal, cáries ou constipações mais prolongadas.
- Não se pode prevenir (ou curar) o cancro só através da alimentação.
- Quando estiver a ler os rótulos, conheça os termos: *elevado teor de, boa fonte de, sem adição de açúcar*, etc.

7

AS ARMADILHAS DOS SUPLEMENTOS, PÓS E POÇÕES

Manter-se saudável e vigoroso sem tomar vitaminas

• Porque gostamos tanto de vitaminas? • Que vitaminas podem aumentar o risco de cancro? • O que acontece se um recém-nascido falhar uma injeção de vitamina K? • Os suplementos devem ser considerados medicamentos?

Nos EUA, metade dos adultos toma regularmente uma multivitamina, ou outra vitamina ou suplemento mineral. E 70 por cento das pessoas de 65 anos ou mais tomam vitaminas. Isto ultrapassa 12 000 milhões de dólares anuais. De acordo com a Universidade Johns Hopkins, esse dinheiro poderia ser mais bem gasto em fontes verdadeiras de vitaminas, como as frutas, os legumes, os hidratos de carbono saudáveis e os lacticínios. Num editorial publicado em 2013 na revista *Annals of Internal Medicine* intitulado «Já chega: parem de desperdiçar dinheiro em vitaminas e suplementos minerais», os investigadores da Johns Hopkins passaram em revista os dados, centrando-se em três estudos particularmente alarmantes.[1] Um deles foi uma análise de uma investigação abrangendo 450 000 pessoas e que concluiu que as multivitaminas não reduziam o risco de cancro nem de doença cardíaca. Outro estudo acompanhou a ingestão de multivitaminas por parte de 5947 homens e o seu funcionamento mental ao longo de 12 anos, concluindo que as multivitaminas não reduziam o risco de declínios mentais, sejam a maior lentidão de pensamento ou a perda de memória. O terceiro estudo incidiu sobre 1708 sobreviventes a ataque cardíaco, aleatoriamente divididos em dois grupos. Durante cinco anos, um grupo tomou uma dose elevada de multivitaminas e minerais, enquanto o outro tomou placebos (os pacientes, os médicos que os atendiam e o pessoal ligado ao estudo não sabiam se estavam a tomar placebos ou comprimidos de multivitaminas e minerais). A incidência de ataques cardíacos, cirurgias cardíacas e mortes num tempo posterior foi semelhante nos dois grupos.

Pior ainda, dois outros estudos de relevo, que se estenderam por mais de uma década e ficaram concluídos em 1995 depois de terem seguido dezenas de milhares de pessoas, demonstraram que a suplementação em betacaroteno e em vitamina E, em particular, podia ser nociva, aumentando significativamente o risco de cancro.[2] Um destes conduziu ao pioneiro Estudo Framingham sobre o Coração, terminado precocemente porque os investigadores descobriram que a ingestão de demasiado betacaroteno, que de início se pensou ser um suplemento preventivo do cancro, estava associada a um aumento significativo das mortes relacionadas com o cancro. Estes estudos têm sido rotineiramente noticiados nos meios de comunicação. Mas parece que não fazem alterar os hábitos das pessoas de consumirem suplementos nutricionais. Também não me influenciam. Tomo diariamente uma multivitamina. E vitamina C. Quando tenho uma constipação, perco a cabeça e tomo duas vitaminas C. E até tomo vitamina D e cálcio quando estou para aí virada. O meu marido também toma a sua dose e, até o nosso dentista me implorar que parasse, os meus filhos também recebiam todas as manhãs as suas gomas de multivitaminas.

A principal razão pela qual tomo vitaminas é o seu efeito de placebo. Como explico no capítulo 9, trata-se de ideia de que, se uma pessoa pensar que determinada coisa a ajuda, ajuda mesmo. Sinto-me «mais saudável». Sinto que, se os meus filhos abusarem das batatas fritas num dia e deixarem de lado o feijão-verde, poderão receber através da vitamina alguns dos nutrientes tão necessários.

No entanto, não tomarei doses exageradas de nada (duplicar ou triplicar a dose de vitamina C, chegando aos 1000 mg, é inútil, mas se for feito raramente é inofensivo) e nunca dependerei dos suplementos de vitaminas para sustentar a verdadeira saúde nutricional ou o bem-estar. Os reforços de vitaminas em bebidas são um completo desperdício de tempo e dinheiro. São perigosos? Talvez não. Existe alguma prova de que melhorem a saúde? Não. Trabalho com médicos e enfermeiros extremamente conhecedores da ciência e da medicina e também muito cuidadosos com a saúde. Fazem exercício físico de forma regular e com frequência terminam as sessões ingerindo batidos de alto teor de proteínas e sumos melhorados com megavitaminas. Os seus músculos desenvolvem-se mais por causa destas bebidas? Não. Mas estas bebidas reforçadas são prejudiciais? Não. Os seus músculos desenvolvem-se porque eles levantam pesos, nadam ou correm. Mas, também neste caso, cedo à tentação. Como cirurgiã atarefada, uma barra de proteínas da marca do mês é muitas vezes o meu almoço.

Rotineiramente, faço inquéritos, que não têm nada de científico, mas são divertidos, entre o pessoal médico – cirurgiões, enfermeiros, internos e assistentes médicos – acerca da ingestão de vitaminas. A pergunta simples «Toma vitaminas?» suscita algumas respostas bastante interessantes, e não há duas iguais:

– Não… mas devia.

– Não. Mas devia?

– Não, mas a minha mãe, que é farmacêutica, manda-me cálcio.

– Parei de tomar multivitaminas porque se me acabaram.

– Tomo vitaminas E, C, D, B12, uma multivitamina, glucosamina, cálcio e óleo de peixe.

– Nem por isso. Porquê?

– Pois… não, não tomo.

– Todos os dias.

– Eu não, mas os meus filhos tomam.

O consumo de vitaminas e suplementos continua a ser debatido, com o debate a estender-se muitas vezes ao reforço dos alimentos e bebidas com vitaminas e minerais. Os reforços imunitários incluídos nos batidos, nomeadamente a vitamina C em altas doses, têm por trás algum conceito científico? Pode-se tomar alguma coisa antes de iniciar uma viagem de avião que ajude a evitar apanhar uma constipação naquele ar sujo e de recirculação? A palmeira-anã é eficaz para a saúde da próstata? Parte das respostas já envolve uma discussão sobre a psicologia do consumo de vitaminas e suplementos. Sou um bom exemplo disso: sei de ciência certa que não são benéficos e, no entanto, continuo a tomá-los! Porquê? E por que razão o cidadão comum confia mais nas empresas fabricantes de vitaminas do que nos produtos farmacêuticos aprovados pela FDA?

Devido à regulamentação mínima sobre o conteúdo dos suplementos, sejam eles vitaminas tradicionais ou ervas homeopáticas, nunca podemos ter a certeza quanto ao verdadeiro conteúdo. Em 2012, o Departamento de Saúde e Serviços Humanos recomendou que a FDA tivesse uma intervenção mais reguladora no conteúdo dos suplementos. Apesar disso, a FDA não tem nenhum controlo. Uma investigação feita em 2015 em torno de grandes armazéns de venda a retalho, incluindo o Walgreens e o Target, chegou à conclusão de que suplementos vegetais como o *ginkgo biloba* e a palmeira-anã continham tudo menos estes ingredientes. Mais ou menos na mesma altura, a empresa ConsumerLabs.com analisava o verdadeiro conteúdo em vitaminas de vários conhecidos suplementos vitamínicos e encontrou diferenças drásticas na quantidade de cada vitamina quando comparada com o que diziam as etiquetas. Por isso, independentemente do dilema de tomar ou não suplementos vitamínicos, minerais ou homeopáticos, devemos perguntar: Estamos a tomar o que pensamos que estamos?

Uma história semivital: dos *limeys* a Linus

As vitaminas são essenciais à vida e, por definição, são compostos orgânicos requeridos por um organismo vivo. Atualmente, existem 13 vitaminas. Os dois principais subgrupos são as lipossolúveis (podem dissolver-se na gordura) e as hidrossolúveis (podem dissolver-se na água). As lipossolúveis – A, D, E e K – podem ser armazenadas no fígado e tecidos gordos até serem necessárias, razão pela qual podemos passar sem as consumir regularmente. As vitaminas hidrossolúveis – B, que tem várias formas, e C – não podem ser armazenadas, motivo pelo qual necessitamos de as consumir com mais regularidade e porque as «megadoses» ou doses excessivas destas vitaminas acarretam menos perigos. Nas formas primitivas de vida, há vários milhares de milhões de anos, produzíamos as nossas próprias vitaminas, mas a maioria das espécies, incluindo a humana, evoluiu e perdeu essa capacidade.

Essa perda deriva provavelmente de mutações genéticas ocorridas ao longo de centenas de gerações. Os primeiros primatas viviam em regiões tropicais com frutas e vegetais repletos de vitaminas. O acesso a esses vegetais e frutas na alimentação dos nossos antepassados conduziu provavelmente à perda de alguma atividade dos genes responsável pela produção de vitaminas nas formas primitivas de vida. Embora as vitaminas sejam fabricadas pelas células vivas, os humanos apenas podem sintetizar duas das necessárias 13 – a vitamina D é produzida na pele, visto que a luz solar permite a decomposição de um tipo de colesterol, e a vitamina K é produzida no fígado. À parte estas duas, necessitamos de ingerir vitaminas provenientes de outras fontes, incluindo bactérias, fungos e plantas. Há cem milhões de anos, os nossos antepassados fabricavam a sua vitamina C, mas depois, devido a mutações no nosso código humano, perdemos a capacidade de proceder a todos os passos na sintetização da vitamina C.[3] Agora, dependemos de plantas para obtermos esta vitamina, tal como faziam os caçadores-coletores há dezenas de milhares de anos.[4]

Há quem diga que o termo *limey* é pejorativo quando se refere a um inglês. Mas ganharam esta alcunha por uma boa razão. Apesar das conotações que tem nos tempos modernos, o termo é elogioso. Nos séculos XVII e XVIII, assim como nos que os antecederam, incluindo provavelmente aquele em que Cristóvão Colombo navegou para ocidente, os exploradores marítimos e os navegadores que passavam semanas e meses consecutivos no mar acabavam muitas vezes por adoecer e morrer de causas desconhecidas – ficavam com dores no corpo, manchas roxas na pele, as gengivas inchadas, os dentes apodreciam e tinham morte súbita. Sem que soubessem, sofriam de escorbuto, uma forma grave de deficiência de vitamina C. Os marinheiros britânicos dos finais do século XIX compreenderam que a falta de frutas e vegetais nas longas viagens provocava aquela doença e, por isso, levavam sumo de lima e de limão para a evitar. E resultava (se bem que na época ninguém soubesse porquê). Daí a alcunha de *limey*. Só no século XX é que o ingrediente que prevenia, e também curava, o escorbuto se tornou conhecido: a vitamina C. Em 1928, Albert Szent-Györgyi, bioquímico húngaro, foi um entre vários cientistas a descobrir que o corpo requer certas substâncias orgânicas, conhecidas como aminas vitais, em pequenas quantidades, e que a sua ausência ou deficiência pode conduzir a diversas doenças, entre elas o escorbuto.[5]

Também no século XIX, os fabricantes começaram a processar o arroz em moinhos, que retiravam a camada exterior do grão de arroz. Poucos depois, e à medida que o consumo de arroz se generalizou, foi detetada uma doença que deixava as pessoas sem sensibilidade nas pernas e depois as impedia de caminhar. Décadas mais tarde, as galinhas apresentaram um distúrbio semelhante. Essas galinhas tinham sido alimentadas principalmente com arroz. Quando eram alimentadas com arroz não processado (mais barato), mantinham-se saudáveis. Em 1880, o médico holandês Christiaan Eijkman descobriu que tanto os seres humanos como as aves que comiam arroz processado sofriam da doença beribéri, devida à deficiência de tiamina, ou vitamina B1.

A camada exterior do grão de arroz é rica em B1, e retirá-la conduziu à deficiência naquela vitamina. As deficiências em vitaminas são geralmente faladas nas aulas de biologia, e até nas faculdades de medicina, mas num contexto histórico. Nas aulas de ciências da escola secundária da minha filha, os estudantes ouviram falar do raquitismo, um transtorno dos ossos devido à falta de vitamina D. Aprenderam que este transtorno se devia não à falta de comprimidos de vitamina D, mas à falta de luz solar para as crianças do século XVIII que trabalhavam o dia inteiro em fábricas e depois passavam um tempo mínimo ao ar livre, ar este cheio de fumos que obscureciam o sol. Muitas destas deficiências ainda subsistem em países em desenvolvimento, assim como nas bolsas de pobreza nos Estados Unidos. Mas, na sua maior parte, a nossa sociedade sobrealimentada sofre de tudo menos de deficiência vitamínica. Então porque temos a impressão de que os suplementos vitamínicos, ou «reforços», nos tornam mais saudáveis? A esmagadora maioria das pessoas, através da alimentação habitual (ainda que desequilibrada), ingere consideravelmente mais vitaminas do que as necessárias para o sustento e crescimento. Então por que motivo mais de metade estão viciadas nos comprimidos diários?

Tal como os nomes de Andrew Wakefield e Jenny McCarthy estão ligados ao início da controvérsia em torno das vacinas, Linus Pauling é o nome que associamos ao embuste das vitaminas que ainda hoje perdura. Em 1931, quando tinha apenas 30 anos, o americano Pauling publicou um artigo no *The Journal of the American Chemical Society*, dando uma explicação esotérica de como os elos químicos são mais complexos do que pensava antes.[6] Isto valeu-lhe o Prémio Nobel da Química em 1954. Depois deste estudo pioneiro, publicou vários artigos historicamente significativos acerca da estrutura das proteínas, biologia evolutiva e biologia molecular. Foi também um pacifista conhecido a nível mundial, opondo-se aos campos de concentração de japoneses nos Estados Unidos durante a Segunda Guerra Mundial. Ridicularizou o trabalho de Robert Oppenheimer no Projeto Manhattan e declinou um convite para integrar este projeto, pois opunha-se às armas nucleares. Isto valeu-lhe o segundo Nobel, o da Paz, em 1962. Acumulou numerosos títulos honoríficos e prémios ao longo da vida, incluindo a Medalha Nacional da Ciência e o ter sido designado em 1961 pela revista *Time* um dos 15 cientistas considerados «Homens do Ano». Foi um herói em muitas frentes – cientista, ativista humanitário e pacifista.[7] Mas depois as coisas tornaram-se estranhas.

Em 1965, assistiu a uma palestra de um dito médico, Irwin Stone, titular de um doutoramento honorífico da Faculdade de Quiroprática de Los Angeles. O Dr. Stone defendeu que o segredo da longevidade e do bem-estar ao longo da vida era a vitamina C. Sugeriu que Pauling, então a desfrutar da vida no Sul da Califórnia, tomasse uns colossais 3000 mg diários de vitamina C para se sentir melhor e viver mais tempo. Talvez tenha sido o sol da Califórnia, que como se sabe frita os miolos das pessoas, que levou Linus Pauling a acreditar nisso. Em breve começou a afirmar que tomar 50 vezes a dose diária recomendada de vitamina C (sim, está correto, os adultos necessitam apenas de 60 mg/dia, embora os atuais suplementos de vitamina C oscilem entre 250 mg e 1000 mg) o fazia sentir-se mais vigoroso. E o mito de que «a vitamina C combate as constipações» provém desta sua frase: «(...) As fortes constipações graves que me afetaram várias vezes ao longo da minha vida já não acontecem. (...) Aumentei a ingestão de vitamina C para dez vezes, depois para 20 e mais tarde para trezentas vezes a dose diária recomendada, e tomo agora 18 000 miligramas por dia.»[8] O primeiro megadoseador autêntico. E Linus Pauling será recordado para sempre por causa da vitamina C – não da química das proteínas, não do advento da biologia molecular, não da biologia evolutiva, não do pacifismo.

Talvez fosse a sua avançada idade (se bem que 65 anos dificilmente seja uma idade avançada). Talvez o sol quente da Califórnia. Ou as vibrações positivas do seu estilo de vida alternativo, que parecem começar sempre pelos lados da costa ocidental. Talvez por ele ter sido uma superestrela da ciência numa idade jovem e ter começado a acreditar nos próprios comunicados de imprensa. Fosse por que motivo fosse, o Dr. Pauling *passou-se* no caso da vitamina C. Pouco depois de começar a fazer estas afirmações no início da década de 1970, escreveu, aos 70 anos, um *bestseller* internacional intitulado *Vitamin C and the Common Cold*, reimpresso mais tarde com o título de *Vitamin C, the Common Cold, and the Flu*. Em ambas as edições, recomenda uma dose mínima de 3000 miligramas diários de vitamina C para evitar aquelas incómodas doenças comuns. O que se seguiu foi o início da loucura da vitamina C, com mais de 50 milhões de americanos, incluindo eu e a minha família, a tomar suplementos para prevenirem e tratarem as constipações. Lembro-me dos comprimidos mastigáveis, ligeiramente farináceos e alaranjados, que tomava todos os dias em criança. Quando estava constipada, tomava dois. Algumas vezes, não me apetecia tomá-los e dava-os ao cão às escondidas.

Mas é aqui que reside a ironia: um número incontável de amplos estudos, envolvendo milhares de sujeitos, numa imensidade de centros médicos dos Estados Unidos, Canadá e outros países, não encontrou quaisquer benefícios nos suplementos de vitamina C – não houve redução da incidência, gravidade ou duração das constipações ou da gripe. Mas hoje a vitamina C continua não apenas a ser um dos suplementos mais comummente vendidos, como é também vendido como reforço em batidos ou em embalagens para repelir os humores nocivos quando se viaja. Não existe prova de que estes super-reforços façam qualquer diferença na frequência, gravidade ou duração das constipações.

Linus Pauling afirmou mais tarde que não era apenas a vitamina C que prevenia a constipação comum – eram várias as vitaminas, especialmente a C, a E e o betacaroteno (precursor da vitamina A), bem como o selénio (um elemento presente em alimentos como o atum, castanhas-do-pará, halibute, peru e carne de vaca), que podiam tratar o cancro e uma multiplicidade de outras patologias, incluindo doença cardíaca, infeções, diabetes, fraturas, enjoo da altitude, depressão e raiva, para citar apenas algumas das que faziam parte da extensa lista. Devido ao peso do seu nome e da anterior carreira de investigador, apesar destas declarações bizarras, vários centros académicos, incluindo o Johns Hopkins, a Clínica de Cleveland, o Instituto Nacional do Cancro e a Universidade do Minnesota, envolveram centenas de milhares de pacientes em estudos sobre vitaminas, procurando especificamente o maior ou menor risco de cancro. Todos os estudos, que abrangeram perto de um milhão de pessoas, detetaram um maior risco de cancro quando eram ingeridos alguns destes suplementos apresentados como preventivos para a doença maligna. O Estudo Framingham sobre o Coração, previsto para se prolongar por muitos anos, teve de interromper precocemente o código de dupla ocultação devido ao aparecimento de substanciais e graves problemas resultantes dos suplementos de betacaroteno entre a coorte da população do estudo que ingeria doses elevadas de betacaroteno.

Liberte-se dos radicais, mas seja inteligente

A teoria subjacente à prevenção e mesmo cura do cancro através de muitos suplementos está relacionada com os antioxidantes. Sem dúvida que o leitor já ouviu falar de antioxidantes. A palavra repete-se nas ondas sonoras, nas lojas de produtos alimentares, nos produtos de beleza antienvelhecimento e até em bares de venda de sumos. Estas substâncias especiais são anunciadas como antagonistas dos radicais livres que flutuam nas células – aquelas entidades «radicais» que se pensam ser as nefastas culpadas pelo desenvolvimento do cancro. O mais provável é que ter alguns radicais livres a saltitar por aí não seja afinal uma coisa tão má e que talvez eles não devam ser manietados por doses excessivas de antioxidantes. Um pequeno radical que exista em todas as pessoas pode ser benéfico e atacar algumas das células cancerosas em desenvolvimento. Se bem que o equilíbrio correto não seja ainda conhecido, sabe-se que as vitaminas não previnem as constipações, nem a gripe, nem o cancro, nem as depressões. Apesar disso, continuamos a comprá-las, a tomá-las e até a recomendá-las.

Apesar do mito criado em torno da ingestão de copiosos suplementos vitamínicos em cápsulas, comprimidos, água e pós, algumas vitaminas são essenciais. Nos Estados Unidos, aos recém-nascidos, logo nas primeiras horas, é-lhes administrada uma injeção de vitamina K que lhes salva a vida. No entanto, esta vitamina é dada através de injeção, pelo que a multidão antivacinas estendeu a sua cruzada absurda a tudo o que é injetável «porque não é natural, é desnecessário, pode ser nocivo e provocar o cancro». A comunidade antivacinas defende que a vitamina K não seja injetada nos recém-nascidos ou então que lhes seja dada por via oral. A vitamina K destina-se a evitar a doença hemorrágica, ou o que é agora conhecido por hemorragia por deficiência de vitamina K (HDVK). Sem esta injeção, um a dois em cada cem recém-nascidos sofreriam de HDVK nas primeiras semanas de vida, patologia que, na forma mais benigna, se manifesta através de hemorragias nasais ou intestinais e, mais grave, por uma hemorragia súbita no cérebro. A vitamina K atua na cascata de fatores de coagulação do sangue, e os bebés nascem com quantidades inadequadas desta vitamina (sendo que o leite materno contém apenas uma pequena quantidade). As quantidades adequadas das reservas de vitamina K no corpo só se desenvolvem quando o bebé tem entre três e seis meses.

A importância da vitamina K para a coagulação do sangue foi descoberta por um bioquímico dinamarquês nos anos de 1930 (K provém de *Koagulation*). Descobriu que as galinhas que recebiam uma alimentação com insuficiência desta substância apresentavam taxas mais elevadas de hemorragias e equimoses. Isto levou-o a avaliar a presença da vitamina K, ou *Koagulationsvitamin*, como parte essencial da capacidade do sangue para coagular. É raro uma criança ou um adulto apresentarem deficiência de vitamina K, pois basta uma quantidade muito pequena para o sangue coagular. Mas existe entre os médicos preocupação suficiente para evitar hemorragias potencialmente fatais nos recém-nascidos, a tal ponto que a Academia Americana de Pediatria emitiu em 2003 uma declaração encorajando os médicos a administrar uma injeção de vitamina K a todos os recém-nascidos.[9]

Em vários estudos de pequena dimensão, que mais tarde se concluiu serem pouco rigorosos e infundados, a vitamina K injetada aumentava as probabilidades de leucemia infantil. Estas e outras preocupações mal orientadas com as injeções em geral tiveram como resultado um aumento da HDVK nos EUA, com um número cada vez mais elevado de bebés a morrer em consequência, porque os pais mal informados recusavam a injeção.[10] A história da bebé Olive é trágica. Com apenas quatro semanas, foi encontrada pelos pais inconsciente – respirava e tinha batimentos cardíacos, mas o cérebro não estava a funcionar bem. Levaram-na de urgência para o hospital, onde lhe foi feita uma análise de sangue para detetar uma possível infeção, seguida de punção lombar à procura de células infetadas ou bactérias no líquido cefalorraquidiano. Os enfermeiros e médicos repararam que aquelas picadas minúsculas das agulhas lhe provocavam uma forte hemorragia. O que deviam ter sido exames simples causavam múltiplas equimoses na bebé, mas também levaram os médicos a formular uma pergunta crucial: «Teria a pequena recebido uma injeção de vitamina K à nascença?» Os pais mantiveram-se em silêncio. Mas sabiam que não. A bebé nascera numa maternidade e, embora a injeção de vitamina K tivesse sido proposta, os pais recusaram-na. Sentiram-se destroçados, e com razão. Olive foi submetida de urgência a uma TAC, que mostrou que uma grande hemorragia lhe inundara o cérebro. Esta hemorragia espontânea não se descontrolaria se a menina tivesse recebido a injeção de vitamina K. Agora, estava com um prognóstico sério, agravado pelas picadas das agulhas, dado que o sangue não coagulava como devia.

A escolha era dar a Olive de urgência uma perfusão intravenosa de vitamina K e esperar até ver se a hemorragia estancava, se bem que ela pudesse progredir, ou fazer uma operação de urgência ao cérebro durante a perfusão, com o risco de pôr em perigo os dois hemisférios cerebrais com mais hemorragia. Os pais decidiram avançar com a cirurgia de risco e, enquanto esta decorria, a perfusão de vitamina K fez efeito e o sangue de Olive começou a coagular. A bebé sobreviveu à cirurgia e os resultados foram bons – sem défices a longo prazo no sistema nervoso central. Mas que trauma que ela e os pais viveram, tudo devido à opção de não administrar à bebé uma injeção.[11]

A outra vitamina, menos objeto de mitos se bem que isso seja confuso, que podia razoavelmente ser adicionada à alimentação como suplemento é a D. Os seres humanos geralmente obtêm suficiente vitamina D através da alimentação, bem como da luz solar, dado que os raios UV são absorvidos pela pele e uma molécula precursora da vitamina D é decomposta na forma ativa, que age como hormona. Os recém-nascidos e os bebés podem ter falta de vitamina D, especialmente os que são parcial ou exclusivamente amamentados. O leite materno não contém níveis elevados de vitamina D, e a Academia Americana de Pediatria recomenda que os bebés que não são alimentados com fórmula (que contém a quantidade adequada de vitamina D) tomem suplementos. Esta vitamina é essencial à absorção do cálcio pelos ossos, levando ao fortalecimento e crescimento dos ossos longos. As mulheres de mais idade podem também beneficiar dos suplementos de vitamina D. As que já passaram dos 50 anos correm um risco acrescido de osteoporose, ou enfraquecimento dos ossos, que conduz a um maior perigo de fraturas. Muitos médicos recomendam que estas mulheres tomem vitamina D combinada com cálcio, a fim de minimizar a perda de densidade óssea e, como tal, de fraturas. Existem algumas evidências de que esta combinação também reduz o risco de cancro do cólon em mulheres pós-menopáusicas, embora estes dados sejam contraditórios, e o mais provável é que estes suplementos não sejam protetores.[12] As diretivas atuais do Grupo de Trabalho de Serviços Preventivos dos Estados Unidos não recomendam a suplementação de vitamina D e cálcio para prevenir fraturas nas mulheres pré ou pós-menopáusicas. Não existem dados suficientes que sustentem a recomendação, e não se conhecem bem os riscos a longo prazo da ingestão desses suplementos.[13]

Durante algum tempo, pensou-se que as mulheres com mais de 40 anos apresentavam deficiência de vitamina D.[14] No sangue circulam várias formas desta vitamina, mas o teste não abrange todas (por enquanto). Vários grupos étnicos, principalmente as afro-americanas, apresentam o que parecem ser níveis baixos de vitamina D nas análises de sangue, mas sem perda óssea. Se isto significa alguma coisa, é que este grupo populacional tem ossos mais fortes e maior densidade óssea do que as congéneres caucasianas. As afro-americanas desenvolveram-se em áreas equatoriais e estiveram expostas a mais luz solar durante o ano do que as caucasianas – que evoluíram em latitudes mais ao norte – e criaram um mecanismo no sentido de obter menos vitamina D a partir da exposição ao sol, a fim de evitar a toxicidade da vitamina D. Portanto, as afro-americanas obtêm menos desta substância a partir da luz solar, mas apresentam no sangue níveis normais de outras formas desta vitamina, que não podem ser analisadas nos atuais testes ao sangue de rotina. Necessitarão estas mulheres de suplementos? Alguns médicos pensam que não lhes fará mal, por isso, continuam a receitar a vitamina D, como se houvesse uma deficiência. Outros recomendam que ela seja evitada. Não há ainda uma posição definitiva a este respeito.[15]

Se bem que tenhamos começado este capítulo a criticar Linus Pauling e outras falsas afirmações acerca dos suplementos, um dos suplementos essenciais, especialmente para as mulheres em idade fértil, é o ácido fólico, ou folato, uma das vitaminas B. Níveis baixos de vitamina B podem resultar num tipo de anemia (falta de glóbulos vermelhos no sangue), que, no entanto, é fácil de tratar. Crucialmente, tem-se verificado que o uso de ácido fólico, em especial durante a gravidez, reduz inclusive a incidência de defeitos congénitos da linha média do corpo, incluindo anomalias do tubo neural como a espinha bífida e anencefalia (perda grave do tecido cerebral), anomalias cardíacas e o lábio leporino e fenda palatina. Atualmente, o Serviço de Saúde Pública dos EUA, os centros para o controlo de doenças, a Academia Nacional de Medicina, o Grupo de Trabalho de Serviços Preventivos e o Colégio Americano de Obstetras e Ginecologistas recomendam a toma de 0,4 a 0,8 mg/dia de suplementação de ácido fólico antes e durante a gravidez.[16] Isso representa 400 a 800 microgramas, a quantidade habitualmente incluída na lista de vitaminas pré-natais.

Algumas vitaminas são, de facto, essenciais à vida, e algumas previnem doenças, mas a maioria dos suplementos não é necessária. Contudo, também não são prejudiciais, com uma grande, gigantesca mesmo, ressalva. Os suplementos são, na sua maior parte, de venda livre, mas são regulamentados como alimentos (pela FDA), e não como medicamentos. E a FDA regulamenta tanto os medicamentos que não estão sujeitos a receita médica como os que estão, e o processo de aprovação destes últimos inclui múltiplos níveis: com o Centro de Avaliação e Investigação dos Fármacos a exigir a apresentação de uma candidatura exaustiva de qualquer NFI (novo fármaco em investigação) para todos os medicamentos, seguida de ensaios clínicos, antes de se aproximarem sequer da fase de comercialização.

Os suplementos, por seu lado, não precisam de passar por todo este processo.[17] A FDA pode retirar uma substância das prateleiras se se descobrir que ela é nociva, mas o suplemento não precisou de passar por nenhuma outra agência reguladora nem estudo clínico antes de ser posto à venda.[18] A etiquetagem, incluindo a dosagem de determinada substância, também não está regulamentada. Isto é ainda mais preocupante quando se trata de suplementos de ervas, que não entram em nenhuma categoria de vitaminas – por exemplo, o hipericão, a palmeira-anã e o *ginkgo biloba*. Estes suplementos «naturais», aparentemente seguros, podem ter efeitos secundários graves, tais como interferirem com a ação dos medicamentos sujeitos a receita ou tornarem o sangue mais fino. Existem mais probabilidades de um cirurgião cancelar uma cirurgia num paciente que tome suplementos do que num paciente que tome medicamentos sujeitos a receita com mecanismos conhecidos de ação.

A vitamina E, por exemplo, pode aumentar o risco de hemorragia, assim como a vitamina C. Muitos suplementos de ervas podem interferir com as anestesias e a cicatrização de feridas. Também tenho ouvido pacientes, amigos e até colegas contarem como certas vitaminas ou suplementos de ervas lhes mudaram a vida – «A vitamina B12 devolveu-me a energia», «A concentração do meu filho melhora bastante quando ele toma os suplementos de ómega 3», «Não consigo passar o inverno sem a vitamina C diária» – e, isto deve talvez surpreender-vos dado o meu ceticismo em relação à indústria dos suplementos, estas pessoas provavelmente têm razão. Se alguém pensar que a vitamina B12 lhe dá energia, provavelmente dá. Se o seu filho parecer mais concentrado com o ómega 3, excelente! E, se se constipa menos quando toma diariamente vitamina C, então continue a tomar. A maior parte das vitaminas, mesmo que não se tomem megadoses, é inofensiva, mas o efeito de placebo que acompanha a ingestão é mais poderoso do que se imagina. O efeito de placebo não é falso – é uma reação fisiológica real do corpo quando alguma coisa que as pessoas acreditam que provocará uma mudança a provoca. Isto tem sido examinado em incontáveis estudos sobre fármacos e, antes de terem sido impostas diretivas mais estritas sobre os sujeitos, em estudos com cirurgias simuladas. Não sugiro que devamos tomar suplementos porque podemos ter a ilusão de que eles nos ajudam, mesmo sabendo que não. Mas digo que, na maior parte dos casos, os suplementos tomados com moderação (por exemplo, uma multivitamina por dia em vez de sete) têm menos probabilidades de nos prejudicar do que de nos ajudar. Isto porque as pessoas tomam suplementos como parte de um estilo de vida saudável, e tudo isto vai a par, incluindo alimentar-se bem, fazer exercício físico e dormir o suficiente. Fazem parte do pacote. A ciência pode demonstrar que a vitamina X não previne a doença Y, mas se o leitor sentir que as vitaminas o ajudam, então continue.

O mais provável é a ingestão de vitaminas produzir simplesmente alguma da urina e das fezes mais dispendiosas do mercado. Se bem que as vitaminas sejam essenciais, e já explicámos que são necessárias na alimentação humana, a maioria de nós obtém mais do que as necessárias na alimentação habitual – seja ela paleolítica, sem glúten ou até vegana. Mesmo as crianças muito pequenas mais niquentas retiram da alimentação quantidades surpreendentemente suficientes de vitaminas. Os pais queixam-se com frequência dos miúdos que comem pela cor – «Ele só come comida branca (massas simples, leite, arroz e queijo em fios). Pois bem, as massas contêm vitamina B, incluindo ácido fólico, e ferro. O arroz contém vitaminas B1, B2, B3 e B5. O leite e o queijo contêm vitamina D e cálcio, junto com uma boa quantidade de proteína. Deite-lhe uns *Rice Krispies*, se bem que não sejam a escolha mais saudável porque estão carregados de açúcar, e terá algumas vitaminas C, E e A por um preço incrivelmente baixo. Para quem faz uma alimentação mais colorida, as vitaminas estão por toda a parte. Sem dúvida que mais naturalmente nas frutas e nos vegetais do que nos alimentos processados fortalecidos com vitaminas, pelo que qualquer pessoa que inclua frutas e vegetais na alimentação obtém vitaminas suficientes.

Quem toma suplementos, ainda que para estes não seja necessária receita médica, teria toda a vantagem em discutir o assunto com o seu médico. Não podemos partir do princípio de que, só porque não precisamos de um médico que escreva a receita num pedaço de papel, não vale a pena dar-lhe a conhecer o assunto e discuti-lo com ele. Se um paciente tiver um problema renal ou hepático, um médico precisa de o aconselhar quanto às vitaminas que deve evitar. Se um paciente tomar medicamentos de receita médica ou de venda livre, o médico precisa de saber e aconselhá-lo quanto aos suplementos de ervas que devem ser evitados. Se um paciente estiver para ser submetido a uma cirurgia, o cirurgião precisa de conhecer a lista completa, incluindo suplementos e ervas. Muitos pacientes não consideram que as vitaminas ou suplementos de ervas sejam medicamentos, e por isso deixam muitas vezes de fora esta informação essencial. Não consigo dizer quantas vezes já perguntei:

– Que medicamentos toma?

E ouvir por resposta:

– Nenhum.

– Nem vitaminas nem suplementos?

– Claro que sim. Tomo uma multivitamina, duas vitaminas D, *ginkgo*, óleo de peixe e um pó que me é fornecido pelo meu especialista em holística. Mas não tomo medicamentos.

Suspiro.

ALERTA CONTRA OS MITOS

- As vitaminas estão entre os produtos mais mitificados nos meios ligados à saúde, mas mesmo não as tomando as deficiências de vitaminas são raras.
- Vitamina C adicional não prevenirá as constipações nem reduzirá a sua duração.
- Algumas vitaminas são essenciais em certos períodos da vida. A vitamina K, por exemplo, é uma injeção dada aos recém-nascidos para evitar hemorragias espontâneas e que pode salvar-lhes a vida. O ácido fólico é importante para as grávidas a fim de evitar anomalias do tubo neural nos bebés.

- Atendendo a que a indústria das vitaminas e suplementos não é em grande medida regulamentada, nem sempre sabemos o que estamos a tomar.
- Todas as vitaminas e suplementos que tomar deverá referi-los ao seu médico como se fossem medicamentos autênticos.

8

A VERDADEIRA IMPORTÂNCIA DA INGESTÃO DE ÁGUA

A água é vital para a sobrevivência, mas não faz milagres

• Precisamos de beber oito copos de água por dia? • A água faz a pele parecer mais jovem? • Por que razão os cirurgiões masculinos são propensos a ter pedra nos rins? • Qual é melhor: engarrafada ou da torneira? • Cafeína e álcool – quando é que o muito se torna demasiado?

A água ocupa quase três quartos da superfície do nosso planeta, e o mesmo se passa connosco. A água é um recurso de tal modo essencial, que a sua presença é literalmente uma questão de vida ou de morte para países, cidades e pessoas. O *bestseller* de Linda Sue Park *Um Longo Caminho*, em parte sobre a caminhada diária de quatro horas de uma jovem sudanesa do Sul para ir buscar água a fim de garantir a sobrevivência da família, reforçou o reconhecimento nacional e internacional da importância essencial de algo que frequentemente tomamos como garantido. Durante mais de uma década, a Califórnia enfrentou uma seca grave que levou a restrições de consumo de água pela população. Os meus filhos ficaram a saber que, por cada vez que não descarregavam o autoclismo, poupavam o equivalente a 11,5 litros de água para o nosso ressequido estado.

A água é, simultaneamente, uma representação real e metafórica da sobrevivência. Na verdade, é «tudo isso». Mas os seus poderes são limitados. Precisamos de água para sobreviver e também para prosperar. Mas, apesar de os seus poderes nutritivos serem mais do que superficiais, não elimina toxinas, nem proporciona uma pele radiante ou previne as rugas. Ainda que em medicina o turgor (pele flácida denota desidratação e pele firme boa hidratação) permita uma avaliação rudimentar, mas válida, sobre a desidratação do doente, muito do turgor da pele tem que ver com o colagénio, a elastina e a gordura subdérmica, os quais, com ou sem água, diminuem com a idade. Em suma, ainda que a água seja vital para a sobrevivência, não proporciona uma pele mais jovem.[1]

Recuando a 2007, o *British Medical Journal* publicou um artigo sobre crenças médicas comuns, do público em geral, mas também de médicos, com base numa lista elaborada por investigadores da Faculdade de Medicina da Universidade de Indiana.[2] Essas crenças, ou são falsas, ou carecem de base científica.[3] O primeiro destes mitos é o de que devemos beber, pelo menos, oito copos de água por dia. Sem dúvida que já ouviu esta recomendação repetidamente. Os investigadores Dr.ª Rachel C. Vreeman e Dr. Aaron E. Carroll, autores de livros que desmontam mitos de saúde, não encontraram fundamento científico para sustentar este conselho. Identificaram alguns conselhos soltos e infundados na imprensa popular e, quando procuraram descobrir a origem desta recomendação, chegaram a um artigo de 1945 do Conselho Nacional de Pesquisa, na atualidade integrado na Academia Nacional de Ciências dos EUA. O artigo informava que, «na maioria dos casos, 2,5 litros constituem uma quantidade de água diária razoável para adultos. Um padrão comum para diversas pessoas é o de um mililitro por cada caloria de alimentos. A maior parte desta quantidade encontra-se nos alimentos preparados. Se ignorar o final deste comentário – a maior parte desta quantidade está nos alimentos –, pode ficar com a impressão de que deve beber o equivalente a 2,5 litros (mais ou menos dez copos de 2,5 dl) por dia. Não é bem assim. É fácil obter a maior parte da água de que se precisa diariamente sem, na verdade, a beber. Mas é necessário controlar a alimentação, o que é bom. A água é o ingrediente mais prevalecente na fruta e nos legumes. Por exemplo, 87 por cento do peso do ananás, da laranja e da framboesa corresponde a água. Um pouco mais acima estão os pêssegos, com 88 por cento, as meloas, com 90 por cento, e as toranjas, com 91 por cento. Ameixas e mirtilos contêm 85 por cento. Maçãs e peras têm 84 por cento. Morangos e melancias estão no topo, com 92 por cento. As bananas podem parecer densas, mas contêm, ainda assim, 74 por cento.

Entre os vegetais, os que têm mais água são o pepino e a alface (96 por cento); aipo, tomate e curgetes possuem 95 por cento; couve-flor, couve-roxa, beringela, espinafres e pimentos têm 92 por cento. Quanto aos brócolos, 91 por cento do seu peso corresponde a água, e a clássica batata branca surge com uns surpreendentes 79 por cento. A carne, as aves e os laticínios também têm água. O salmão assado tem 62 por cento de água e o peito de galinha assado tem 65 por cento. Até os queijos como o *cheddar* e o azul têm cerca de 40 por cento. Cereais, feijões e massa absorvem muita água quando os cozinhamos, razão pela qual metade de uma chávena de *couscous* é de água e uma chávena de feijão-vermelho possui 77 por cento. A ideia de que as bebidas com cafeína, como o café e o chá, são desidratantes não é necessariamente assim. A cafeína funciona como diurético, mas a água contida nessas bebidas compensa a perda.

Porque persiste o mito dos oito copos de água por dia? Uma vez mais, só precisamos de seguir o dinheiro – muitos dos que encorajam o público a hidratar-se em excesso têm ligações financeiras à indústria das bebidas engarrafadas. Em 2016, a água engarrafada ultrapassou as bebidas gaseificadas, passando a ser a bebida número um nos Estados Unidos em termos de volume de vendas (e, claro, a *Coca-Cola* e a *PepsiCo* são as líderes). Embora a água engarrafada seja mais saudável do que os refrigerantes ou as bebidas à base de sumo de fruta, a linha está a tornar-se mais difusa em relação a estas bebidas muito comercializadas. Enquanto a *Smartwater* é apenas água (e quem não gostaria de se parecer com Jennifer Aniston, a celebridade que a representa?), mesmo que cara, com ingredientes desnecessários e embalagens de plástico suscetíveis de poluir o ambiente e acabar nos oceanos, muitos dos produtos de água engarrafada, especialmente os pertencentes a empresas de refrigerantes, caminham para a categoria de refrigerantes cheios de açúcar. «Águas» com gás e aromatizadas podem conter quase tanto açúcar como um refrigerante.

Quanta se *deve* beber?

Antes de responder à questão, deixem-me partilhar um exemplo do impacto mortífero da água, caso se beba por defeito ou em excesso. Quando era uma jovem cirurgiã, os meus dias de bloco operatório no hospital eram sempre à sexta-feira. Muitos dos cirurgiões de serviço na sexta-feira cuidavam dos doentes mais graves da semana, para não atrasar o tratamento durante o fim de semana. As transferências de outros hospitais são habituais à sexta-feira à tarde, e não raro as pessoas esperam até ao final da semana de trabalho para se dirigirem ao hospital. Por estas e várias outras razões, as minhas sextas-feiras no bloco operatório prolongavam-se até bastante tarde. Numa sexta-feira, chegava a fazer oito ou dez operações às vias respiratórias, muitas em doentes graves. Em algumas sextas-feiras, comer e beber não era prioridade, mas beber ficou sempre num distante plano secundário em relação a comer. As raparigas devem estar alimentadas! Os lanchinhos entre as intervenções no bloco operatório tendem a ser guloseimas das máquinas de venda automática – *pretzels*, bolachas ou batatas fritas. Não me esqueço de determinada sexta-feira de inverno, quando conduzia de regresso a casa já de noite e me senti meio estranha. Atribuí-o ao cansaço. E à fome. Nem sequer pensei na sede, até urinar sangue vermelho-vivo. Estava tão desidratada que, na realidade, não tinha urina para expelir. É grosseiro, eu sei, mas foi uma grande chamada de atenção no sentido de nunca mais estar um dia inteiro sem beber, mesmo não tendo sede. Mas o tempo pode fazer-nos esquecer os maiores erros que cometemos.

Anos mais tarde, quando este episódio não passava de uma memória distante, e eu avançara na carreira tornando-me cirurgiã, tive um dia de prática clínica bastante longo. Foi numa segunda-feira. Lembro-me nessa noite do jantar com o meu marido e de estar especialmente cansada. Desta vez achei que se devia ao facto de estar grávida pela primeira vez, de 28 semanas, junto com um longo dia de trabalho. Deitei-me cedo, mas fui despertada por uma sensação estranha por volta da meia-noite. Contrações. Terror. Era demasiado cedo para o bebé nascer. Quando chegámos ao hospital e o obstetra de serviço confirmou que o bebé estava bem e que eu não tinha entrado em trabalho de parto, o meu marido e eu levantámo-nos e encaminhámo-nos para a saída. Afinal de contas, o dia seguinte era de bloco operatório e eu não podia falhar.

«Calma aí», disse o médico, que parecia ter metade da minha idade. «Precisa de ser vigiada durante a noite. Além do mais, as contrações começaram por estar extremamente desidratada. Beba mais água e isto talvez não volte a acontecer até o bebé nascer». Oh, não! Eu sabia que me esquecera de algo. Não tinha bebido durante todo o dia e pouco líquido bebi ao jantar. Passei o resto da gravidez a levar (e a beber) água para onde quer que fosse. O meu obstetra teve conhecimento desta ida noturna ao hospital e impediu-me de entrar na sala de operações no dia seguinte. Argumentei que uma recém-nascida com problemas respiratórios estava na unidade de cuidados intensivos e precisava de uma traqueotomia e que a cirurgia não podia esperar. O meu obstetra disse: «Arranja alguém que a faça.» E assim fiz.

A cirurgia correu bem e essa menina, com múltiplos problemas médicos congénitos crónicos, continua a ser minha doente. Quando a vejo, agora adolescente, recordo-me da fragilidade da vida, a nossa e a dos outros. Sinto-me ainda um pouco ridícula em virtude de não ter feito a sua cirurgia devido à insensatez. Se não cuidarmos de nós, não somos úteis aos outros. E não somos apenas nós, cirurgiãs, que possuímos no sangue desidratado um toque de masoquismo. Um dos riscos profissionais mais conhecidos que os cirurgiões do sexo masculino correm é o de desenvolver pedras nos rins. A combinação de não beber com estar em pé durante longos períodos, trabalhar sob luz intensa e comer salgadinhos entre as cirurgias leva à formação de resíduos nos rins. Com o tempo, aumentam e, antes de atingirem os 50 anos, muitos destes cirurgiões têm pelo menos uma pedra no rim. Em geral, os homens correm maior risco de desenvolver pedra nos rins do que as mulheres, independentemente da profissão. Quando o nosso serviço era integrado apenas por um pequeno grupo (cinco ou seis) de *macho men*, a taxa situava-se nuns sólidos cem por cento.

Vejamos agora a outra face da moeda: demasiada água é um problema mais comum do que provavelmente imagina. Tenho uma amiga ultramaratonista. Este subgrupo único de lunáticos confessos impele-os a ir mais além do que correr a maratona. Estas pessoas deslocam-se conscientemente para os terrenos mais duros, situados a maior altitude. As corridas podem ocorrer em desertos, cadeias montanhosas ou na selva. As distâncias variam entre 80 e 160 quilómetros. São proezas sobre-humanas, razão pela qual apenas um pequeno e selecionado grupo participa nelas. A fisiologia destes seres tem sido muito estudada, nomeadamente para saber como se adaptam às variações de altitude e climáticas, como treinam e como sobrevivem. Um dos pontos-chave no qual a minha amiga está constantemente focada é na ingestão de água – não pouca, mas demasiada. «A água mata», garante. E não está longe da verdade. Com qualquer exercício, e pior com exercício extremo, o fluido e os eletrólitos, como o sódio, o cloreto, o potássio e o bicarbonato, devem estar num equilíbrio perfeito. As perdas não sentidas – não de urinar ou defecar, mas resultantes da transpiração e respiração – não são unicamente de água, pelo que devem ser repostas, incluindo os eletrólitos. Juntemos-lhes as mudanças de altitude, o tempo e o nível de esforço, e o equilíbrio ideal torna-se ainda mais complicado.

Sim, a água é importante, mas igualmente essenciais são o sal, outros eletrólitos e os hidratos de carbono complexos, antes, durante e depois do exercício físico de resistência. Se um ultra-atleta em ação beber água simples, isso pode provocar-lhe náuseas violentas, vómito e, surpreendentemente, desidratação extrema. Pode ser fatal. A minha amiga jamais esquecerá quando participou numa corrida nos Alpes suíços. A embalagem de suporte de vida contendo eletrólitos em pó para misturar com uma quantidade exata de água foi levada pelo vento. Era a última embalagem. Só tinha duas opções: beber a água simples, ou não beber. Optou pela segunda, a escolha mais inteligente. Ela sabia que a água simples não a mataria, mas provocar-lhe-ia náuseas e vómitos tão intensos que não seria capaz de terminar a corrida. Dado que um voluntário tinha algumas embalagens extra, tudo se resolveu e a minha amiga terminou a corrida em grande.

Engarrafada não é melhor, mesmo em infusão

E as marcas de água engarrafada que alegam benefícios para a saúde por serem ionizadas, alcalinizadas, oxigenadas ou suplementadas com vitaminas? E as que se dizem puras e límpidas – brotando suavemente de um prado ou da encosta de uma montanha? Antes do aparecimento da indústria das águas engarrafadas no início da década de 1980, se dissesse ao vizinho que dentro em breve pagaria mais pela água do que pela gasolina, ele rir-se-ia. Avancemos umas décadas, juntemos-lhes as mensagens dos meios de comunicação questionando a fiabilidade da água da torneira e o aval de uma mão-cheia de celebridades sobre a água engarrafada, e eis-nos chegados à atual indústria da água no montante de 12 000 milhões de dólares, nos EUA, um dos maiores golpes de *marketing* de sempre.

A água engarrafada custa duas mil vezes mais do que a da torneira. A ironia é que a maior parte da água engarrafada é da torneira, apenas menos saudável, com base em estudos mostrando que algumas substâncias químicas nocivas do plástico podem contaminá-la. Nos últimos anos do século XX e também já neste milénio, as garrafas de plástico para água continham BPA, ou bisfenol A, e, em cada ano, eram produzidos mais de 2700 milhões de quilos e lançadas para a atmosfera mais de cem toneladas métricas de garrafas. Embora a água engarrafada tivesse deixado de o ser em plástico contendo BPA, já foi feito muito dano. E, como disse num capítulo anterior, outros bisfenóis (exemplo, BPS e BPF) que são também nocivos substituem o BPA.[4] (Infelizmente, novos materiais podem chegar ao mercado sem serem bem testados.)

O BPA (e os congéneres) é um desregulador endócrino notório. Foi fabricado pela primeira vez em 1891 e utilizado como droga estrogénica sintética para mulheres e animais na primeira metade do século xx, até o seu uso médico ser proibido por provocar cancro. No final da década de 1950, o BPA começou a ser usado em plásticos, após químicos da Bayer e da General Electric terem descoberto que poderia formar um plástico rígido quando ligado em longas cadeias (polimerizado). Pouco depois era utilizado em tudo – da eletrónica aos carros e embalagens para alimentos até selantes dentários e recibos de máquinas registadoras. Não consumimos estes bens diretamente, mas o químico das embalagens de alimentos e garrafas pode soltar-se e o conteúdo misturar-se com o que consumimos.

Os bisfenóis afetam o sistema endócrino porque no corpo comportam-se como o estrogénio. O BPA tem sido relacionado com o início precoce da puberdade nas raparigas, obesidade e diversos tipos de cancro.[5] A água engarrafada também é um pesadelo ambiental. Mais de cinco biliões de peças de plástico, pesando 250 000 toneladas, flutuam nos mares em todo o mundo. Isto criou resíduos perigosos devido à degradação do plástico com o calor e a erosão, com efeitos devastadores na vida selvagem. A vida marinha foi também atingida, uma vez que os animais se emaranham ou ingerem os plásticos.[6]

A água da torneira é mais bem regulamentada do que a engarrafada. A água engarrafada é controlada pela FDA, enquanto a da torneira é controlada pela EPA (Agência de Proteção Ambiental). Ao monitorizar a água engarrafada, a FDA não precisa de identificar a origem da água, o processo de tratamento ou relatórios de contaminantes, enquanto ao controlar a da torneira, a EPA é obrigada a enviar aos habitantes locais um relatório anual sobre a qualidade da água contendo estas informações.[7] No princípio da década de 1990, quando a água engarrafada estava cada vez mais na moda, os dentistas pediátricos identificaram um aumento do número de cáries. A água da torneira contém vestígios de fluoreto que, em quantidades apropriadas (na água da torneira ou em dentífricos fluoretados), têm contribuído para reduzir a cárie infantil. A água engarrafada filtra o fluoreto, pelo que as crianças que bebiam apenas desta água não obtinham a mesma proteção dos que ingeriam água da torneira. Mas, tal como se passa com a maioria dos défices de um mercado novo, a indústria das águas engarrafadas encontrou um novo ângulo e começou a vender «água engarrafada com fluoreto» como se isto fosse um bónus, com rotulagem dirigida às crianças. Estas empresas alegam que a sua água é melhor graças à adição de fluoreto, quando na verdade se limitam a mantê-lo.

Dito isto, a água da torneira pode ser problemática em algumas comunidades. Quando foram encontrados níveis elevados de chumbo em Flint, no Michigan, em 2015-2016, todos ficaram a saber. A exposição elevada ao chumbo, especialmente de crianças, pode gerar défices neurológicos e anemia. Mas o sucedido em Flint foi um caso isolado e raro. Na maioria das vezes, o abastecimento de água da torneira nos Estados Unidos e noutros países desenvolvidos é seguro e alvo de maior controlo do que o das águas engarrafadas. Associar sistemas de filtragem à torneira ou num jarro, normalmente não elimina o fluoreto.

Muitos de nós gostam de água gaseificada, com ou sem aroma. Não pretende ter superpoderes – sabe só melhor e não tem açúcar nem calorias. É pior do que a água da torneira? Está, provavelmente, ao mesmo nível de qualquer outra água engarrafada. E, não, apesar da crendice popular, não elimina o cálcio dos ossos, nem estraga os dentes. A gaseificação tem um subproduto, denominado ácido carbónico, que pode ter um efeito moderado no esmalte dos dentes, mas isto não se aproxima sequer do nível de estragos que um refrigerante açucarado pode provocar. Lembro-me de um truque com que nos intimidavam quando éramos pequenos – deixando um dente de leite mergulhado num copo de *Coca-Cola* durante a noite, estaria dissolvido de manhã. Não conheço ninguém que tivesse feito a experiência, pois preferíamos o truque da fada dos dentes; portanto, não tenho provas de que os dentes apodreçam devido ao refrigerante.[8]

Gatorade, a água aditivada mais popular de todos os tempos, não é mais benéfica para o atleta médio do que a simples. Contém 14 gramas de açúcar por 2,5 decilitros (a maioria das garrafas de *Gatorade* contém 60 decilitros; por conseguinte, são uns gritantes 35 gramas de açúcar por garrafa) e, em virtude de ser cada vez mais consumida por jovens que nem sequer são atletas, tornou-se mais um culpado pelo aumento da obesidade infantil e diabetes precoce. A água *Blk.* (com ácido fúlvico, que a torna negra) transformou-se no que é hoje depois de «miraculosamente» ter curado de cancro a mãe do seu inventor. O ácido fúlvico não só não traz qualquer vantagem para a saúde, como, aparentemente, nem sequer sabe bem – um dos comentários mais coloridos publicados na Amazon comparou-o ao ato de chupar folhas podres do fundo do rio Hackensack.

A água com infusão de vitamina é outra ilusão. Tenho uma amiga médica que leciona educação sanitária nas escolas. Uma das suas aulas favoritas é sobre água vitaminada. («*Okay*, malta, hoje vamos *fazer* água vitaminada!») Os miúdos de 12 anos deliram. Então, ela deita 16 colheres de chá de açúcar numa garrafa com dois litros de água e junta algumas gotas de corante alimentar. «*Okay*, bebam!» Surpreendentemente, alguns bebem. Ainda que a água vitaminada contenha, de facto, vitaminas, a maior parte dos componentes consiste em açúcar e corantes. Mesmo que algumas das vitaminas que promove, incluindo A, D, E e K, sejam lipossolúveis e não sejam necessariamente absorvidas através de uma bebida, entram na corrente sanguínea através da gordura que ingerimos. E as hidrossolúveis, como as vitaminas B e C, são expelidas (através da urina) quando ingeridas em excesso. Muitos obtêm através da alimentação mais do que a dose diária de vitaminas recomendada nos Estados Unidos, o que torna a água vitaminada desnecessária. Sim, a água vitaminada e outros tipos de água suplementada são mais saudáveis do que os refrigerantes, contendo menos açúcar e menos calorias, mas não muito.

Parte do problema com as águas suplementadas reside no facto de as pessoas associarem ingestão e absorção. Não é assim que as coisas funcionam. Se bebermos aminoácidos, eles não se transformam milagrosamente em proteínas úteis, e se isso acontecesse, não eram necessariamente absorvidos de forma direta pelos músculos (não, não existe um alimento para os músculos, nem para o cérebro). Já que nós, cirurgiões, vemos literalmente os órgãos internos a suar (aquilo a que se chama «perdas insensíveis»), também vemos de que modo se processa a substituição dessas perdas. Ser submetido a uma operação abdominal (ao contrário da laparoscopia) pode ser tão stressante para o equilíbrio dos fluidos/eletrólitos do corpo como correr uma ultramaratona. Deste modo, devem ser tidos em conta muitos fatores: NPO (*nil per os*, ou «nada por via oral», ou seja, não comer/beber) antes, durante e depois de uma cirurgia; duração da cirurgia; perda de sangue; período de recuperação até comer/ /beber; estado de saúde ao submeter-se a uma cirurgia, incluindo o funcionamento do coração, pulmões, rins e fígado. Os cirurgiões, os anestesistas e os especialistas médicos do pré e do pós-operatório estão habituados a pesar todas estas questões quando se trata da reposição de fluidos e eletrólitos, tanto com base no que conhecem previamente, bem como em tempo real, à medida que as coisas acontecem.

Este equilíbrio incrivelmente delicado num corpo stressado, de uma maneira inimaginável, pode ser conseguido quase até à gota de água e à molécula de sal. Mas, nesta arena, estamos a falar de hidratação *intravascular*, também conhecida como intravenosa. Não se pode «beber» o tipo de fluido que se perde numa grande cirurgia e esperar que ele vá para onde é necessário. Isto é verdade para a água, ou para qualquer bebida com supostos suplementos, vitaminas ou superpoderes. Tudo o que passa pelo trato gastrointestinal é *parcialmente* absorvido pelo sistema vascular, mas a maior parte é expelida através dos rins, como urina, ou através do cólon, como fezes.

Cafeinado

O leitor não iria gostar de interagir comigo antes de eu ter tomado o café da manhã. Depois, posso até nem ser boa pessoa, mas, sem ele, não tenho ponta de inspiração. Muitas pessoas dirão o mesmo de si próprias. A cafeína é a droga viciante que existe no mercado mais aceitável socialmente. A prática cirúrgica apenas tornou isto mais real para mim e para tantos outros que funcionam dormindo pouco. Não ficamos com superpoderes depois de uma chávena de café, mas estaríamos quase inertes sem ela. E ao contrário do álcool ou de outras drogas viciantes, a dependência da cafeína não é encarada como uma coisa negativa. Contudo, é uma droga, e somos viciados. Dito isto, não é uma droga assim tão má e, apesar de provocar dependência, a nossa excitação diária devido à cafeína pode ser-nos vantajosa. Alguns estudos permitiram concluir que o consumo habitual de cafeína reduz o risco de sofrer das doenças de Alzheimer e de Parkinson e de alguns tipos de cancro. Mas pode estar associado ao aumento do risco de perda óssea e hipertensão. A ingestão de cafeína em excesso durante a gravidez – mais de 300 mg por dia – tem sido associada à perda do feto.[9]

Apesar dos estudos em curso e das múltiplas e grandes análises populacionais, o consumo de bebidas com cafeína continua a não ser consensual: faz bem; faz mal. Afeta o crescimento; ajuda-o a concentrar-se. Não beba cafeína durante a gravidez; pode beber cafeína durante a gravidez. Embora o café continue a ser a bebida com cafeína mais consumida, a cafeína está presente nos refrigerantes gaseificados açucarados, nos chás, bebidas energéticas, bebidas de café e chá açucaradas e com gordura (dá aí um *mocaccino*, por favor) e produtos de chocolate. Os adultos tendem a ser os maiores consumidores de café e chá, e as crianças e os adolescentes são consumidores crescentes de todas as outras guloseimas cafeinadas. Mesmo as que não são rotuladas como tal provavelmente conterão alguma cafeína, por vezes mais do que os produtos com «energia» no rótulo. Tem dor de cabeça? Tome *Excedrin* e beneficie de um bónus de 65 mg de cafeína – quase o mesmo que o contido numa chávena de café forte.

Nos Estados Unidos, 85 por cento da população, incluindo crianças com apenas dois anos, consomem diariamente pelo menos uma bebida com cafeína. É verdade – crianças com dois anos ingerem refrigerantes e bebidas de chocolate contendo cafeína, e a algumas dão-lhes mesmo café. Uma chávena de café normal contém cerca de 95 mg de cafeína, e o consumo diário até 400 mg mostrou não ter qualquer impacto negativo na saúde – não é necessariamente bom, mas também não é mau. Para as crianças entre os seis e os 12 anos, esta quantidade desce para 45 a 85 mg por dia e, para as grávidas, 200 mg ou menos. Portanto, sim, as grávidas podem beber uma chávena (grande) de café normal por dia. Isto de acordo com as recomendações da FDA. Mas não se trata de promover os benefícios da cafeína; dizem apenas que não é prejudicial.

Uma lata de *Red Bull* contém 80 mg de cafeína, quase o mesmo que uma chávena de café.[10] Os refrigerantes com cafeína contêm cerca de 5 mg por 3 centilitros, mas dado que a dose habitual é 3,5 dl, em vez de 2,5 dl, cada lata tem cerca de 60 mg, quase tanto como uma chávena de café. Mas para aqueles que compram café nas cadeias comerciais como o Starbucks ou Peet´s, é raro verem-se copos de 2,5 dl, a menos que se trate de um expresso longo ou se destine a uma criança pequena. A maioria dos baristas propõe um café *tall, grande* ou *venti,* correspondentes a 3,5 dl, 4,7 dl e 6 dl. Longe vão as chávenas de 2,5 dl que se viam nos balcões ao jantar. E se os 330 mg de cafeína contidos num *venti* não são suficientes para si (não o são certamente para mim), as opções melhoram – um *red eye* é um café servido em todos os tamanhos, com uma dose extra de expresso; um *black eye* tem duas doses adicionais de expresso. Então, um *black eye venti* num Starbucks tem cerca de 540 mg de cafeína. Em algumas situações, até 1000 mg de cafeína por dia é considerado seguro (segundo a FDA), por exemplo, para o pessoal militar que precisa de estar acordado por períodos mais longos. Mas esta afirmação pode ficar associada a algum perigo. Será que os pais recentes precisam de estar mais despertos para enfrentar a privação de sono decorrente de terem um bebé? Será que os médicos que fazem turnos muito longos precisam de um estimulante extra? E os pilotos ao comando de um avião? Ou um adolescente a preparar-se para um teste? Aqueles 1000 mg equivalem a mais de dez chávenas de café, e isto não é bom para a saúde.

Quando se trata de cafeína, não é fácil exagerar ao ponto de atingir níveis de toxicidade. Claro, a maioria sentir-se-á mal, talvez um pouco nervosa, com dores no estômago ou fortes dores de cabeça, depois de tomar mais de quatro ou cinco chávenas de café durante um período relativamente curto. Contudo, embora seja precisa muita cafeína para atingir uma dose letal (beber cerca de 14 000 mg de cafeína, ou 140 chávenas de café), esse número astronómico não significa que faça bem engolir três chávenas de café por hora. Em algumas pessoas, doses bem mais pequenas de cafeína podem desencadear arritmias, frequência cardíaca perigosamente rápida, hipertensão ou insónia. Alguns destes sintomas podem provocar ataque cardíaco, AVC ou morte, sobretudo em pessoas com anomalias no sistema cardiovascular não detetadas antes.

O mais preocupante são as bebidas com cafeína dissimulada ou outros estimulantes parecidos. A cafeína, hoje em dia, encontra-se presente numa crescente variedade de alimentos e bebidas e podem-se consumir doses excessivas com a ajuda de químicos como a tirosina, a taurina e a fenilalanina. Estes não só o deixarão hiper, como, na dose certa, podem levá-lo ao hospital com o coração acelerado. Muitas bebidas energéticas não revelam a quantidade de cafeína que contêm, especialmente porque a FDA não o exige. Em 2012, o *Consumer Reports* analisou as 27 bebidas energéticas mais populares.[11] Sem surpresas, a variação de cafeína era enorme – desde tão pouco quanto 6 mg por dose (cerca de cinco por cento da que existe numa chávena de café de 2,5 dl), sendo que algumas continham mais do que uma dose. Ainda menos surpreendente, um *shot* de *Decaf 5-hour Energy* contém a menor das quantidades de cafeína. Por outras palavras, um *shot* energético de *latte* descafeinado magro. Curiosamente, 11 dos 27 produtos não incluíam no rótulo a quantidade de cafeína por dose, ainda que fossem comercializados como bebidas energéticas com cafeína. E algumas das que fornecem o conteúdo de cafeína apresentam uma estimativa por defeito.

As bebidas com cafeína deixaram de estar limitadas a quem precisa de um estímulo matinal, um revigorante à tarde ou uma ajuda para se manter acordado até tarde. Os atletas adotaram a cafeína para melhorar o desempenho. Estimulante, atua como potenciador energético do sistema nervoso central. É a droga psicoativa mais popular (e legal) a nível mundial. Mantém-se legal no meio desportivo, de acordo com a Agência Mundial Anti-Doping (WADA). Cada vez mais atletas usam a cafeína para melhorar a velocidade de corrida e mesmo o desempenho geral em desportos de para/arranca, como o ténis e o voleibol. Algumas organizações desportivas, ao analisarem mais de 20 000 amostras de urina para detetar a presença de drogas estimulantes ilegais, encontraram cafeína em 75 por cento das amostras. Embora a cafeína seja incapaz de tornar um não atleta num campeão de salto à vara, pode dar um impulso inicial se utilizada com moderação. E tal como com qualquer droga, que a cafeína certamente é, existe uma linha ténue entre terapêutico e fazê-lo sentir-se mal. O ponto ideal de utilização da cafeína como estimulante para melhorar o desempenho desportivo é entre 3 e 6 mg/kg de peso corporal. Então, para um atleta com 70 kg, significa 220 mg de cafeína, ou um café *grande* do Starbucks. Qualquer coisa acima de 6 mg/kg pode gerar nervosismo, frequência ou ritmo cardíaco anormais, ou hipertensão. E, novamente, não desidratará, ao contrário do mito persistente sobre o efeito da cafeína. [12]

Tal como com qualquer estimulante do desempenho, tudo se altera com a noção, unicamente dos humanos, de que mais é melhor. A WADA não classifica a cafeína como droga estimulante ilegal, mas não me surpreenderia se isto mudasse no futuro. Foi uma substância proibida até 2004, quando os critérios foram reavaliados. Para ser proibida, uma substância tem de corresponder a dois de três critérios: melhorar o desempenho (confirmado), constituir um risco para a saúde (a WADA desmarcou este campo, mas eu questiono a decisão) e violar o espírito do desporto (de modo algum – o café é uma bebida social!). O benefício aparente dos produtos com cafeína para nos manter mais despertos e alerta durante o dia, em particular quando consumida muito tarde para que o corpo a possa metabolizar convenientemente, pode gerar perda de sono e exaustão no dia seguinte. Os adolescentes e os adultos jovens passam cada vez mais tempo à noite frente a ecrãs e recorrem a produtos com cafeína (não apenas café) para se manterem acordados até altas horas da madrugada.[13] O resultado não tão surpreendente é o fraco desempenho no local de trabalho e na escola no dia seguinte, incluindo adormecer na aula ou, pior, ao volante. Os efeitos fisiológicos negativos do uso excessivo da cafeína, como hipertensão, frequência cardíaca acelerada ou arritmias, podem acontecer tão frequentemente em adolescentes como nos adultos.

Vinho – oh!

Ouvimos dizer com frequência que o vinho, especialmente o tinto, contém ingredientes «saudáveis», desde que consumido com moderação. O que significa isto? O verdadeiro benefício de beber vinho tem mais que ver com as suas propriedades relaxantes, o que o torna num redutor do stresse, do que com a composição química. Desde que se limite o consumo (detalhes sobre isto mais adiante). Recentemente, investigadores que estavam a analisar as causas de cancro no fígado, calcularam que são necessárias três bebidas por dia para que se corra o risco da doença. Não foi um estudo pequeno. Os investigadores analisaram 34 estudos, envolvendo 8,2 milhões de pessoas e mais de 24 500 casos de cancro hepático.[14] Encontraram também mais motivos para saudar o café, que parece proteger do cancro do fígado. (Mas isso não significa que possa beber três copos de cada bebida e eliminar o risco. O «maior» responsável pelo cancro do fígado no qual poucas pessoas pensam é o excesso de peso. Ter excesso de peso ou ser obeso pode provocar cancro do fígado, entre outros tipos de cancro.)

O vinho deve ter alguns benefícios para merecer ser elogiado por tantos estudos, assim como por profissionais de saúde. Que poção mágica o levou a ser considerado salutar e até preventivo de muitas doenças? Um dos estudos mais longos foi o *Nurses' Health Study (NHS)*, realizado durante 32 anos (1980-2012), com o objetivo de avaliar o impacto de práticas de saúde durante muitos anos em muitas pessoas.[15] Um dos fatores avaliados foi o benefício (ou risco) de ingerir álcool, e o impacto a longo prazo em termos de riscos para a saúde, tais como cancro, doença cardiovascular, fraturas e doença mental. O recrutamento inicial para o estudo começou em 1976, e incluiu 100 000 enfermeiras. Tendo em conta a data do NHS original (houve outros nas décadas seguintes), eram, de facto, enfermeiras. O seu congénere, o *Physicians' Health Study (PHS)*, realizado mais ou menos na mesma altura, envolveu homens, mas avaliou especificamente o impacto da aspirina e do betacaroteno.

O mais notável acerca do NHS é que acompanhou pessoas, via questionários, ao longo de décadas, incluindo fatores como tabagismo, consumo de álcool e hábitos de exercício, num esforço para ligar estes comportamentos ao risco de cancro da mama, doença cardiovascular, outros cancros, fraturas e doença mental. Perto de 300 000 pessoas participaram desde o início neste estudo, que agora inclui homens e mulheres.[16] Nenhuma recomendação de saúde é definitiva, incluindo o consumo de álcool. O NHS permitiu concluir que é melhor para as mulheres beberem um copo de vinho (ou homens que bebem até dois copos de vinho por dia) mais do que três vezes por semana, do que beberem mais do que um copo (os homens mais do que dois copos) menos de três vezes por semana. Por outras palavras, apurou-se que é melhor beber com moderação e com mais frequência, mas em menor quantidade. Embora a ingestão moderada de álcool aumente o risco de cancro da mama e do cólon, bem como de fraturas da anca, diminui o risco de doença cardiovascular e de défices neurocognitivos.

O componente resveratrol, proveniente do vinho tinto em particular, tem feito furor enquanto benefício adicional para a saúde. Esta substância mostra ter algum poder mágico para a saúde, ao ponto de agora surgir em comprimidos.[17] Mas em que consiste, afinal? O resveratrol é um polifenol que existe naturalmente nas uvas pretas, mirtilos, arandos, amoras, airelas, amendoins e pistácios. Em 2012, um artigo publicado na revista *Cell* mostrou, a nível bioquímico, como é que esta substância pode aumentar a função mitocondrial, a resistência física e a tolerância à glucose em ratos.[18] Ficou também demonstrado que melhora a obesidade induzida pela alimentação. Por outras palavras, este químico pode ser a resposta para a diabetes, obesidade e doenças relacionadas com o envelhecimento. A comunicação social ficou doida com isto, ainda que o efeito fosse em ratos e que os resultados inicialmente não se aplicassem de todo aos humanos. Apesar disso, tínhamos uma fonte vermelha a jorrar juventude. Mas até agora estudo algum realizado com humanos mostrou benefícios diretos desta substância. Tal como com a maioria dos estudos que medem os resultados para a saúde baseados em comportamentos, tais como o consumo de vinho, a obtenção de qualquer informação útil requer anos de dados prospetivos referentes a grandes populações. Não pode ser feito em laboratório e seguramente não em animais. Os estudos com animais fornecem informação útil aos estudos humanos, mas equiparar ambos não é correto.

Além do dilema do resveratrol, concluiu-se que o consumo de álcool em geral é benéfico para a saúde. Com uma ressalva enorme: com moderação, significando não mais do que um copo antes ou durante a refeição da noite. Resveratrol ou não, o consumo habitual e moderado de álcool tem sido associado a uma taxa mais baixa de mortalidade, menor risco cardiovascular e menos riscos de diabetes, insuficiência cardíaca e acidente vascular cerebral. Contudo, se não beber, não sinta necessidade de o fazer. Não há provas de que beber álcool seja cardioprotetor por norma. Os estudos demonstraram riscos menores *associados* a certas doenças crónicas, mas não uma causa direta e um efeito de melhor funcionamento do coração se beber. Talvez mais importante seja lembrar que o consumo excessivo de álcool é a terceira principal causa de morte nos EUA e a principal causa de morte prematura entre os 15 e os 59 anos devido a problemas, quer relacionados com a medicina, como a doença hepática, quer com mortes acidentais ligadas ao consumo de álcool.[19] Então, quando avaliar os benefícios, beba moderadamente. Estudo algum provou que beber álcool de qualquer tipo é causa direta de melhor saúde, mas estudos incontáveis mostraram causas diretas de efeitos negativos. O consumo excessivo da maioria das bebidas alcoólicas é uma dos principais motivos de obesidade, doença do fígado, morte acidental e até violência doméstica.

A indústria das bebidas continua a evoluir. Já não se trata da quantidade de água que se deve beber, mas que tipo – engarrafada, da torneira, aromatizada, suplementada ou gaseificada. A resposta ao *quanto* pode ser simplificada pelo outrora tão popular «oito copos de 2,5 dl». Verifique a urina! Amarela-clara? Você está bem. É uma questão de hidratação, que pode não surgir de todo na forma de água – a fruta e os vegetais contam, assim como o fiel amigo café. Tendemos a agarrar-nos a noções de novidade e de melhoria. Francamente, é difícil melhorar a água da torneira. Contudo, parece demasiado simples, vulgar, aceitar isto. Talvez uma celebridade da televisão possa passar a ideia da água da torneira (que custa cêntimos por litro!) melhor do que qualquer médico.

ALERTA CONTRA OS MITOS

- Pode obter a maior parte da água de que precisa através dos alimentos, desde que siga uma boa dieta.
- As formas de «água» com gás e aromatizadas podem conter quase tanto açúcar como os refrigerantes.
- A água engarrafada não é melhor do que a da torneira, mesmo que lhe sejam associados ingredientes aparentemente saudáveis, incluindo vitaminas.
- As bebidas para desportistas não são necessariamente melhores para os atletas do que a água.
- O café tradicional tem mais benefícios potenciais para a saúde do que riscos. As bebidas com cafeína, açúcares e outros ingredientes adicionados são, no entanto, uma história diferente.
- A ingestão moderada de bebidas alcoólicas pode trazer benefícios para a saúde, mas não se sinta obrigado a começar a beber se não o faz habitualmente.

9

RISCOS E MÉRITOS DA MEDICINA ALTERNATIVA

Manter-se natural ao mesmo tempo que toma medicamentos

• Os tratamentos alternativos para o cancro funcionam? • A homeopatia tem algum mérito? • Por que motivo o efeito de placebo é tão poderoso? • Qual é o efeito de placebo «inverso»?

Ao longo da minha carreira assisti a coisas assustadoras. Só no último ano, vi um homem perder a laringe por recusar uma cirurgia simples a um cancro da garganta tratável; vi crianças muito pequenas prestes a morrer na sala de operações depois de quase asfixiarem com frutos secos que lhes foram dados pelos pais para «reforçar os ácidos gordos ómega» por meios naturais; e ouvi uma mulher instruída dizer-me que usava uma solução branqueadora para limpar os canais auditivos – o que resultou em queimaduras em todo o ouvido e no rosto. Quando se trata dos conselhos médicos duvidosos que algumas pessoas seguem, a realidade é mais estranha do que a ficção.

Mas das histórias descabeladas que ouço no hospital e que têm um profundo efeito em mim, as que se referem às curas alternativas e desesperadas do cancro estão no topo da lista. Comecemos por aqui, com dois casos que ficarão para sempre na minha memória.

Um homem a quem chamaremos Tom recebeu o diagnóstico de cancro da língua tratável. Decidiu optar pela terapia hipertérmica em vez da cirurgia convencional. Na terapia hipertérmica, ou termal, o tecido corporal é exposto a elevadas temperaturas (até 45 graus Celsius, muito mais baixo do que numa sauna seca típica). A investigação tem demonstrado que as temperaturas elevadas podem danificar e matar as células cancerosas, de um modo geral com danos mínimos nos tecidos saudáveis. Mas são quase sempre usadas em combinação com a cirurgia, a radioterapia e/ou a quimioterapia. Por isso, neste paciente, o que poderia ter sido uma cirurgia bem tolerada, com um excelente resultado a curto e longo prazo, tornou-se uma história desastrosa de final de vida. No caso de Tom, o tumor na língua continuou a crescer e surgiram metástases (tumores secundários) nos nódulos linfáticos do pescoço. O volume do tumor deixou-o incapacitado para engolir ou falar, porque lhe bloqueava a boca e a garganta. O tumor invadiu também o nervo responsável pelo movimento da língua, e a língua, que é toda músculo, ficou paralisada. O tumor invadiu os nervos responsáveis pela sensibilidade da língua, pelo que o paciente mordia inadvertidamente a língua, esta sangrava e ele não sentia nada. Porque não tinha sensibilidade nem a capacidade de engolir, engasgava-se frequentemente com a saliva e contraiu uma pneumonia por aspiração crónica e precisava de um tubo de alimentação que lhe foi introduzido cirurgicamente no estômago (sonda de gastrostomia).

A combinação dos nódulos linfáticos do pescoço dilatados com a língua volumosa, paralisada e insensível interferiu na sua respiração e capacidade de manter as secreções, pelo que necessitou de colocar um tubo de traqueotomia no pescoço. Os tumores continuaram a crescer e invadiram estruturas importantes. Os nódulos linfáticos do pescoço podem invadir vasos sanguíneos importantes, especificamente as artérias carótidas e as veias jugulares. Tom não morreu de hemorragias ou asfixia, mas o seu «fardo do cancro» tornou-se difícil de suportar. Perdeu peso, apesar da sonda de alimentação, fragilizou-se e o seu sistema imunitário enfraqueceu em consequência da má nutrição crónica e dos cancros em múltiplos sistemas. Morreu em resultado de doença respiratória de pouca importância – algo que referiríamos comummente como constipação.

A história da minha enfermeira da sala de operações tem um quadro semelhante. Jane era extremamente experiente e competente, de 40 e muitos anos, mãe solteira de duas adolescentes. Quando lhe diagnosticaram cancro da mama, entrou de baixa médica e regressou ao trabalho cerca de seis meses depois. Tinha uma aparência espantosa – vigorosa e em boa forma, mais magra e com a pele mais luminosa. Disse-lhe que parecia ter resistido muito bem ao tratamento. Respondeu-me: «Fiz um tratamento alternativo: alimentação à base de comida crua, chás, meditação e exercício físico. Sinto-me muito bem.» Fiquei impressionada, mas também preocupada porque, do meu ponto de vista, não tinha tratado o cancro. No entanto, o seu aspeto dizia o contrário. Como podia ser? Bom, o cancro geralmente não mata de um dia para o outro. A maior parte das pessoas já viu alguém com cancro em fase terminal e que não parece doente e, depois, morre passado pouco tempo. É isto o que há de tão insidioso e traiçoeiro na doença. Pode surgir de forma lenta e depois chegar a um ponto de viragem em que começa a mostrar a sua face feia rapidamente. Foi o que aconteceu à Jane. O corpo respondeu bem ao estilo de vida saudável, exercício e relaxamento. Se isto tivesse feito parte do regime global de tratamento, podia ter suportado o tratamento convencional melhor do que a maioria das pessoas. Mas não recebeu tratamento médico e em breve pagou o preço. Manteve-se a trabalhar apenas umas duas semanas e, poucos meses depois, teve uma morte horrível com um cancro da mama metastático que se espalhara por todo o lado, incluindo ossos e cérebro. Teria vivido mais tempo se tivesse seguido a via tradicional ou em conjugação com o tratamento alternativo? É provável que sim. A medicina complementar desempenha um grande papel na otimização das práticas médicas estandardizadas, mas não trabalha no vácuo.

Muitos estudos excelentes sobre a medicina do cancro têm documentado os benefícios a curto e longo prazo da medicina complementar como auxiliar da terapêutica tradicional do cancro (isto é, quimioterapia, radioterapia, cirurgia).[1] Os pacientes que fazem exercício, meditação, *tai chi*, consomem alimentos nutritivos e têm boas redes de apoio emocional reagem melhor do que aqueles que não têm. Mas a palavra-chave para este êxito é *auxiliar*, ou complementar. A medicina complementar no tratamento do cancro e na gestão da dor crónica revolucionou a tolerância ao tratamento e os resultados clínicos em milhares de pacientes. Não se trata de uma área para ser criticada ou escarnecida, mas precisa de ser integrada num regime médico inclusivo. Por si só, não funciona.

De acordo com a Clínica Mayo, quase 40 por cento dos adultos têm recorrido à medicina alternativa complementar (MAC).[2] Infelizmente, são demasiadas as pessoas que se esquecem do *C* – «complementar». E quando retiram o *C* à MAC, acabam por estar a utilizar uma extensa variedade de terapias com pouca ou nenhuma prova científica de eficácia ou segurança. Por vezes não advém daí nenhum prejuízo, mas em doenças graves como o cancro os resultados podem ser desastrosos.

Alguns centros de tratamento MAC em lugares como o Arizona ou a Baixa Califórnia apresentam-se como estâncias de férias seletivas, cenários mágicos para a prática da «medicina». Quando cobram dezenas de milhares de dólares, obrigam muitas pessoas a gastar quase todas as poupanças em medicina de charlatões.

Um desses centros situa-se em Gilbert, no Arizona.[3] As três pessoas que compõem o corpo clínico (das quais só uma tem licenciatura em medicina) tratam nada menos de 20 doenças importantes, incluindo um «tratamento de cancro de forma inteiramente natural». A página *web* parece uma lista dos grandes êxitos da pseudociência contemporânea, desaconselhando tudo, desde o sal de mesa, caramelos não biológicos e vacinas até às lâmpadas fluorescentes, telemóveis e produtos de beleza. As comodidades anunciadas incluem «tratamento de passadeira vermelha» para os pacientes que não residem na cidade, um «grande ecrã de 55 polegadas» e «cadeiras ultraconfortáveis e novas em folha para tratamento dos doentes». Toda a página *web* está salpicada com uma linguagem cristã inspiradora (ironicamente, a autoestrada mais próxima chama-se Superstition Freeway).

Não muito longe, em Mesa, existe outro «oásis de cura».[4] Aqui, os tratamentos são apenas ao cancro e incluem dieta de sumos, altas doses de vitamina C, hidroterapia do cólon, enemas de café, terapia de massagens e saunas de infravermelhos, nenhum dos quais já se comprovou ter qualquer efeito sobre o cancro. No entanto, anunciam que, «assim como é certo que o dedo se cura, quando cortado com uma faca, também os nossos corpos podem curar-se do cancro». Foi aqui que a minha enfermeira da sala de operações tentou curar o seu cancro. Venderam-lhe a ideia de que podiam isolar e eliminar o cancro sem causar outros danos, assim como «estimular, equilibrar e otimizar» o sistema imunitário de maneira a que o corpo «deixasse de produzir o cancro».

A clínica de Stanislaw Burzynski, no Texas, é das mais controversas.[5] Uma reportagem de investigação publicada na *Forbes* referia: «O ponto central do tratamento de Burzynski é um fármaco que ele designa "antineoplastons". Nunca foi aprovado pela FDA para o tratamento do cancro, e a única maneira de Burzynski conseguir vendê-lo e administrá-lo é sob a forma de "ensaios clínicos". (...) Apesar de aplicar antineoplastons aos pacientes há décadas, Burzynski nunca publicou nenhuma conclusão dos ensaios clínicos nos seres humanos. (...) Vai também contra todas as normas cobrar aos pacientes dezenas de milhares de dólares para participarem em ensaios clínicos. Isto pode, como facilmente se imagina, criar um certo conflito de interesses.»[6]

A Clínica do Cancro do Dr. Frank Arguello, na Baixa Califórnia (México), comercializa amplamente os seus tratamentos nos Estados Unidos e no Canadá.[7] Inventou a sua própria ciência para «curar» o cancro através do que designa «quimioterapia atávica». O que é a quimioterapia atávica? O tratamento deriva da hipótese de o cancro representar o atavismo – recorrência de um traço ou uma característica comum nos nossos antepassados há milhões de anos, mas que desapareceu devido a recombinações genéticas (as pernas posteriores nas baleias são um exemplo disso que tem sido observado nos animais). Mas as evidências científicas não sustentam esta hipótese e, portanto, os tratamentos destinados a curar o cancro com base nesta premissa falsa estão condenados ao fracasso. A premissa é que, se as células do cancro funcionam à semelhança dos nossos organismos unicelulares ancestrais, então, medicamentos como os antimicrobianos (também conhecidos como antibióticos) deviam atacar e matar estas células. A página *web* de Arguello apresenta fotografias impressionantes pré e pós-tratamento e refere que ele é agora elegível para obter (se bem que não a possua) uma licença médica dos EUA.[8]

Talvez desde tempos imemoriais que nós, humanos, somos uma presa vulnerável de tratamentos alternativos e de abordagens que contrariam a tradição. Queremos *ser* a anomalia – aquele que difere drasticamente de todos –, o que vence as probabilidades e as estatísticas, especialmente quando se trata de uma doença tão assustadora e grave como o cancro. «Uma das atrações da medicina alternativa é ela oferecer não apenas uma filosofia alternativa ou um tratamento alternativo, mas também uma linguagem alternativa», escreve a ensaísta e autora Eula Biss no livro *On Immunity*. «Se nos sentimos contaminados, oferecem-nos uma "limpeza". Se nos sentimos inadequados, com falta de alguma coisa, oferecem-nos um "suplemento". Se tememos as toxinas, oferecem-nos uma "desintoxicação". Se tememos estar a ficar enferrujados com a idade, a oxidar fisicamente, tranquilizam-nos com "antioxidantes". São tudo metáforas que respondem às nossas ansiedades básicas. E o que a linguagem da medicina alternativa compreende é que, quando nos sentimos mal, queremos qualquer coisa inequivocamente boa».[9]

Biss levanta aqui alguns pontos oportunos. Fazem-me recordar uma história que aprendi há muito sobre um médico alemão que, na segunda metade do século XVIII, criou métodos alternativos, cunhando um termo novo – que usamos ainda hoje na linguagem vernácula, embora não na medicina. Estudou em Viena, onde fundou uma clínica depois de se interessar por aquilo a que se chamava «magnetismo animal» – a convicção de que os animais, incluindo os humanos, exerciam uma força natural invisível que podia ser potenciada para fins curativos. Converteu este conceito num sistema de tratamentos através da hipnose chamado «mesmerismo», a partir do seu nome: Franz Anton Mesmer. O Dr. Mesmer alegava que podia curar problemas do sistema nervoso utilizando uma forma de magnetismo. De acordo com Mesmer, a saúde do corpo mantinha-se através do equilíbrio adequado de um «fluido subtil», responsável pelo calor, a luz e a gravidade. Dizia ele que esse líquido flutuava por todo o universo. Para criar o magnetismo animal, Mesmer concentrava-se nos polos magnéticos do corpo, que presumivelmente ajudavam a dirigir este fluido. Segundo a sua teoria, os polos tinham de estar devidamente alinhados para funcionarem e manterem um fluxo correto, suave e harmonioso desse fluido. Se o equilíbrio do fluido desaparecesse, uma pessoa podia vir a sofrer de «aflições nervosas» e precisava de ser magnetizada para que os polos voltassem a estar equilibrados e o fluido se reequilibrasse.

Se bem que isto pareça ridículo hoje, a abordagem de Mesmer teve repercussões. Gerou publicidade e notoriedade. As pessoas, instruídas ou não, sentiam curiosidade. A comunidade médica e científica temia Mesmer; o Governo austríaco preocupou-se com o secretismo e a subversão que emanavam do seu grupo cada vez mais numeroso. Em 1777, foi expulso de Viena, na sequência do escândalo que se formou quando se tornou conhecido o fracasso das suas tentativas para curar a cegueira de um paciente. Instalou-se então em Paris e recomeçou do zero.

Por volta de 1780, já tinha reunido novos seguidores e criado estabelecimentos em Paris juntamente com eles. Estes crentes «magnetizavam» as pessoas garantindo que localizavam os seus polos e controlavam o seu fluido. Usavam aparelhos e instrumentos elaborados, incluindo barras de ferro que alegadamente transportavam o fluido invisível. Referiam-se aos «tubos magnéticos» e à «água magnetizada». A popularidade de Mesmer tornou-se em parte um mistério e em parte uma moda. Experimentar o seu magnetismo, que ocorria em áreas isoladas, tornou-se uma coisa da moda.

Mas o Dr. Mesmer também não aguentou muito tempo em Paris. As investigações começaram. Em 1784, uma comissão real nomeada pelo rei Luís XVI procurou encontrar evidências científicas que sustentassem a teoria de Mesmer do fluido magnético. Os membros da comissão incluíam Antoine-Laurent Lavoisier (o pai da química moderna) e Benjamin Franklin. Em 1785, Mesmer deixou Paris com destino a Londres, e daí seguiu para a Áustria, Itália, Suíça e por fim para a sua Alemanha natal, onde se instalou numa aldeia próxima do seu lugar de nascimento e aí morreu em 1815. Para onde quer que se tenha deslocado, procurou sempre o reconhecimento universal que ele achava que as suas terapias mereciam.

Na linguagem atual, diríamos que Mesmer estava a tratar doenças psicossomáticas – doenças ou sintomas causados ou agravados por fatores mentais, como o stresse e a ansiedade. A palavra *psicossomático* significa mente *(psyche)* e corpo *(soma)*. Uma doença psicossomática envolve igualmente a mente e o corpo. Por vezes existem apenas os sintomas, sem doença física subjacente. Todos nós sabemos que o nosso estado mental pode afetar a gravidade de uma doença física. Mesmer ganhou bastante dinheiro com a credulidade das pessoas. Mas a sua história reflete outras dos tempos modernos. As pessoas acreditam em produtos, procedimentos e alegações no domínio da saúde que são brilhantemente comercializados, mas embustes completos. A todas as horas, circulam mensagens relacionadas com a saúde, muitas das quias podem ser contraditórias. Mesmo os céticos podem ficar hipnotizados. Separar a verdade da ficção, encontrar a linha divisória entre o que é saudável e o que é prejudicial, não é assim tão simples – especialmente quando a (des)informação provém de alguém que pensamos ser uma autoridade ou um pouco mais inteligente do que nós.

Eu quase poderia dar ao Dr. Arguello, da Baixa Califórnia, pontos pela sua inventiva, tal como faria com o Dr. Mesmer, mas as transgressões de Arguello são mais ofensivas: ele está a ludibriar pacientes suscetíveis portadores de diagnósticos reais de cancro que lhes põem a vida em risco. Não estamos a falar de doenças psicossomáticas para as quais não existe uma terapêutica tradicional.

É por isso que estes centros me enfurecem tanto. Aproveitam-se das pessoas quando estão mais vulneráveis: tendo perante si um diagnóstico de cancro. Arrastam-nas no sentido de pensarem que estes tratamentos alternativos são opções viáveis à radioterapia e à cirurgia. Nenhum dos resultados pode ser replicado nos outros, o que é um enorme sinal de alerta. E os seus testemunhos são apenas isso – episódios individuais. Não refletem dados reais.

Nunca ofereço resistência a um paciente que relata uma história de sucesso em que foi usado algum destes métodos. Muitas doenças são, em parte, desencadeadas por fatores emocionais, e técnicas que tenham o relaxamento como elemento central podem constituir parte ou a totalidade da resposta. Qual a tendência para as enxaquecas que não se acalme com melhor sono, meditação e alívio do stresse? A marijuana médica tem efeitos antieméticos e vasoconstritores. São efeitos fisiológicos e não puramente psicológicos. Eu não passo receitas de marijuana, mas não me insurjo contra os médicos que o fazem, nem contra as pessoas que a utilizam para melhorar o seu estado. Mesmo um lugar que se integra tanto na corrente dominante como a UCLA tem um Centro de Medicina Oriente-Ocidente.

A medicina chinesa inclui alguns dos mais avançados agentes farmacológicos, com efeitos fisiológicos genuínos. O alho, a linhaça e os alimentos de soja natural podem de facto ajudar a baixar o colesterol em algumas pessoas. O mesmo efeito têm os ácidos ómega 3, as fibras e os compostos vegetais semelhantes ao colesterol (etanóis e esteróis das plantas). Trata-se de fontes naturais de compostos que reduzem o colesterol, mas dificilmente podemos classificá-los como fármacos ou terapias alternativas. E não são considerados soluções convencionais para tratar o colesterol elevado. Ainda que alguns bons estudos, embora de pequena dimensão, tenham sustentado os benefícios, na sua maioria, são ainda considerados não convencionais para a prevenção e gestão da doença. É preferível pensar neles como opções adicionais para combater o colesterol elevado que não necessitam de receita médica e que podem ser facilmente obtidas na alimentação. Nada deve substituir medicamentos comprovados como as estatinas, mais eficazes e poderosas.

Os vencedores do Prémio Nobel da Medicina de 2015 foram alvo de troça por usarem «medicina natural». William C. Campbell, da

Universidade Drew, da Nova Jérsia, e Satoshi Ōmura, da Universidade Kitasato, do Japão, partilharam metade do prémio pelas descobertas acerca de uma nova terapêutica medicamentosa contra as infeções provocadas pelas lombrigas. E Tu Youyou, da Academia de Medicina Chinesa, foi distinguida com a outra metade do prémio pelas descobertas relacionadas com uma nova terapêutica medicamentosa contra a malária. Estas infeções afetam cerca de metade da população mundial. Mas os principais ingredientes de ambos os fármacos não são obtidos sinteticamente em laboratórios. Pelo contrário, são exemplos da química dos produtos naturais. Os seus eficazes compostos são isolados a partir de organismos que os produzem naturalmente ou de moléculas semelhantes.

Agora, se pedíssemos a um grupo de pessoas na rua que definissem química dos produtos naturais, haveria hipóteses de pelo menos uma ou duas apontarem a homeopatia. Mas desafio os leitores a encontrar alguém que consiga definir exatamente o que significa homeopatia. Vamos a isso. É mesmerismo do melhor no século XXI.

Magnetizados pela homeopatia[10]

O mesmerismo está vivo e recomenda-se sob a forma não apenas da terapia do campo magnético, mas da homeopatia. Se fosse preciso dar uma definição de homeopatia, provavelmente o leitor responderia alguma coisa no sentido de medicamentos «naturais» que não necessitam de receita médica. A medicina alternativa é muitas vezes misturada com a homeopática, que tem na opinião pública uma aura de segurança. Mas, entre os diferentes tratamentos e remédios considerados medicina «alternativa», a homeopatia é a menos plausível. Neste elaborado sistema de placebos, os «remédios» não contêm qualquer medicamento real. A homeopatia foi criada por Samuel Hahnemann na Alemanha, por volta do início do século XIX. Baseou-se na ideia de que «o que é semelhante cura o que é semelhante» e na «lei dos infinitesimais». Dito de outro modo, «produtos extraordinariamente diluídos, que na sua forma original poderiam ter causado sintomas semelhantes ao da doença em questão, são administrados aos pacientes de maneira individualizada».[11]

Os remédios homeopáticos não perderam popularidade apesar da medicina moderna (e das provas científicas contra eles). De acordo com o Inquérito Nacional de Saúde de 2012, cerca de cinco milhões de adultos e um milhão de crianças nos Estados Unidos recorreram a um medicamento homeopático nos 12 meses anteriores.[12] Embora os fármacos homeopáticos sejam tão diluídos que não resta neles nenhum vestígio dos ingredientes ativos originais e sejam considerados seguros de um modo geral, muitos médicos (eu incluída) receiam que mesmo os preparados homeopáticos clinicamente inativos possam desviar os pacientes dos remédios convencionais eficazes. O que é pior, foram documentadas algumas consequências perigosas. Por exemplo, o *Zicam Cold Remedy* é um tratamento homeopático que contém doses elevadas de gluconato de zinco (também designado glucónico de zinco).[13] É o sal de zinco do ácido glucónico. Entretanto, saiu do mercado porque o seu uso intranasal foi relacionado com a anosmia (perda do sentido do olfato).

Os medicamentos homeopáticos não estão sujeitos ao mesmo escrutínio que os medicamentos alopáticos – fármacos tradicionais que funcionam tendo efeitos opostos aos dos sintomas. Estes medicamentos «naturais» podem provocar efeitos secundários desagradáveis, interagir com a medicação que os pacientes tomam, desencadear reações alérgicas e conter substâncias inúteis ou, pior ainda, nocivas (tais como arsénico, mercúrio e chumbo). É bom beber chá de camomila para aliviar um estômago alterado, mas deve-se pensar duas vezes antes de ingerir outras ervas populares sob a forma de suplementos concentrados, tais como a matricária, a palmeira-anã, o *ginkgo biloba*, a equinácea e o *ginseng*. Tecnicamente, estes suplementos não são homeopáticos, mas são, ainda assim, reverenciados pelas suas propriedades naturais. Analisámos ao pormenor os suplementos (e vitaminas) no capítulo 7. Muitas destas ervas podem provocar hemorragias, atrasos na cicatrização e equimoses, em especial nas pessoas submetidas a cirurgia médica. Uma médica como eu tem mais probabilidades de cancelar uma operação se a paciente estiver a tomar suplementos de ervas do que se ela fumar um cigarro e tomar um uísque na sala de espera.

A primeira vez que a homeopatia suscitou críticas sérias dos médicos tradicionais foi nos anos de 1830 e 1840. O mais veemente foi provavelmente Oliver Wendell Holmes Sr., médico e poeta de Boston do século XIX, que classificou a homeopatia «uma mistura de ingenuidade perversa, erudição superficial, credulidade imbecil e distorção ardilosa». Chamou também ao potencial efeito terapêutico sobre os pacientes uma «forte impressão causada nas suas mentes por este novo e maravilhoso método de tratamento».[14] Obviamente, referia-se à componente psicossomática dos efeitos de placebo da homeopatia. Mas Holmes também não poupou a medicina convencional, que utilizava ainda as sangrias e os eméticos. A homeopatia não desapareceria e alguns médicos tradicionais acreditavam nela.

A relação entre a medicina convencional e a homeopatia fortaleceu-se durante o século XIX, quando os homeopatas fundaram escolas de medicina e hospitais. Chamou-se aos congéneres convencionais alopatas, numa referência ao fulcro colocado pelos médicos tradicionais no uso de fármacos que tenham os efeitos contrários aos dos sintomas. E, assim como os alopatas podiam usar remédios homeopáticos na prática clínica, também os homeopatas podiam levar a cabo certos procedimentos usados habitualmente pelos médicos alopatas – incluindo a cirurgia!

Só nos inícios do século XX é que a homeopatia se tornou suspeita de um ponto de vista académico. Foi quando a medicina começou a fundamentar-se cada vez mais na ciência laboratorial, que originou uma mudança na base de sustentação da homeopatia. Os médicos ortodoxos deixaram de defender a homeopatia na sua prática. Profissionais «leigos» assumiram a promoção desta área, que se tornou ainda mais popular entre a comunidade leiga durante a contracultura da década de 1960 e daí para a frente. Nessa época, as pessoas sentiam ao mesmo tempo animosidade contra as autoridades instituídas e desilusão com a medicina convencional.

Os curandeiros dominavam o cenário por volta dos anos de 1990, deixando perplexo o *establishment* médico, que apenas conseguia ver na homeopatia uma fraude com potencial para lesar inocentes. O inglês Richard Dawkins, biólogo evolutivo, etologista e crítico notório da medicina alternativa, afirmou: «Não existe medicina alternativa. Existe apenas a medicina que funciona e a medicina que não funciona.» Dawkins definiu a medicina alternativa como um «conjunto de práticas que não podem ser testadas, que se recusam a ser testadas ou que repetidamente fracassam nos testes. Se se demonstrar que uma técnica de cura contém propriedades curativas em ensaios de dupla ocultação devidamente controlados, então deixa de ser alternativa, (...) simplesmente passa a ser medicina».[15]

A falta de supervisão nos EUA remonta a décadas. Quase há 30 anos, a FDA publicou um *Guia de Política de Conformidade* para regular de alguma forma o mercado de fármacos homeopáticos. Este guia visava criar normas para as práticas de fabrico e rotulagem no que se referia aos ingredientes e instruções para utilização em produtos homeopáticos. Apenas os homeopatas podiam receitar fármacos homeopáticos usados para tratar estados «graves». No entanto, os medicamentos homeopáticos para situações que se resolveriam sem tratamento podiam ser de venda livre. Esta manobra não só dispensou a FDA de avaliar a eficácia dos produtos homeopáticos de receita médica, como abriu o caminho para que os remédios de venda livre pudessem ser comercializados como «terapêuticos».

Este último ponto é crucial. Ao contrário dos suplementos alimentares, explicitamente excluídos da rigorosa regulamentação da FDA em 1994, os medicamentos homeopáticos rotulados como terapêuticos podem ser regulamentados para proteger os consumidores de confusões na sua comercialização e nos seus efeitos potenciais. A regulamentação da FDA para os medicamentos homeopáticos foi tema de algumas manchetes em 2015. Em março desse ano, a FDA investigou o que a opinião pública e os médicos pensavam dos medicamentos homeopáticos. A agência quis também saber se a sua supervisão limitada era «adequada para proteger e promover a saúde pública». A FDA promoveu depois um debate público de dois dias com peritos em segurança dos medicamentos e prestadores de cuidados homeopáticos e representantes da respetiva indústria.

Em setembro, a Comissão Federal do Comércio (FTC) realizava um debate público sobre a publicidade aos produtos homeopáticos. Queria saber se a indústria estava a violar a Secção 5 da Lei da FTC, que proíbe ações enganosas ou práticas que afetem o comércio. No ano seguinte, emitiu uma «Declaração de Política de Fiscalização sobre as Alegações de Comercialização de Medicamentos Homeopáticos de Venda Livre», através da qual a FTC passava a avaliar as alegações de eficácia e segurança dos medicamentos homeopáticos de venda livre pelos mesmos padrões dos outros medicamentos de venda livre.[16] Estas medidas podem finalmente significar o fim da homeopatia como pedra basilar dos corredores centrais da sua farmácia local.

A minha opinião é que irão surgir mais estudos para acabar com a auréola mitológica da homeopatia. Em fevereiro de 2016, por exemplo, o Professor Paul Glasziou, destacado académico britânico da Universidade Bond, especializado em medicina baseada em evidências, declarou a homeopatia como um «impasse terapêutico», depois de uma análise sistemática a 176 ensaios focados em 68 problemas de saúde diferentes ter concluído que o controverso tratamento não era mais eficaz do que os placebos. Num blogue para o *British Medical Journal*, o Professor Glasziou escreveu: «Posso compreender que Samuel Hahnemann – o fundador da homeopatia – estivesse descontente com as práticas médicas do século XVIII, tais como as sangrias e as purgas, e tivesse tentado encontrar uma alternativa melhor.»[17]

Uma coisa é usar a homeopatia para o efeito de placebo, outra bem diferente é colocar a saúde em risco, rejeitando ou adiando tratamentos sustentados em boas evidências quanto à sua segurança e eficácia.

«Mas a minha acupunctura e terapia à base de ervas deram bons resultados»

Então como explicamos que algumas pessoas garantam ter-se curado através de métodos não científicos? As pulseiras de cobre aliviam a artrite? O tratamento quiroprático ajuda nos casos de infeções do ouvido e enxaquecas? As dietas de sumos impedem o cancro de alastrar?

As pessoas que garantem ter-se curado ou melhorado através destas abordagens não convencionais devem esse sucesso ao velho efeito de placebo, um fenómeno assinalável através do qual um falso tratamento – uma substância inativa, como a água destilada, o açúcar ou uma solução salina – pode por vezes melhorar o estado de um paciente só porque a pessoa espera, ou acredita, que isso a vai ajudar. Contrariamente à maneira como muitas pessoas veem o efeito de placebo, não se trata de uma vitória ocasional da mente sobre a matéria. Nem de medicina mente-corpo. O *efeito de placebo* tornou-se um termo genérico para designar uma mudança positiva na saúde que não pode ser atribuída à medicação nem ao tratamento. Esta mudança pode dever-se a muitas coisas, desde melhoria espontânea e redução do stresse, até um diagnóstico incorreto, condicionamento clássico ou outras razões que não estão ainda compreendidas cientificamente. O efeito de placebo é uma intensa área de estudo. Sabemos que os circuitos neuronais complexos que podem envolver as nossas emoções, hormonas, neurotransmissores e a memória dão origem aos efeitos de placebo.

O efeito de placebo existe desde que começámos a andar na Terra. No século XVIII, os médicos administravam frequentemente comprimidos inertes quando não tinham nenhum medicamento verdadeiro no seu arsenal. Na segunda metade do século XIX, a comunidade médica começou a encarar a doença em termos puramente físicos e químicos e, por volta de 1900, os placebos tinham caído em desgraça como terapia. Ou seja, até o curioso caso do Sr. Wright ter suscitado um novo interesse no fenómeno e inspirado uma nova era de exploração do efeito por parte da ciência, exploração esta que se mantém nos nossos dias.[18]

Em meados da década de 1950, um homem a quem os médicos chamaram Sr. Wright estava a morrer em consequência de um linfoma – cancro dos nódulos linfáticos, que são parte importante do sistema imunitário. O Sr. Wright tinha o pescoço, a virilha, o peito e o abdómen cheios de tumores do tamanho de bolas de basebol.

Os médicos tinham tentado de tudo, em vão. Naquela época a medicina dispunha de poucos meios para tratar o cancro, ao contrário do que sucede hoje, em que potentes quimioterapias podem melhorar substancialmente a vida e a longevidade de muitos doentes de cancro. De acordo com um relatório de 1957 do psicólogo Bruno Klopfer, que trabalhava na UCLA, o Sr. Wright estava otimista em que um novo medicamento anticancro denominado *Krebiozen* o salvasse. Estava acamado e com dificuldades respiratórias quando recebeu a primeira injeção. Passados três dias, já caminhava e gracejava com os enfermeiros. Os tumores tinham-se reduzido para metade do tamanho e, após dez dias de tratamento, o hospital deu-lhe alta. Mas outros pacientes com linfoma internados no mesmo hospital e a quem também foi administrado *Krebiozen* não apresentaram sinais de melhoras.

Isto seria uma história fantástica, se bem que um pouco inacreditável, se tivesse terminado aí. Mas, nos dois meses que se seguiram, o Sr. Wright leu várias notícias pondo em causa a eficácia do *Krebiozen*. Ficou preocupado e o cancro recidivou. Que fizeram os médicos? Mentiram-lhe. Disseram-lhe que uma nova versão do fármaco, com o dobro da eficácia, chegava no dia seguinte. Dizer que o Sr. Wright ficou entusiasmado seria um eufemismo. Quando o «medicamento» chegou, os médicos deram-lhe uma injeção; não continha *Krebiozen*, mas o Sr. Wright melhorou consideravelmente. Inclusive mais do que da primeira vez, e saiu do hospital sem sintomas. De novo, voltaram a aparecer notícias sobre a inutilidade do *Krebiozen* e, ao fim de dois meses de boa saúde, o Sr. Wright faleceu poucos dias após a leitura das más notícias.

A experiência do Sr. Wright mostra sem ambiguidades que as expetativas e convicções de uma pessoa podem afetar fortemente a evolução da doença. Mas como explicar isto do ponto de vista biológico? Qual a causa de isto se verificar num corpo? Porque não podem ser apenas fatores psicológicos associados a uma substância inativa, pois não? O que se passa realmente?

Estudos feitos nas últimas décadas demonstraram repetidamente a eficácia dos tratamentos simulados. Os placebos podem não apenas ajudar a aliviar doenças com uma componente psicológica, como a dor, a depressão e a ansiedade, mas também atenuar os sintomas de doenças físicas reais, como os transtornos inflamatórios e a doença de Parkinson. Ocasionalmente, como no caso do Sr. Wright, os placebos levaram à redução do volume dos tumores.

Algumas das investigações mais recentes demonstram que o efeito de placebo nem sempre provém de uma crença consciente num remédio. Pode provir de associações subconscientes entre a recuperação e a experiência de se estar a ser tratado; entre a sensação de receber uma injeção e a bata branca de um médico e o cheiro de uma sala de observação. E é assim que algumas pessoas acabam por sentir os benefícios de um efeito de placebo sem acreditarem no próprio tratamento. Exato. Mesmo sabendo que estamos a receber um placebo, também conhecido como comprimido de açúcar, podemos, ainda assim, colher os benefícios de um efeito de placebo. Se bem que isto não resulte com todas as doenças, pode resultar com muitas que se baseiam nos sintomas, como as dores de cabeça, a síndrome do intestino irritável ou a ansiedade.[19] Este condicionamento subliminar pode controlar a fisiologia, incluindo a libertação de hormonas e de respostas imunitárias. Alguma da investigação mais notável para evidenciar a biologia do efeito de placebo tem incidido no estudo de ratos – animais que não alimentam crenças quanto à eficácia de determinado medicamento.

Os investigadores têm clarificado alguma da biologia das respostas aos placebos, demonstrando que provêm de processos ativos no cérebro. Uma equipa de investigadores, por exemplo, condicionou ratos injetando-lhes ciclosporina A – que suprime o sistema imunitário e é utilizada para prevenir a rejeição de órgãos transplantados – ao mesmo tempo que os alimentou com água adoçada com sacarina. Aparentemente, os ratos associavam a ciclosporina à bebida doce e, mais tarde, bastava dar-lhes a bebida para o sistema imunitário ficar parcialmente inativo. Os cientistas levantaram a hipótese de que os cérebros dos ratos enviavam mensagens ao sistema imunitário depois de beberem a água açucarada. Note-se que, ao contrário dos seres humanos, os ratos não podem acreditar conscientemente que a bebida é terapêutica, pelo que será alguma aprendizagem associativa, inconsciente, a provocar estes efeitos. Por outras palavras: o efeito de placebo não depende das esperanças de uma pessoa nem da sua crença num resultado positivo.

Tem sido levada a cabo nos seres humanos uma extensa investigação com o objetivo de ajudar a compreender a biologia do cérebro e os processos ativos do mesmo. Por exemplo, em pessoas com doença de Parkinson, tem-se demonstrado que o uso de placebos provoca o aumento da aglutinação de dopamina em certas regiões do cérebro. O nível de aglutinação de dopamina está correlacionado com a melhoria percetível do doente nos seus resultados. Outros estudos revelaram que os placebos têm o poder de aumentar a descarga neuronal em certas áreas do cérebro associadas à doença de Parkinson e que estes efeitos estão correlacionados com a melhoria do desempenho motor. (A doença de Parkinson é um transtorno progressivo, incurável até à data, do sistema nervoso que afeta os movimentos e pode causar a imobilidade nos pacientes.)

Em psiquiatria, o termo *voo para a saúde* é amplamente utilizado e semelhante ao efeito de placebo. Diz-se que ocorreu um voo para a saúde quando um paciente evidencia uma recuperação espontânea ao ter perante si a perspetiva de uma terapia ou de tratar determinadas questões. Por exemplo, as pessoas que se queixam de depressão podem dizer que já estão bem logo à saída do consultório do terapeuta e após uma única sessão. Em alguns casos, o simples ato de marcar uma consulta alivia um pouco a depressão.

Temos ainda muito para aprender acerca da neurobiologia do efeito de placebo. Nenhuma via descreve e define o efeito de placebo em todos os cenários. Não constitui um resultado definitivo para todos os casos e que seja universal. É fluido, está sempre em mudança e depende do contexto – à semelhança das dores de cabeça. As dores de cabeça são todas diferentes, vividas de maneira diferente por cada indivíduo e são provavelmente o resultado de caminhos biológicos únicos em circunstâncias díspares. Mas uma coisa é verdade: o efeito de placebo é real, pelo que pessoas como Mesmer (que, sem saber, trabalhava nesse efeito) não podem estar tão erradas se se obtiverem resultados positivos na ausência de outros remédios autênticos. Sem dúvida que investigações futuras nos permitirão eventualmente compreender como pode o efeito de placebo ser potenciado para fins terapêuticos. Só em 2014 se soube que, quanto mais invasivo o procedimento, mais significativo o efeito de placebo – bem mais do que acontece com os medicamentos.[20]

Citando Ted J. Kaptchuk e Franklin G. Miller no *The New England Journal of Medicine*:

> A medicina tem utilizado os placebos como ferramenta metodológica para desafiar, desmitificar e rejeitar tratamentos ineficazes e prejudiciais. Mas os efeitos de placebo são outra história: não são fictícios. Com os controlos adequados à remissão espontânea e regressão à média, os estudos sobre placebos utilizam placebos para elucidar e quantificar os efeitos clínicos, psicológicos e biológicos da imersão num ambiente clínico. Por outras palavras, a investigação sobre os efeitos de placebo pode ajudar a explicar mecanicamente de que forma os clínicos podem ser agentes terapêuticos na maneira como se relacionam com os pacientes em ligação com eles, e separados deles, proporcionando intervenções efetivas de tratamento. Evidentemente, os efeitos de placebo são modestos quando comparados com os resultados impressionantes alcançados por uma cirurgia que salva uma vida e pelos medicamentos potentes e bem direcionados. No entanto, acreditamos que esses efeitos são os que estão no âmago daquilo que faz da medicina uma profissão curativa.[21]

Tenho experiência direta com um tipo de efeito de placebo «inverso». Ou talvez a demonstração de que a medicina nem sempre é a resposta, mas um placebo pode sem dúvida sê-la. Os cirurgiões e anestesistas estão sempre a tentar encontrar formas de minimizar a agitação do *delirium* pós-anestésico, que é aquela infelicidade absoluta e disforia que pelo menos 50 por cento das crianças dos seis meses aos seis anos experimentam depois de uma rápida cirurgia e anestesia – ainda que a cirurgia não dure mais de 90 segundos.

Em especial nos bebés, é difícil distinguir se se trata de dor ou apenas de delírio. Geralmente, a combinação de ambos.

Recentemente, realizámos um estudo na UCLA para determinar se a administração de acetaminofeno *(Tylenol)* por via oral 20 minutos antes da cirurgia ao canal auditivo reduziria o *delirium* pós-anestésico (partindo do princípio de que a criança estava, em parte, em sofrimento por causa da cirurgia ao ouvido). Formámos três grupos – um grupo placebo, em que as crianças recebiam um xarope de venda livre; um grupo que recebeu uma dose baixa de *Tylenol*; e um grupo que recebeu uma dose elevada de *Tylenol*. Quem se saiu pior? Com dores mais fortes, mais *delirium* pós-anestésico e irritabilidade? O grupo da dose elevada de *Tylenol*! O grupo da baixa dose de *Tylenol* e o grupo do placebo tiveram uma reação mais ou menos idêntica. As implicações desta descoberta estão ainda por clarificar. Talvez o grupo que recebeu a dose elevada sentisse mais desconforto estomacal por causa do volume do medicamento no seu sistema; mais provavelmente, o nível superior de agitação no grupo que tomou a dose elevada não se tenha ficado a dever ao acaso – algumas crianças acordam mais agitadas do que outras, com uma baixa dose de *Tylenol*, uma alta dose de *Tylenol* ou sem *Tylenol* nenhum.

Algumas vezes deteto efeitos de placebo em consultas improvisadas de familiares meus ou de pacientes. «Vou participar num triatlo daqui por 17 dias e penso que tenho uma infeção dos seios nasais. Pode deitar uma olhadela rápida?» E logo a seguir sentam-se na cadeira do consultório, com o filho no colo, e eu faço aquilo que muitos médicos juram que nunca farão – examino o meu familiar, se bem que superficialmente. Depois de uma observação rápida, digo muitas vezes: «É só uma constipação. Descansa, bebe muitos líquidos e verás que ficas bem. Não precisas de antibióticos.» E juro que os vejo a andar com outra leveza quando saem do consultório. Será que o facto de lhes dizer que não estavam doentes os fez sentir melhor? Talvez, em parte.

ALERTA CONTRA OS MITOS

- A medicina alternativa complementar funciona melhor em combinação com a medicina tradicional, convencional.
- Os medicamentos «naturais», homeopáticos, não estão submetidos ao mesmo escrutínio que os medicamentos convencionais.
- Os remédios homeopáticos podem causar efeitos secundários desagradáveis, interagir com os medicamentos que o paciente está a tomar, desencadear reações alérgicas e conter substâncias que podem ser inúteis ou, pior, nocivas.
- O efeito de placebo é real e pode por vezes funcionar melhor do que qualquer medicamento. Os circuitos neuronais complexos que podem envolver as nossas emoções, hormonas, neurotransmissores e memória dão origem aos efeitos de placebo.

10

A IMPORTÂNCIA DA VACINAÇÃO E DA IMUNIDADE DE GRUPO

As vacinas salvam a comunidade, o lar e a saúde

• Porque é tão forte hoje em dia o movimento antivacinas? • Qual o conceito de imunidade de rebanho? • As vacinas introduzem toxinas no corpo? • Há pessoas vulneráveis aos efeitos secundários das vacinas? • Qual é a nova vacina anticancro?

Um dos meus *cartoons* favoritos de Emily Flake no *New Yorker* mostra um rapaz sentado a uma mesa de exame de um consultório médico. O rapaz está salpicado com manchas vermelhas características do sarampo. A legenda diz: «Se unirem as minhas manchas do sarampo, poderão ler "os meus pais são idiotas"». Como é verdadeira esta afirmação, especialmente nos dias de hoje!

Nos últimos anos, a palavra *vacina* tem suscitado muita atenção. Estamos nas trincheiras profundas das guerras das vacinas e não podemos sair.[1] Ainda não há muito tempo, foram tornadas públicas as taxas de imunização surpreendentemente baixas, especialmente entre as comunidades mais abastadas de Los Angeles. As batalhas entre os pró-vacinas e os antivacinas reacenderam-se de imediato, pontuadas pelo surto de sarampo que irrompeu na Disneylândia durante as férias de 2015. Em 2017, o Minnesota foi atingido por um surto de sarampo, o maior registado neste estado em quase 30 anos.

Os surtos de sarampo e de outras doenças preveníveis através de vacinas continuam em todo o mundo. Como mãe de crianças em idade escolar, médica e estatística, assisto a imensas respostas ao surto de 2015 e muitos outros posteriores. Muitos de nós nunca viram um caso de sarampo (nem de papeira, rubéola, tosse convulsa, poliomielite, para citar apenas algumas), por isso, temos pavor de que este monstro microscópico entre no nosso bairro, na nossa escola, em casa, na sala de espera do meu consultório. Por outro lado, muitas pessoas têm a falsa sensação de que estes contágios desapareceram ou que estão certamente fora do seu radar no seu mundo de vida saudável.

Se observarmos fotografias de crianças em fila para uma vacinação contra a poliomielite nos anos de 1950, vemos rostos alegres que esperam silenciosa e ansiosamente. Quando o fotógrafo regista a imagem da agulha a perfurar a pele de uma criança, esta não faz nada que se pareça com uma careta. Quando eu era criança, nos anos de 1960 e 1970, não éramos de certeza tão rijos como a geração dos meus pais, mas ser vacinado representava um rito de passagem que nem se questionava.

As fotografias atuais de um ato de vacinação contam uma história diferente. Mostram uma criança infeliz, gemendo, e uma mãe arrepiada segurando o seu adorado ao colo com tanta força que quase o sufoca. Esta dicotomia reflete uma mudança social histórica dos nossos sentimentos acerca da vacinação. Já não tememos os vírus; tememos as vacinas que nos protegem deles. Além disso, independentemente do que houver nestas agulhas, partimos do princípio de que as crianças não devem sentir dor por razão nenhuma. Tristemente, pais bem-intencionados ameaçam com uma injeção as crianças que se portam mal. As injeções não são um castigo e nunca deveriam ser apresentadas como tal. Sim, doem um pouco. Mas também doem um joelho esfolado, um músculo depois de um exercício físico intenso ou dar à luz. Mas voltamos às nossas bicicletas, a trepar outra montanha e a ter mais filhos. A dor temporária não é razão para transformar a picadela de uma agulha numa coisa má. E quanto à possibilidade real de as vacinas causarem algum dano? As guerras das vacinas que se travam atualmente são tão sinceras como qualquer batalha sangrenta, por isso, nenhuma das partes pode estar total e absolutamente errada, pois não?

Em defesa das vacinas

Ao contrário de muitas práticas de saúde, as vacinas são benéficas não apenas a nível individual, mas também para um maior bem da sociedade. As vacinas são (essencialmente) substâncias injetadas e utilizadas em todo o mundo para prevenir doenças transmissíveis. Se bem que tenham sido criadas para combater vírus, como a primeira vacina da varíola, muitas vacinas atuais protegem de vírus como os da gripe, sarampo e rubéola, enquanto outras previnem doenças bacterianas, como a tosse convulsa, a meningococemia (meningite) ou a difteria. As vacinas não se destinam apenas às crianças. Nunca se é demasiado velho para se ser imunizado, e muitas vacinas atuais destinam-se aos adultos e aos idosos. Entre elas contam-se as vacinas contra o herpes zóster e certas estirpes de pneumonia. Não são doenças que gostássemos de vir a suportar, ainda que lhes sobrevivêssemos.

A primeira vacina foi concebida utilizando uma dose infinitesimal do vírus (varíola) para criar uma infeção infinitesimal. Como resultado, a pessoa vacinada desenvolveria anticorpos contra esta exposição minúscula, evitando contrair a doença se estivesse exposta a uma infeção viral. Dado que a ciência das vacinas evoluiu, estas já não necessitam de conter vírus completos (ou bactérias) para uma pessoa desenvolver anticorpos (ou tornar-se imune) a determinada infeção. Hoje em dia, a maioria das vacinas contém apenas uma pequena parte do vírus ou bactéria, ou parte do ADN, ou parte de uma proteína, que permita ao recetor criar anticorpos. O grande benefício desta alteração na ciência das vacinas significa que existem cada vez menos efeitos secundários das mesmas. A desvantagem é que algumas se tornaram um pouco mais fracas, exigindo reforços, e que algumas pessoas podem não desenvolver anticorpos suficientes a partir destas vacinas mais fracas, se bem que, ainda assim, seguras.

É verdade – algumas pessoas podem receber todas as vacinas recomendadas e não estarem imunes às doenças que as vacinas previnem. Significa que possuem sistemas imunitários normais, mas os anticorpos não dispararam quando a vacina lhes foi administrada. É aqui que entra em ação a imunidade de grupo ou efeito rebanho. Se a maioria do rebanho (isto é, da população) for vacinada, as pessoas que não estiverem individualmente imunizadas recebem alguma proteção do facto de o grupo estar imunizado. Se o rebanho (que se considera constituído pelo menos por 90 a 95 por cento de uma população) não estiver protegido, as infeções começam a invadir. Nas últimas uma ou duas décadas, assistimos a um número de surtos cada vez maior em todo o mundo, principalmente devidos ao duplo infortúnio de vacinas mais fracas, embora mais seguras, e rebanhos mais fracos.

A vacinação não constitui apenas uma decisão pessoal, nem sequer de uma família. Graças à imunidade de grupo, que explicarei em detalhe neste capítulo, a imunização tem mais efeitos nas pessoas que nos rodeiam do que se poderia imaginar. Protege não apenas a cada um de nós, aos nossos filhos e à família mais próxima, como a todos os que estão à nossa volta – os vizinhos, amigos e as pessoas que fazem parte da mesma comunidade, quer os conheçamos ou não. Optamos por conduzir sóbrios para nos salvar, mas também aos outros condutores com quem nos cruzamos. Escolhemos (ou somos obrigados a) não fumar em áreas designadas de modo a não afetar os outros e pôr a vida deles em risco.

O que também aparece em primeiro plano é o adiamento das vacinas, ou este conceito da moda de criar o próprio calendário, tendo por base a falácia de que de certa maneira isso será menos traumatizante para as crianças. Ainda mais falaciosa é a ideia de que as crianças que apresentam outras patologias, como um historial de nascimento prematuro, asma ou alergias, correrão um maior risco de desenvolver reação às vacinas. De facto, é o oposto. As crianças medicamente mais frágeis precisam mais das vacinas de acordo com o calendário estabelecido do que as mais saudáveis. Uma criança com asma corre um risco mais elevado do que uma com pulmões saudáveis de desenvolver complicações como a pneumonia a partir de doenças preveníveis através de vacina, como sejam a gripe ou o pneumococo.[2]

As vacinas não são mais tóxicas para o corpo nem um fardo maior para o sistema imunitário do que as exposições correntes da vida quotidiana. Embora haja quem argumente que as vacinas injetam contaminantes no corpo imaculado de uma criança, isto é um completo disparate. Os bebés estão diariamente expostos a milhões de bactérias e vírus – a começar no momento do nascimento. Os nascimentos por via vaginal expõem o bebé a milhões de bactérias, ambas provenientes do canal do parto e do trato intestinal, antes de o bebé soltar o primeiro vagido.[3] Um beijo contém 80 milhões de bactérias.[4] O leite materno contém centenas de espécies de bactérias, não apenas da pele da mãe como também do tecido mamário.[5] As cargas virais nas vacinas são infinitesimalmente pequenas quando comparadas com a exposição de um dia numa aula de ginástica para mamãs e bebés. E não subjugam o sistema imunitário num ser humano saudável. A vacina contra a varíola que a minha geração recebeu representava um desafio bem maior para o sistema imunitário do que todas as vacinas combinadas que as crianças de hoje recebem ao longo de dois anos. Os argumentos acerca dos aditivos são muitas vezes sobredimensionados ou infundados. Vejamos o mercúrio, por exemplo, que é uma neurotoxina reconhecida e um dos aditivos mais vilipendiados na guerra antivacinas.

A exposição ao mercúrio dos trabalhadores das fábricas onde se utilizava o feltro explica por que motivo o Chapeleiro Louco de Lewis Carroll era «maluco». A expressão inglesa *louco como um chapeleiro* data dos séculos XVIII e XIX, quando os trabalhadores das fábricas de chapéus estavam expostos a elevados níveis de mercúrio, usado para endurecer o feltro, e acabavam muitas vezes por sofrer de psicoses e demência. Nos anos de 1950 e 1960, a baía de Minamata, no Japão, esteve exposta a uma forte poluição causada por mercúrio industrial, o que provocou níveis extraordinariamente elevados de mercúrio nos peixes. Os recém-nascidos e crianças que consumiam regularmente aquele peixe começaram a apresentar paralisia cerebral, atrasos no desenvolvimento, distúrbios convulsivos, cegueira e surdez. O tipo de mercúrio que provoca distúrbios no sistema nervoso central, tanto em adultos como em crianças, é o metilmercúrio.[6] O conservante timerosal, que contém etilmercúrio, tem sido considerado o novo culpado da «doença do chapeleiro» louco. Mesmo não havendo nenhuma associação entre a exposição ao etilmercúrio e os distúrbios do sistema nervoso central, as preocupações de saúde pública com a exposição a qualquer forma de mercúrio ganharam dimensão suficiente para que o timerosal tivesse sido retirado das vacinas. Mas, se o timerosal foi retirado de quase todas as vacinas em 2002 e a taxa de diagnósticos de transtornos do espetro do autismo continua a subir em flecha, como podemos continuar a associar o timerosal ao autismo?

Certo, o timerosal é um antissético e antifúngico à base de mercúrio utilizado como conservante. Algumas vacinas da gripe ainda contêm timerosal (0,025 mg/dose), mas mesmo as vacinas da gripe que contêm conservantes já raramente são produzidas, se é que ainda o são. Mas vejamos onde mais se podem encontrar níveis bastante elevados de metilmercúrio, este mais nocivo:

- atum (160 gramas): 0,115 mg de metilmercúrio
- leite materno (1 litro): 0,015 mg de metilmercúrio.[7] (Qualquer peixe que uma grávida consuma contém algum mercúrio, que entra diretamente na corrente sanguínea e no feto. Depois do nascimento, o mercúrio da alimentação materna estará também presente no leite materno, embora em menor quantidade do que na corrente sanguínea.)

O alumínio e o formaldeído das vacinas também têm assustado pessoas por causa de demasiadas ideias erradas. Os níveis destas substâncias nas vacinas são eclipsados por aqueles aos quais estamos expostos na natureza. O alumínio é o metal mais comummente encontrado na natureza. Existe no ar e nos alimentos e bebidas. Os bebés ingerem mais alumínio no leite materno ou na fórmula para lactentes do que nas vacinas. A maior parte do alumínio que entra no nosso corpo é rapidamente eliminado. O formaldeído está também presente no ambiente e é produzido em pequenas quantidades pela maioria dos organismos vivos como parte do metabolismo normal. Uma pera contém 60 vezes mais formaldeído do que uma vacina.[8]

Os adultos que evitam a vacina da gripe e os pais que organizam festas do chupa-chupa contaminado com varicela acrescentaram mais reviravoltas a este interminável debate em torno das vacinas. Se bem que muitos de nós nunca tiveram gripe, não se trata de uma doença facilmente superável sem graves consequências para a saúde a longo prazo. Isto é verdade, quer se seja jovem ou idoso. Nos surtos de gripe, pessoas saudáveis em tudo o mais morrem de complicações provocadas por esta doença. Os falecimentos incluem bebés, crianças, idosos e, sim, adultos saudáveis com sistemas imunitários normais e robustos. Aqueles sistemas imunitários fortes são o que conduz frequentemente à morte de um indivíduo. Muitos adultos jovens saudáveis possuem no sistema imunitário elevados níveis de uma substância que combate os vírus. De um modo geral, trata-se de uma coisa boa, mas quando aparece uma infeção tão grave como a gripe, esta substância pode atuar não só contra o vírus, como contra a pessoa, atacando o tecido pulmonar. Isto conduz ao bloqueio respiratório e pode ser mortífero. O corpo é apanhado desprevenido e responde ao vírus com uma sobrerreação. Por isso, quando se morre de gripe, morre-se essencialmente dos danos que o sistema imunitário inflige aos pulmões.[9]

Embora hoje em dia muitos adultos contraiam a varicela sem problemas de maior, a doença não deve ser encarada de ânimo leve. As infeções apresentam um risco significativo de levar a uma pneumonia ou até a uma meningite, uma doença neurológica mortífera. A vacina, que raramente provoca um caso ligeiro de varicela, é bem mais segura do que a doença.

Uma breve lição de história

A varíola era uma epidemia comum no século XVIII e antes disso. Lembram-se do livro *Uma Casa na Imensa Pradaria*, de Laura Ingalls Wilder? A família receava a varíola e, no primeiro livro da série (que, de outra maneira, poderia ter sido o primeiro e o último), fez-se imunizar contra a doença. A varíola é uma doença com dezenas de milhares de anos e, repetidamente, dizimou extensas populações em África, na China e na Europa. Pode ter sido a causadora da morte do faraó egípcio Ramsés V, cuja cabeça mumificada apresenta as cicatrizes características da varíola. Mais tarde, a varíola flagelou a Europa Ocidental e chegou aos Estados Unidos com os primeiros colonos europeus. Mais ou menos uma centena de anos antes do aparecimento do conceito de vacina, os médicos do século XVII descobriram que a introdução subcutânea de um pouco de pus de uma pústula de varíola numa pessoa não infetada, com um bisturi afiado, proporcionava alguma proteção contra a doença. Isto foi designado inoculação, derivado do latim *inoculare*, que significa enxerto.

Quando a aristocrata inglesa Lady Mary Wortley Montagu foi atacada pela varíola no início do século XVIII, que lhe desfigurou gravemente o rosto e provocou a morte do irmão, ela deu ordens para que os filhos fossem inoculados. A notícia de que esta família nobre tinha usado esta técnica espalhou-se e, gradualmente, a inoculação ganhou adeptos. O conceito científico da vacinação surgiu cerca de meio século mais tarde. Tal como acontece com muitas descobertas pioneiras, a vacina da varíola, a primeira e mais poderosa das vacinas, surgiu de uma observação casual. Em finais do século XVIII, um médico de uma pequena localidade rural, Edward Jenner, reparou que os camponeses e as leiteiras que estavam expostos à varíola bovina nunca sofriam de varíola durante os surtos frequentes. Mantinham a pele bonita, depois de um pequeno período com a doença, ao contrário daqueles que ou morriam da doença, ou sofriam horrivelmente e ficavam com o rosto cheio de cicatrizes.

Jenner começou a investigar se estes trabalhadores estariam a ser naturalmente vacinados (palavra que decorre do latim *vacca*) através da exposição ao vírus da varíola bovina e que de alguma forma lhes conferia proteção. A varíola bovina era frequente entre o gado na época das observações de Jenner. Provocava sintomas mais ligeiros do que a varíola – a parente mais mortífera. Em 1796, Jenner conheceu Sarah Nelms, uma jovem leiteira com lesões de varíola bovina nas mãos. Colheu algum material dessas lesões e injetou-o num jovem trabalhador agrícola que estava ao seu cuidado, James Phipps. Tudo isto se passou antes do consentimento informado e dos dias da intervenção parental no referido consentimento. Cerca de uma semana depois, Phipps, então com oito anos, começou a sentir febre, arrepios, mal-estar generalizado e perda de apetite. Estes sintomas desapareceram pouco depois e, passados dois meses, Jenner injetou Phipps com algum material de varíola. O rapaz não apresentou nenhuma reação e Jenner chegou à conclusão de que o garoto estava protegido da mortífera varíola. A sua ideia sobre vacinação, injetando uma pequena quantidade de vírus da varíola bovina em pessoas saudáveis, não foi recebida de braços abertos. Mas, com o passar do tempo, as pessoas começaram a estender o braço para receber a vacina.

Quem nasceu antes de 1972 ainda tem a cicatriz da vacina da varíola no braço a comprovar. Ao contrário das vacinas mais modernas, a da varíola continha uma carga viral tão elevada, injetada sob a superfície da pele, que produzia uma pequena infeção de varíola no local, seguida de cicatriz denunciadora que por vezes chegava quase aos três centímetros de diâmetro. Após anos de vacinação em todo o mundo, em 1972, a varíola foi declarada erradicada nos Estados Unidos; em 1977, registou-se um caso de varíola na Somália pela última vez e, em 1980, a Organização Mundial de Saúde considerou a varíola erradicada em todo o mundo.[10]

Vacinas modernas

A vacina inicial, desenvolvida em grande medida por acaso há cerca de 200 anos, resultou numa versão ínfima da doença, mas este já não é o caso no mundo atual das doenças infeciosas e da imunologia. Grande parte da rejeição das vacinas pelos grupos antivacina deriva da ideia de que a única maneira de se estar protegido é contraindo um pouco da própria doença. Muitas pessoas receiam que as vacinas provoquem a doença da qual elas protegem. Não consigo mencionar o número de adultos que se recusam a tomar a vacina da gripe por pensarem que ela provoca a gripe. Se bem que haja uma molécula ou duas de verdade nisto, passou muito tempo desde a época de Laura Ingalls Wilder e do seu clã infetado com varíola. Hoje em dia, temos três tipos de vacinas: inativadas, vivas atenuadas e toxoides. As mais comuns são as inativadas; não contêm vírus nem bactérias, mas simplesmente partes destes organismos. Estas partes – sejam elas ADN, proteínas ou moléculas específicas da superfície do vírus – permitem que o sistema imunitário humano «veja» isto como um vírus ou uma bactéria e tome note com antecedência. O corpo desenvolve então anticorpos para combater este germe e estes anticorpos estarão presentes se o corpo alguma vez estiver exposto ao vírus ou bactéria verdadeiros. Está preparado muito antes da invasão. Com frequência, estes anticorpos não duram uma vida inteira, ou não são suficientes para proteger uma pessoa com uma única vacinação, pelo que os reforços da imunização tornam-se essenciais. Mesmo os indivíduos com um sistema imunitário comprometido podem receber estas vacinas.

As vacinas vivas atenuadas são semelhantes à da varíola, mas são dadas em concentrações infinitesimamente mais pequenas do que a da vacina original. A maioria confere imunidade para a vida inteira depois de uma ou duas doses. As pessoas que têm o sistema imunitário comprometido não podem receber estas vacinas. As vacinas vivas atenuadas incluem a oral da poliomielite (hoje em dia administrada principalmente como injeção, que não é um vírus vivo, mas um inativado), a do sarampo, a do rotavírus e a da febre-amarela. A vacina da tuberculose, administrada em vários países e conhecida como BCG, é também uma vacina bacterial viva e não pode ser dada a pessoas com sistema imunitário comprometido. Outra razão por que a imunidade de grupo é tão essencial.[11]

A última forma de vacina é a toxoide, que é apenas uma toxina bacterial inativada produzida por uma bactéria ativa. Estas vacinas incluem as do tétano e da difteria. Uma toxoide possibilita ao corpo criar uma defesa contra a bactéria se a verdadeira vier a apresentar-se – um preço ínfimo a pagar para manter afastadas estas doenças horríveis. A maioria dos médicos nascidos nos últimos cem anos só raramente, se é que alguma vez, viu um caso de tétano. Nos EUA, ocorrem menos de 30 por ano. Ao contrário das doenças, que passam de pessoa em pessoa, o tétano é uma infeção bacteriana contraída através de solo contaminado que entra numa ferida aberta. Pode ser prevenido através da vacina. Quando era mais comum, era conhecido nos EUA por *lockjaw* porque bloqueia a articulação dos maxilares impedindo de abrir a boca, além de tornar rígidos e imóveis todos os músculos do corpo. Conduz a problemas respiratórios, instabilidade da tensão arterial, problemas cardíacos e morte.[12]

Anualmente, milhares de pessoas sofrem de difteria em todo o mundo. Ao contrário do tétano, esta bactéria pode ser transmitida de pessoa para pessoa, provocando febres, graves infeções da garganta, bloqueio das vias respiratórias e a morte.

Grande parte da população nunca teve praticamente qualquer exposição a estas doenças de que as vacinas nos protegem, o que está também a contribuir de forma crescente para a resistência às vacinas. A ignorância é, de facto, uma bênção. Na geração dos meus pais, vizinhos e amigos contraíam com frequência a poliomielite. Quando a vacina foi desenvolvida em 1955 pelo Dr. Jonas Salk, seguida pela vacina oral da poliomielite em 1961 pelo Dr. Albert Sabin, nenhuma pessoa que estivesse no seu perfeito juízo pensaria em não se imunizar contra esta doença horrível e não hesitaria decerto em proteger os filhos.

Durante a minha infância, a varicela era um rito de passagem. Eu tive-a no terceiro ano e fui um dos últimos casos registados na turma. Muitos pais acreditam ainda que todos os miúdos devem estar expostos à doença real e suportá-la em nome daquilo a que chamam a imunidade natural, em vez de receberem a vacina. Se bem que, na maioria dos casos, a varicela seja relativamente benigna, o *benigno* significa pelo menos uma semana de infelicidade de comichão, febre e dores no corpo, faltas à escola por parte da criança e faltas ao trabalho por parte dos pais. Na minha época de estudante de medicina, tratámos um rapaz de 18 anos hospitalizado com varicela. Não tivera a doença em criança e a partir deste vírus desenvolveu uma meningite. Uma colega e amiga minha teve varicela aos 23 anos, o que a derrubou durante duas semanas, com a complicação de uma pneumonia. Se bem que estes casos extremos sejam raros, mesmo os aparentemente benignos não têm graça nenhuma. Se eu tivesse de escolher entre uma vacina que me dói durante uns segundos e estar doente em casa uma ou duas semanas, sem dúvida que escolhia a vacina.

Embora a vacina da varicela exista desde meados dos anos 1990, muitos pais deste milénio pensam que ela arruína o rito de passagem. As pessoas que defendem a imunidade natural levantaram-se indignadas, como se alguém tivesse dito aos filhos que a fada dos dentes não existia na realidade. A vacina estava a roubar-lhes uma experiência especial da infância. Seguiu-se-lhe a tendência, que provavelmente se mantém, de fazer uma criança com uma infeção ativa de varicela lamber um chupa-chupa e depois passeá-lo por outras casas. Os pais organizariam festas de chupa-chupas contaminados com varicela para expor ao vírus todas as crianças presentes, de uma maneira mais «natural». O último chupa-chupa seria então embrulhado e enviado para outra família que o desejasse, mesmo que estivesse na outra ponta do país. Não é de surpreender: a maior parte dos miúdos, senão todos, ficavam doentes no espaço de uma semana. A ideia de que esta imunidade natural é melhor do que a imunização é um disparate. Na pior das hipóteses, são precisos reforços para manter a proteção. Mas dificilmente necessitamos de uma semana ou mais com uma doença que pode ser agravada por complicações.

Outro benefício talvez não reconhecido da vacina da varicela é a proteção que ela dá às pessoas que atingem a idade adulta sem terem contraído a doença. Muitos de nós lembram-se dos poucos miúdos que nunca apanharam a varicela. Sorte a deles? Bem pelo contrário, sobretudo no caso das raparigas. As que chegam à idade fértil sem terem tido varicela nem sido vacinadas são extremamente vulneráveis. Os fetos podem sofrer de complicações que lhes põem a vida em risco se as mães estiverem expostas à varicela durante a gravidez. E isso pode acontecer facilmente se, por exemplo, uma criança pequena contrair a doença por não ter sido vacinada e a mãe, que também nunca esteve exposta à varicela, engravidar. As consequências podem ser devastadoras. No entanto, a imunização generalizada previne situações deste tipo.

Lembro-me de uma colega da faculdade que estava na rotatividade na pediatria e teve contacto com uma criança com varicela. Ficou aterrorizada. Nenhum de nós compreendeu porquê – tínhamos todos mais de 25 anos, com certeza que ela tivera varicela na infância, não? Pois não tivera e, como o nosso grupo etário perdeu a janela de oportunidade de ser imunizado na década de 1990, ela não estava protegida. Mas o terror instalou-se não apenas por não estar imunizada, mas por estar grávida. Se contraísse a doença, corria o risco de perder o bebé e/ou de ter ela própria uma doença que lhe poria a vida em risco. Felizmente, não adoeceu e o bebé era saudável. No entanto, ela vacinou-se pouco depois de o bebé nascer.

Os perigos da pediatria

Inúmeros artigos de imprensa, reportagens televisivas e até documentários têm debatido a controvérsia em torno das vacinas. Livros completos têm sido dedicados a esta controvérsia – muitos deles bons, alguns excelentes e uns quantos falsos. Mas todos estes meios de comunicação, independentemente de quão válidos e valiosos são, não passam de palavras ou de conversa. Apenas aqueles de nós que vivemos as doenças que as vacinas previnem, ou que as tratámos, possuímos uma compreensão profunda da importância das vacinas. Embora não possa levar os leitores a recuar até aos pavilhões médicos do milénio anterior, tentarei traçar um cenário para o que se lhe seguiu.

Enquanto estudante de medicina e, nos anos seguintes, interna, um dos simulacros (sim, como um simulacro de incêndio) que criávamos regularmente era o tratamento de uma criança com epiglotite aguda. A epiglote é a estrutura semelhante a uma folha, de cartilagem, situada no cimo da traqueia. Fecha as vias aéreas quando engolimos, para que os alimentos «não desçam pelo canal errado». Fora isso, está sempre aberta. Se inchar em resultado de uma infeção, conhecida como epiglotite, podemos sufocar. A epiglotite é provocada pela bactéria *Haemophilus influenzae*. Existe hoje em dia uma vacina para isso.

A epiglote é como um posto de portagem numa ponte. Se estiver fechado, não temos acesso à ponte. Os simulacros de epiglotite consistiam mais ou menos no seguinte: um miúdo, geralmente à volta dos quatro anos, era levado para o serviço de urgência com dificuldades respiratórias. Mantinha-se sentado, babando-se e tentando tossir. O rosto estava na posição de cheirar – como se se inclinasse sobre uma tigela de sopa, cheirando o aroma. Não podia deitar-se – se o fizesse, deixaria de respirar –, pelo que se mantinha sentado. Os pais informariam que o miúdo tivera uma constipação ligeira, mas que acordara a meio da noite com uma tosse horrível, babando-se, com expressão de pânico e febre alta. O simulacro decorria mais ou menos assim: não toquem na criança! Perturbar o garoto aproximando-nos dele, tocando-lhe ou assustando-o de qualquer maneira podia deixá-lo ainda mais ansioso e fazer com que chorasse, que respirasse mais depressa e com maior dificuldade e, posteriormente, as vias respiratórias ficariam completamente bloqueadas se a epiglote continuasse a inchar. Se tocarem na criança, pode morrer! Se a criança tivesse a amabilidade de não morrer à nossa frente, o passo seguinte seria levá-la à radiologia, acompanhada do pai ou da mãe, para fazer um raio X lateral do pescoço. (Estaríamos à procura de uma «impressão digital» nas vias respiratórias superiores – indicando inchaço da epiglote. Os radiologistas chamam a isto uma impressão digital porque a epiglote inchada se parece com um dedo levantado, como se se estivesse a fazer um sinal com o polegar levantado. Ironicamente, este aspeto de polegar levantado é de facto um polegar virado para baixo, para o paciente, pois indica que as vias respiratórias estão perigosamente bloqueadas.) A seguir, levar a criança, sempre sentada, e o pai ou a mãe até à sala de operações. Abrir um carro de entubação e um tabuleiro de tubo de traqueotomia. Manter a criança sentada ao colo do pai ou da mãe ou sobre a mesa da sala de operações. Tentar dar-lhe algum oxigénio e anestesia através de uma máscara, enquanto o pai ou a mãe assiste em pânico. Lembrem-se: não tocar na criança!

Se se colocar a máscara no miúdo e ele conseguir respirar um pouco através dela, mas começar a ficar sonolento devido ao gás anestésico, então é altura de alguém acompanhar o pai ou a mãe até à sala de espera. O anestesista rapidamente prepara o acesso intravenoso. Mas então… perde-se a capacidade de manter a máscara nas vias respiratórias e já não se consegue que o ar passe para lá da epiglote inchada. O monitor cardíaco começa a subir, quando o coração da criança se acelera. O monitor do oxigénio está a baixar. Os cirurgiões das vias respiratórias, sejam eles músicos ou não, conseguem ouvir a diferença entre uma saturação de oxigénio de 100 por cento e uma de 99 por cento, mas aquilo que se ouve e vê no monitor é de 80 por cento e continua a baixar. A cor da criança passa do rosa ao azul e ao cinzento. Depois, acontece o pior – o ritmo cardíaco abranda, bradicardia, um indício de falta de oxigénio e precursor da paragem cardíaca. Em conformidade com o simulacro e o plano, agarra-se no bisturi de traqueotomia, faz-se uma incisão vertical de dois centímetros no pescoço, continua-se através do segundo e até ao quarto anel traqueal, afasta-se a cartilagem com uma espátula traqueal e enfia-se um tubo endotraqueal de quatro milímetros no buraco que se abriu. Quarenta e cinco segundos.

Da próxima vez, há que fazer melhor. Não foi suficientemente rápido. Os níveis de oxigénio sobem. O ritmo cardíaco normaliza-se. Depois, verifica-se o próprio pulso. Taquicardia sinusal (ritmo cardíaco rápido, mas normal).

Tínhamos pavor dos simulacros de epiglotite. Mas preparavam-nos para a realidade. Infelizmente, por mais simulacros que fizéssemos, era raro as situações correrem com tão poucos sobressaltos como os exercícios. Todos os anos, aquela detestável bactéria *Haemophilus influenzae* tipo B afetava as crianças entre os três e os cinco anos, e seis por cento dos afetados morriam. Com ou sem simulacros. Essa bactéria causava habitualmente uma infeção dos olhos denominada celulite periorbitária. As crianças apareciam com um olho fechado da vermelhidão e inchaço nas duas pálpebras. Esta bactéria era tão contagiosa que tratávamos a criança, bem como o resto da família, com antibióticos poderosos. E ficavam de quarentena pelo menos durante uma semana. Por vezes, esta bactéria provocava meningite bacteriana, com efeitos secundários permanentes, incluindo défices neurológicos, surdez ou lesões cerebrais. Nada disto lhe soa familiar? A vacina contra a *Haemophilus influenzae* tipo B (Hib) ficou disponível na década de 1980 e tem sido amplamente usada mais ou menos desde 1999. Desde então, nunca vi um caso de epiglotite. Os meus internos e estudantes mal ouviram falar dela. Faz parte do passado. O uso generalizado da vacina reduziu em 95 por cento a incidência da Hib. Enquanto os antivacinas conseguem gritar sem tomar esta vacina, níveis razoáveis de imunidade de rebanho têm mantido a Hib longe da minha sala de operações.

Quando eu tinha seis semanas, o meu pai era o médico de um acampamento de verão na Nova Inglaterra. Nesse verão, uma rapariga de 12 anos contraiu pertússis, mais conhecida como tosse convulsa. Mesmo tendo sido colocada rapidamente de quarentena, havia a probabilidade de eu ter estado exposta à doença. É provocada pela bactéria *Bordetella pertussis*, e, na sua forma menos agressiva, provoca o que é vulgarmente conhecido como «a tosse dos cem dias», porque desencadeia nas pessoas acessos de tosse, ou paroxismos, que as obrigam a ajoelhar e por vezes as fazem desmaiar, e isso pode durar cem dias. No pior dos casos, causa estes mesmos acessos de tosse nos bebés, só que estes muitas vezes não têm a força de tosse necessária para expelir as secreções obstrutoras decorrentes da doença e podem asfixiar e morrer.

Dado que os meus pais preferiam que isso não me acontecesse, o meu pai pegou numa dose de vacina TDP (tétano, difteria, tosse convulsa) e deu-ma assim que soube do diagnóstico dessa rapariga, mesmo faltando duas semanas para a idade recomendada, os dois meses. E, vejam bem, não contraí esta doença contagiosa e potencialmente letal. Mas o facto de eu ter escapado à doença não teve quase nada que ver com a minha vacinação naquele instante (desculpe, papá, mas obrigada na mesma). Foi apenas sorte por não ter estado exposta. Para uma criança estar plenamente protegida contra a tosse convulsa, são precisas várias vacinações (sob a forma de reforços) aos dois meses, aos quatro e aos seis. Não estou certa quanto à razão por que aquela rapariga contraiu a tosse convulsa – se por não ter sido imunizada, ou por não ter feito os devidos reforços da vacina. A TDP (atualmente designada pela sigla TDPa, querendo o «a» dizer «acelular») é uma excelente vacina, mas, tal como acontece com outras imunizações, não é cem por cento eficaz e necessita de três doses consecutivas para conferir imunidade, e esta só se faz sentir plenamente alguns meses depois do reforço final. A TDPa é uma das vacinas mais seguras, mas tem uma eficácia baixa, de 60 a 70 por cento. Isto significa que uma percentagem substancial das pessoas que são plenamente imunizadas podem não desenvolver os anticorpos apropriados para combater a doença. E é aqui de novo que a imunidade de grupo entra em ação. Se mais de 90 por cento de uma comunidade estiver imunizada, isto permitirá que também a totalidade do grupo o esteja, mesmo que alguns elementos não respondam à vacina ou não estejam plenamente imunizados. Se menos de 90 por cento das pessoas estiverem protegidas, a doença pode então penetrar no rebanho e as epidemias podem começar.

Há uns anos, observei no consultório uma bebé mais ou menos da mesma idade que eu tinha durante aquele verão. A menina tinha uma tosse estridente e parecia engasgada com a saliva, que não conseguia limpar. Sentia-se infeliz. A mãe garantiu-me que a bebé só na semana anterior começara com os sintomas. O dia em que a vi seguiu-se a um dos maiores surtos de tosse convulsa no condado de Los Angeles. Havia bebés a morrer. Esta menina tinha quatro irmãos mais velhos e a mãe era professora. Examinei-a e, com exceção da tosse com um som horrível, as vias respiratórias estavam normais.

Perguntei à mãe se os outros filhos tinham sido imunizados e ela garantiu-me que os quatro tinham as vacinas em dia. Manifestei preocupação com esta bebé e sugeri-lhe que se dirigisse de imediato ao consultório da pediatra, onde lhe poderiam fazer mais exames e possivelmente interná-la num hospital. Garanti-lhe que não havia nenhum problema das vias respiratórias nem de carácter cirúrgico, mas podia ser pneumonite ou bronquite. Depois de saírem, telefonei à pediatra para a informar de que a bebé e a mãe iam a caminho e exprimi o meu alívio por todos os membros da família estarem imunizados.

– Está a brincar comigo? Essa família não viu uma única imunização desde que os conheço. Acredite que me esforcei, mas os pais recusaram em absoluto a vacinação. Ela mentiu-lhe – foi a resposta da pediatra.

Mentiu? Está bem, os pacientes mentem aos médicos sobre o número de cigarros que fumam, a quantidade de álcool que ingerem, se têm respeitado o regime de medicamentos, as preferências sexuais, a alimentação, se fazem exercício físico. Mas sobre a imunização dos filhos?

– Ela provavelmente sabe que a doutora se recusaria a observá-la, ou que ficaria zangada, e por isso deu-lhe a resposta que queria ouvir – continuou a frustrada pediatra.

Aparentemente, esta pediatra lida de modo frequente com recusas de vacinação na prática clínica e, com uma carreira de mais de 30 anos na medicina, já viu com certeza muitas crianças sucumbirem a estas doenças preveníveis hoje em dia, e a paciência com estes pais problemáticos começava a esgotar-se. Compreendi que a vacinação se tornou uma questão social, política e fraturante. Nós contra eles. Eles contra nós. Já não lutamos contra as doenças – mas uns contra os outros.

Para um bem maior

Quando o meu filho tinha sete anos, quis levar a cabo um projeto escolar que consistia em reunir dinheiro para que as crianças dos países em desenvolvimento pudessem ser vacinadas contra a poliomielite. Pensava ele que era *fixe* uma vacina custar um dólar e que, idealmente, conseguiria juntar dinheiro suficiente para proteger cerca de 500 crianças. Pensou também que seria bom pintar de roxo a ponta de um dedo de cada criança depois da imunização, como o único método exequível para manter um registo das vacinações nessas comunidades rurais. Tudo isto era simples matemática. A parte complicada foi explicar-lhe que, enquanto ele queria fortalecer um rebanho necessitado do outro lado do mundo, o rebanho no seu pátio estava a desmoronar-se. Como explicar-lhe que o seu projeto, que iria aparentemente salvar vidas, era uma questão polémica que poderia ofender 20 por cento da comunidade da escola, tanto assim que o projeto foi posto à discussão porque poderia ser ofensivo? Tentei explicar-lhe, mas ele não compreendeu. Nem eu.

Recusar vacinas não é um fenómeno novo. Não teve origem no Google, em Hollywood ou no Twitter. É quase tão velho como as vacinas. O precursor das vacinas, Edward Jenner, teve dificuldade em convencer os pioneiros da pradaria de que receber uma pequena quantidade do vírus da varíola bovina os protegeria da doença mais mortífera que era a varíola. Sentiam-se aterrorizados (e com razão) de que mesmo uma quantidade infinitesimal de exposição ao vírus, ainda que com a finalidade de os proteger, causasse a temida doença. Em 1855, o estado do Massachusetts começou a requerer vacinas para as crianças das escolas. A Inglaterra foi mais implacável. Em 1853, a Lei da Vacinação tornou obrigatória a imunização de todos os bebés contra a varíola, a menos que fossem considerados inaptos do ponto de vista médico. E assim começou a primeira isenção médica da vacinação. As objeções a esta lei levaram ao primeiro movimento antivacinas, uns bons 150 anos antes dos meios de comunicação social e até da teoria que relaciona o autismo com as vacinas. Uma cláusula da Lei da Vacinação promulgada em 1898 acrescentava-lhe uma lacuna de «objetor de consciência», permitindo às pessoas optarem por não receber a vacina. A primeira «isenção por motivos de convicção pessoal», muito antes dos debates nas conhecidas bolsas de prerrogativas e nos bares de sumos de todo o país, verificou-se há mais de cem anos. Mesmo na Inglaterra do século XIX, foram concedidas aproximadamente 200 000 isenções de vacinas só no primeiro ano em que esta cláusula esteve em vigor.

No livro de referência de Barry Glassner *The Culture of Fear* (1999), o sociólogo descreve o pânico nacional que se seguiu a uma reportagem televisiva transmitida em 1982 e intitulada *TDP: A Roleta das Vacinas*. O programa apresentou várias histórias, episódicas mas capazes de dilacerar corações, de crianças que tinham ficado gravemente deficientes ou morrido depois de receberem a vacina TDP. Os meios de comunicação entraram nesta campanha e, no espaço de dois anos, vários fabricantes da TDP desapareceram do mercado e em breve havia escassez desta vacina.

Mas isto não se passava unicamente nos EUA. Dez anos antes, no Japão, o pânico levou à proibição desta vacina e, consequentemente, à decuplicação dos casos de tosse convulsa e à triplicação do número de mortes relacionadas com esta patologia. O pânico em Inglaterra levou a uma descida de 40 por cento na imunização, apesar de a vacina continuar disponível, e ao aparecimento de 100 000 casos de tosse convulsa nos anos que se seguiram. Para evitar que a histeria de massas, os intermináveis processos judiciais e os casos episódicos continuassem a fazer manchetes nos órgãos de comunicação e a criar o pânico generalizado, o Congresso dos EUA financiou o Programa de Indemnizações pelas Lesões Decorrentes das Vacinas. Este plano compensaria os pais que acreditavam que os filhos tinham sofrido lesões relacionadas com as vacinas e em que a culpa não tinha de ser demonstrada, o que não só evitava uma crise de saúde pública, como libertava os tribunais de intermináveis processos judiciais gerados pelos efeitos adversos das vacinas. Mas a ansiedade cultural e os advogados experientes nos meios de comunicação mantinham vivos os medos da vacinação, apesar dos dados existentes no planeta, de toda a proteção legal das empresas farmacêuticas e das evidências sobre a segurança e eficácia das vacinas.

Para alguns dos que recusam as vacinas, trata-se simplesmente de uma questão de controlo: eu sei o que é melhor para mim e para a minha família – um instinto de mãe (ou de pai). Optamos por imunizar (ou não) se e quando sentirmos que é apropriado para a nossa família. O Dr. Bob Sears, com consultório na mesma rua que eu, tem sido o defensor de um calendário de vacinação alternativo. Nos EUA, os pais têm aderido ao calendário do «Dr. Bob».[13] Estas crianças não são protegidas contra o sarampo, a rubéola, a varicela, a hepatite A ou a hepatite B nas datas recomendadas pelos CDC ou pela AAP.[14] O Dr. Bob garante inclusivamente: «O meu calendário não tem nenhuma pesquisa por trás dele. Nunca ninguém estudou um extenso grupo de miúdos que seguem o meu calendário para determinar se é seguro ou se tem alguns benefícios.»[15]

Na verdade, estudos realizados em 2010 e 2013 não mostraram qualquer diferença nos resultados do desenvolvimento em crianças que tinham seguido o calendário recomendado quando comparadas com outras que tiveram um adiamento das vacinas.[16] Para alguns, trata-se de uma questão de conspiração: as empresas farmacêuticas, os grupos médicos e o Governo estão aí para os perseguirem. Para outros, é ignorância: essas doenças não podem ser assim tão nefastas, ou, se já não existem, para que precisamos das vacinas? Para muitos, trata-se de uma ideia falaciosa acerca das substâncias químicas e das chamadas toxinas – demasiada quantidade num prazo demasiado pequeno faz mal ao corpo do bebé. E as farmacêuticas, os cientistas, as empresas e os médicos não estão nisto tudo por dinheiro? Esta última questão entrou por completo no debate sobre as vacinas.

Antes de uma vacina ser considerada segura nos seres humanos, passa por um processo de ensaio dos mais longos na medicina. Uma vacina típica chega a passar por 15 anos de pesquisa rigorosa em estudos de segurança e eficácia e só depois é colocada ao dispor do público. Isto é consideravelmente mais do que no caso da maioria dos medicamentos de receita médica ou de venda livre e sem dúvida mais do que qualquer remédio homeopático, que muitas vezes tem zero anos de pesquisa e nenhuma avaliação por parte de um organismo externo, antes de chegar às prateleiras das lojas de produtos naturais. Apesar disto, muitas pessoas continuam a sentir que a FDA não está a ser franca com o público e que o Governo esconde perigos e segundas intenções. Uma teoria da conspiração bastante disseminada considera que a FDA, as grandes empresas farmacêuticas e até os pediatras estão em conluio para obter grandes lucros com as vacinas. Isto não poderia estar mais longe da verdade. A produção e administração de vacinas tem uma das margens de lucro mais baixas da indústria farmacêutica.[17] Nos últimos anos, num esforço para acalmar estas preocupações, o Instituto da Medicina, designado atualmente Academia Nacional da Medicina, tem funcionado como um nível adicional de proteção e avaliação, garantindo que todos os dados de estudos avaliados pela FDA sejam tornados públicos.[18]

Então o que explica os danos causados pelas vacinas?

Apesar de tantos níveis de regulamentação e garantias de segurança, as lesões relacionadas com as vacinas ocorrem efetivamente. As reações às vacinas, na sua maioria, não são lesões de facto, são ligeiras e de curta duração. Geralmente, pode haver alguma dor no local da injeção, ou inchaço. Há quem sinta febre, dores musculares ou uma erupção cutânea. Estas reações podem ocorrer nas 24 horas que se seguem à vacinação, ou passadas semanas. As erupções podem assemelhar-se ao sarampo ou à varicela. O quinto reforço da vacina TDPa, geralmente administrado aos cinco anos, dói e pode causar uma bolha grande e dolorosa ou uma vermelhidão no local da injeção.

Mas não são estas reações mínimas que impedem as pessoas de se imunizarem e aos filhos. São as coisas grandes, tanto reais como imaginárias. Sim, pode haver febres altas, e até convulsões epiléticas, depois de uma vacinação. Mas, não, as vacinas não provocam autismo. Ponto final. Tenho ouvido e lido histórias de que as vacinas provocam SMSI (síndrome de morte súbita infantil), esclerose múltipla, asma e diabetes de tipo 1. Isto é de novo aquilo a que poderíamos chamar *verdade, verdade e não relacionado*. Lembremo-nos de que as vacinas são dadas em grande quantidade nos primeiros anos de vida e que estas doenças existem, muitas das quais, especialmente a SMSI, a asma, o autismo e até a diabetes de tipo 1, estão presentes nos primeiros meses ou anos de vida. O autismo costuma ser diagnosticado entre o um e os dois anos, mais ou menos pela mesma altura em que a vacina tríplice é administrada. O diagnóstico de autismo mais ou menos na mesma altura em que a vacina é feita não passa de coincidência. Tenho ouvido falar de pais que se recusam a dar ou atrasam as vacinas dos filhos devido à convicção de que provocam as doenças de que deviam proteger-nos e de que causam autismo. A conjetura do autismo provém do artigo de Andrew Wakefield publicado em 1998 no jornal *The Lancet*. Como já expliquei, descobriu-se mais tarde que este artigo era fraudulento e foi retirado dos arquivos eletrónicos deste jornal.

No entanto, as vacinas podem desencadear reações adversas reais e horríveis. As mortes relacionadas com as vacinas podem ocorrer e são impossíveis de prever. Podem causar encefalite (inflamação do cérebro) e anafilaxias graves (reações alérgicas potencialmente mortíferas). Nos EUA, o VAERS (Sistema de Registo dos Episódios Adversos Resultantes das Vacinas) mantém um registo destes casos. Mas os números contam a história verdadeira. Desde 1988, foram levados ao conhecimento deste plano de indemnizações cerca de 15 000 reclamações. Vamos partir do princípio de que todos estes reclamantes pensavam justificadamente que o episódio adverso ocorrido com o filho se devia à vacinação. Aqui estão alguns números: todos os anos nascem cerca de quatro milhões de bebés. No primeiro ano de vida, um bebé recebe entre 18 e 22 injeções individuais de imunização, muitas contêm até três vacinas (por exemplo, a TFPa inclui três vacinas – tétano, difteria e tosse convulsa). Num só ano, os bebés entre os zero e os 12 meses recebem 80 milhões de doses de vacinas. As crianças com idades entre os 12 e os 24 meses recebem mais 24 milhões de vacinas. Outros 16 milhões de doses de vacina são dados às crianças com idades entre os dois e os dez anos. E isto não inclui a vacina anual da gripe. Portanto, de 1988 a 2016, cada grupo de crianças entre a idade zero e os dez anos recebeu 120 milhões de doses de vacina. No total, as crianças nascidas entre 1988 e 2006 receberam nada menos de 3360 milhões de doses de vacina. Houve 15 000 reclamações. Presumindo que todas eram legítimas, isto significa que 0,0000004 por cento das injeções administradas provocaram alguma reação adversa.[19]

Verrugas e cancro

Num dia de clínica particularmente movimentado, o interno que estava de prevenção telefonou-me. Um miúdo de quatro anos diagnosticado com asma e que nos últimos dois anos fora submetido a tratamentos respiratórios – hospitalizações para administração de esteroides –, e que estava aconselhado a não brincar nem correr com os amigos, apresentava dificuldades respiratórias agudas e uma respiração barulhenta. Um exame com o endoscópio flexível demonstrou que tinha a laringe cheia de grandes massas de tecido carnoso. Não tinha voz e dificilmente conseguia respirar. Levámo-lo de urgência para a sala de operações. Se tivesse voz, estaria a chorar. Os pais choravam, sem dúvida. Estava prestes a morrer. Com a equipa de anestesia, colocámos-lhe um acesso intravenoso e conseguimos que ele respirasse com as vias respiratórias mínimas através de uma máscara e que adormecesse.

Quando o observei com um laringoscópio e um telescópio rígidos, as vias respiratórias eram uma confusão de massas cor-de-rosa – estruturas que não eram identificáveis. Enfiei um tubo endotraqueal minúsculo através daquela confusão ensanguentada, cobri-lhe o rosto com toalhas molhadas – uma precaução *standard* durante as cirurgias das vias respiratórias com *laser* para evitar um incêndio de *laser* – e consegui que este fosse obliterando aquelas massas. Cerca de uma hora ou duas depois, vimos algo que se parecia com as cordas vocais e levámo-lo em segurança para o recobro, para os braços dos pais. Estava rouco, mas respirava. Parece excelente, não é verdade?

Pois, bem, ele voltou daí a duas semanas, e duas semanas novamente depois, para o mesmo procedimento. Os intervalos alargaram-se ao longo dos anos, mas nunca recuperou desta doença. Para qualquer médico das vias respiratórias, o diagnóstico era fácil, se bem que devastador: papilomatose respiratória, uma doença crónica das vias respiratórias, que se encontra com mais frequência em crianças, que tem muitos tratamentos, mas sem cura. Todos os anos são diagnosticados aproximadamente 2500 novos casos e, se bem que os tratamentos tenham evoluído bastante, muitas crianças continuam a necessitar de quatro a dez cirurgias por ano durante a maior parte da infância e algumas também já depois de entrarem na idade adulta. Muitas requerem a colocação de um tubo de traqueotomia para poderem respirar e muitas morrem, todos os anos. Esta criança, um adulto nos dias de hoje, continua a sofrer desta doença.

Passou a ser meu paciente em 1999. Porque haveria de referir este caso no meio de um capítulo sobre vacinas? A doença é causada pelo VPH, ou vírus do papiloma humano, bastante comum, presente no trato genital de 80 por cento da população adulta dos Estados Unidos. Propaga-se através do contacto genital-genital, do contacto oral-genital, do contacto genital-anal, do contacto oral-anal e do contacto oral-oral. É desnecessário dizer que se espalha rápida e extensamente. A maioria das pessoas já ouviu falar de verrugas genitais e verrugas anais (devidas ao VPH). Mas são poucas as que sabem que o VPH pode levar ao cancro do colo do útero e menos ainda as que sabem que provoca papilomas obstrutivos nas vias respiratórias. Se bem que uma elevada percentagem de mulheres em idade fértil transporte o VPH no trato genital (mesmo sem verrugas visíveis), uma percentagem extremamente reduzida transmite o vírus no útero ao filho ainda por nascer. O vírus multiplica-se então no trato respiratório da criança, até que nos anos da primeira infância se formam verrugas obstrutivas que bloqueiam as vias respiratórias. Não se sabe ao certo quais as mulheres que transmitem este vírus aos filhos. Muitas pessoas acreditavam que as verrugas do colo do útero e vaginais eram a causa direta, mas verificou-se mais tarde que os partos por cesariana não protegiam da propagação da doença e que a transmissão se fazia no útero. Agora, as boas notícias: se o meu paciente tivesse nascido recentemente, o seu estado teria sido evitado uma vez que existe uma vacina contra este vírus. Conhecida como *Gardasil*, foi recebida com tanta controvérsia que os seus benefícios a curto prazo (menos verrugas genitais entre a população) e a longo prazo (menos papilomas respiratórios, ou até erradicados, e menos casos de cancro do colo do útero) não podem ainda ser avaliados, pois a percentagem da população-alvo que recebe a vacina continua baixa.

Meio milhão de novos casos de cancro do colo do útero são diagnosticados anualmente em todo o mundo, com mais de 250 000 mortes.[20] Nos Estados Unidos, isto tem um custo de 350 milhões de dólares anuais e deve-se muitas vezes ao VPH. O tratamento do cancro da boca custa outros 38 milhões, as verrugas anogenitais custam 220 milhões de dólares e os papilomas das vias respiratórias atingem 151 milhões. O cancro da garganta de Michael Douglas, a que ele chamava «cancro do sexo oral», foi provocado pelo VPH. Grande percentagem de cancros orais, especialmente o das amígdalas, tem o VPH na origem, pelo que o caso do ator não foi invulgar. Enquanto a vacina custa cerca de 1700 milhões de dólares para ser administrada, o custo total das doenças relacionadas com o VPH é superior a 6500 milhões de dólares anualmente. Mas não é o custo que faz as pessoas refletirem. A comunidade antivacina também se opõe a esta vacina, não por pensar que pode provocar o autismo, mas por considerar que ela pode provocar o cancro ou outros efeitos secundários debilitantes. Têm também sido feitas alegações de que dar esta vacina às raparigas incute-lhes de alguma maneira a sensação de que estão livres para ter relações sexuais e que a vacina promoverá uma atividade sexual precoce entre os adolescentes. Tudo isto já foi desmitificado.[21] E as alegações de que a vacina provoca o cancro são absurdas. Não causa o cancro – previne-o, bem como a muitas outras situações horríveis. Mas, como ainda não é amplamente utilizada (apenas a recebem 20 a 40 por cento das pessoas em condições de o fazerem), os benefícios não podem ser avaliados. A imunidade de grupo necessária ronda provavelmente os 80 por cento e demoraria pelo menos uma ou mais gerações solidamente imunizadas para ver brotar os benefícios. Mas, como não estamos nem sequer perto de atingir aquele número, continuamos a não saber.

Na verdade, alguns grupos reduzidos de adultos e de crianças não podem e não devem receber vacinas. As pessoas com sistemas imunitários comprometidos, seja por causa de uma doença, seja por causa de tratamentos como a quimioterapia, não podem receber muitas das vacinas. Se os pacientes tiverem uma doença, como a varicela, não precisam de ser vacinados contra ela (embora também não faça mal nenhum se o forem). Se os pacientes tiverem uma alergia conhecida a algum dos ingredientes da vacina, tal como a proteína do ovo, talvez não possam receber certos lotes da vacina. No entanto, mesmo estas vacinas têm lotes cujos conteúdos foram alterados de forma a que as pessoas com certas alergias as possam receber.

Diz-se com frequência que é preciso uma aldeia para educar uma criança. Bem, é necessário um rebanho para proteger e fazer crescer uma aldeia. O conceito de imunidade de grupo ou de rebanho transbordou do laboratório de imunologia para a esfera das redes sociais e até para os números cómicos de Penn & Teller nos últimos anos. O conceito é bastante complexo, visto que não existe uma percentagem mágica que confira a imunidade de grupo para todas as doenças preveníveis com vacinas e para todas as populações. No entanto, o conceito de imunidade de grupo diz que, se uma massa crítica, ou uma percentagem da população estiver protegida, isto é, imunizada contra determinada doença, então os indivíduos não protegidos ganharão alguma proteção com o facto de o grupo estar protegido. Para a maior parte das imunizações, isto situa-se na casa dos 90 a 95 por cento. A minha família e eu estamos imunizados. Sejam bem-vindos!

ALERTA CONTRA OS MITOS

- As vacinas não são mais tóxicas para o corpo nem representam um fardo maior para o sistema imunitário dos que as exposições frequentes no dia a dia. Por exemplo, estamos expostos a mais alumínio e formaldeído na natureza, através do ar, da alimentação e das bebidas, do que se recebermos uma vacina.

- A vacina da varíola que a minha geração recebeu representava um desafio muito maior para o sistema imunitário do que todas as vacinas combinadas que os miúdos recebem agora ao longo de dois anos. E, mais, os argumentos acerca dos aditivos são muitas vezes exagerados ou infundados.
- As farmacêuticas, os cientistas, as empresas e os médicos não estão no negócio das vacinas por dinheiro. Estão nele para salvar vidas. A produção e a administração de vacinas têm uma das margens de lucro mais baixas da indústria farmacêutica.
- As vacinas não provocam o autismo. Danos relacionados com as vacinas podem ocorrer em algumas pessoas, mas as probabilidades são raras – muito mais raras do que as de contrair as doenças que as vacinas previnem.
- As vacinas contra o vírus do papiloma humano previnem algumas formas de cancro, como o do colo do útero e da garganta.
- Nunca se é demasiado velho para se ser imunizado, e muitas das vacinas atuais destinam-se aos adultos e idosos.

11

PREVENIR OS EXCESSOS DOS EXAMES DE DIAGNÓSTICO MODERNOS

Determinar o momento certo para um *check-up*, um raio X, um esfregaço ou uma apalpação

• As mamografias e as colonoscopias reduzem as probabilidades de morrer do cancro da mama e do cólon, respetivamente, ou melhoram os resultados? • Os falsos positivos nas análises de PSA (diagnóstico para a próstata) conduzem a procedimentos arriscados e desnecessários? • Os rastreios a todo o corpo são úteis ou prejudiciais?

Todos os dias, tomamos em média 35 000 decisões remotamente conscientes.[1] Ou seja, mais ou menos uma decisão por cada 2,5 segundos. (Pelo contrário, as crianças pequenas apenas tomam cerca de 3000 decisões por dia.) São muitas solicitações para uma tomada de decisão, se bem que na maior parte dos casos nem pensemos nisso. Só conduzir um carro obriga a múltiplas decisões cada segundo. Porém, quando se trata de refletir sobre opções relacionadas com a saúde, penso que até os consumidores mais instruídos e mais conscientes se podem sentir confusos acerca das escolhas simples da vida. E isto deve-se em grande medida ao volume de informação contraditória que circula nos meios de comunicação.

Vejamos: consegue o leitor responder às perguntas atrás enunciadas definitivamente e com confiança? Não entre em pânico nem se sinta mal se a resposta for não (e não vale ir ao Google). Hoje em dia, todas aquelas perguntas têm respostas surpreendentes e implicações sobre os prós e contras dos exames médicos. De facto, alguns destes exames e a sua importância têm sido sobrevalorizados. Os pacientes não são muitas vezes informados sobre as implicações dos falsos negativos e falsos positivos e até que ponto exames como os rastreios do corpo, se bem que reveladores, podem pôr a descoberto os chamados «incidentalomas» – tumores encontrados acidentalmente e que podem conduzir a posteriores testes desnecessários e até a cirurgias. Estes tumores poderão nunca causar uma doença. Por vezes, detetá-los pode salvar a vida, mas outras vezes descobri-los pode acabar com a vida. O mesmo é verdade para os testes de ADN: podem identificar mutações associadas a doenças graves, mas isso não significa que venhamos a desenvolver essas doenças. Estes testes detetam riscos potenciais, não patologias. Por isso, a pergunta passa a ser: queremos saber se somos portadores do gene X que está associado à doença Y? Quando é que a muita informação passa a ser demasiada informação? Quando é que a informação faz mal? Abordar este tema dá-me a oportunidade de partilhar as *nuances* da medicina e dos cuidados de saúde, bem como a importância de amenizar os dados com valores pessoais e até com probabilidades. Os pacientes têm de ser tratados caso a caso; de maneira nenhuma existe um tamanho que serve a todos. A ética também tem de entrar em ação, e cada vez mais são feitas escolhas difíceis na medicina atual, agora que dispomos de tecnologias para identificar as forças genéticas. Por exemplo, consideremos a situação real que mencionei atrás – a minha colega cujo marido sofre da doença de Huntington.

Em 1872, George Huntington estudou várias gerações de uma família que vivia em East Hampton, Long Island, e que apresentavam sintomas neurodegenerativos semelhantes, incluindo perturbações de humor e de movimento, progredindo para uma grave degradação neurológica e morte precoce. Antes do aparecimento da genética mendeliana, que está na base da nossa compreensão atual das leis da hereditariedade, Huntington identificou o conceito de herança autossómica dominante.[2] Uma pessoa com a doença de Huntington tem não só uma hipótese de 50 por cento de transmitir os genes aos filhos, como também uma probabilidade de 50 por cento de que os filhos tenham a doença. O gene é autossómico dominante, o que significa que uma pessoa necessita apenas de uma cópia para que este exprima a doença. A maior parte das características herdadas são autossómicas recessivas, o que implica que são necessárias duas cópias do gene para exprimir a característica, ou relacionadas com o género, significando que um ser masculino necessita de uma cópia para ter a característica, mas um ser feminino precisa de duas, pois uma característica ligada ao género é transportada no cromossoma X (os homens são XY e as mulheres são XX). Um transtorno autossómico dominante, como na doença de Huntington, tem mais peso no acervo genético, porque, mesmo que seja apenas um dos progenitores a possuí-lo, os filhos têm 50 por cento de hipóteses de o terem. Outros transtornos familiares geralmente baixam para uma probabilidade de 25 por cento quando são autossómicos recessivos.

Se bem que os padrões da herança autossómica dominante foram reconhecidos há mais de um século, a localização do gene, no cromossoma 4, só foi descoberta em 1993. Tratou-se da primeira localização de um gene cromossómico. A situação familiar da minha colega cujo marido sofre desta doença tem sido desafiadora, ainda que não seja única entre as muitas famílias com esta doença. O marido decidiu submeter-se a um teste para deteção da doença de Huntington pouco tempo depois de esta ter sido diagnosticada na mãe. Embora ele não tivesse ainda sinais nem sintomas, queria saber. Quando os resultados vieram positivos, ele e a mulher romperam em lágrimas – não apenas por causa da notícia do diagnóstico, mas porque ela estava grávida do primeiro filho. Apesar de saberem que se tratava de uma bomba de relógio – os sintomas iriam manifestar-se em algum momento –, a vida continuou normalmente. Ele não tinha problemas e o casal em breve somava três filhos saudáveis. Quando o filho mais velho tinha dez anos, o marido começou a dar os primeiros sinais – não os problemas amplamente descritos com as funções motoras, mas ansiedade e mudanças de humor. Esta é uma maneira de a doença se manifestar, se bem que não seja muito divulgada. Com as tensões a agravar-se no lar, a minha colega decidiu contar aos filhos. Explicou que preferia que eles soubessem que o pai tinha uma doença, que estavam a tentar tratar, em vez de deixar as crianças pensar que o pai era temperamental e malvado. A minha colega ainda hoje recorda a resiliência dos filhos – a maneira graciosa e empática como lidaram com a doença do pai. Sabem que cada um deles tem uma probabilidade de 50 por cento de não só ser portador do gene, como também da própria doença? Sim, como já estão na adolescência ou a entrar nela, sabem. Querem saber se são portadores do gene? Por enquanto, não. E os pais respeitam a sua decisão de esperar. Neste momento, têm a atenção concentrada no pai. No futuro, escolherão a faculdade para onde querem ir, em que querem formar-se e se e quando querem casar-se. E cada um deles decidirá se quer submeter-se aos testes para diagnosticar a doença de Huntington. Talvez então já existam melhores tratamentos.

Ainda me sinto esmagada cada vez que falo deste assunto com a minha colega. A sua perspetiva e a da família no que se refere à tomada de grandes decisões sobre os diagnósticos de saúde colocam os testes genéticos, ou quaisquer outros testes, num nível novo. Trata-se aqui de números reais, e os números são significativos e deploráveis. Não falamos de estar em risco de contrair uma doença, nem de uma doença com diversas opções de tratamento. Mas de uma doença que atualmente não tem cura, nem boas perspetivas a longo prazo.

Trato muitas famílias que têm um filho com perda auditiva congénita, o que significa que a criança nasceu assim. Tal como descrevi, localizámos um gene que permite identificar a causa de muitos tipos de problemas auditivos. Se realizarmos um teste a este gene num bebé, devemos também fazer o mesmo teste aos irmãos com audição normal e que podem ser portadores? Será que a perda auditiva deve ser considerada um verdadeiro défice ou uma variação de características que abarca muitas pessoas? Se os irmãos tiverem menos de 18 anos, terão opção entre submeter-se ao teste ou esperar?

Não existem soluções únicas para qualquer destas perguntas difíceis. E podemos tornar-nos presas dos mitos acerca dos alegados benefícios (e, inversamente, perigos) destes testes. Mas, com a informação que forneço neste capítulo, estou confiante em que o leitor fique capacitado e esclarecido.

Em primeiro lugar, não causar danos

Como calculamos e determinamos o potencial de um tratamento causar danos às pessoas? Afinal, nem todos os pacientes que tomam um certo medicamento, por exemplo, sofrem de efeitos secundários negativos e nem toda a gente que toma esse medicamento tirará dele benefícios. Primeiro, temos de ver aquilo a que chamamos o NNT (número necessário para tratar). Inversamente, temos o NNH (sigla em inglês de «número necessário para causar dano»). O NNT diz-nos quantas pessoas necessitam de receber terapia médica para que uma única pessoa beneficie. Um exemplo simples disto, também descrito num artigo de Aaron E. Carroll e Austin Frakt publicado no *The New York Times*, é a aspirina. O NNT da aspirina para prevenir um ataque cardíaco ao longo de dois anos é de 2000.[3] Por outras palavras, por cada 2000 pessoas que tomam aspirina, uma evitará um ataque cardíaco. Dados os apregoados benefícios da aspirina além de ajudar a reduzir o risco de ataque cardíaco (por exemplo, anti-inflamatório e, por sua vez, anticancerígeno – ver mais adiante), o leitor pode interrogar-nos sobre se vale a pena correr o risco de ela não fazer nada por si. Mas depois há que considerar o lado negativo: a capacidade de a aspirina causar danos a algumas pessoas, talvez mesmo a si.

Os potenciais efeitos secundários da aspirina incluem o aumento das hipóteses de uma hemorragia espontânea no estômago ou na cabeça. Uma hemorragia potencialmente fatal pode também ocorrer a partir de uma lesão menor na cabeça, transformando uma pequena pancada num banho de sangue. Nas pessoas que tomam regularmente aspirina e que tiverem uma pequena úlcera gástrica não diagnosticada, a aspirina pode provocar uma hemorragia intestinal grave. Claro, nem toda a gente que toma aspirina sangra. E algumas pessoas terão perdas de sangue quer tomem aspirina ou não. Portanto, como se decide se devemos ou não tomar aspirina? Bom, aspirina de baixa dosagem (81 mg) tomada diariamente pode não apenas ter impacto sobre a doença cardíaca, como prevenir o cancro. Num estudo de referência publicado em 2011 no *The Lancet*, que abrangeu mais de 25 000 pacientes, as pessoas que tomaram diariamente aspirina ao longo de cinco anos ou mais reduziram significativamente o risco de daí a 20 anos desenvolverem cancro colorretal, cancro do pulmão, cancro do cérebro e cancro do pâncreas.[4] A convicção atual é que a aspirina contém propriedades anticancerígenas devido, em parte, à sua capacidade de reduzir a inflamação e o crescimento de células tumorais, ao interromper a sinalização entre células tumorais. Mas isto apenas foi detetado após tomar aspirina ao longo de cinco anos, e a redução primária foi observada em pacientes com mais de 65 anos.

Outra análise de múltiplos estudos demonstrou também benefícios a longo prazo da ingestão de aspirina. À semelhança de outros avaliadores, os autores chegaram à conclusão de que a aspirina tinha de ser tomada diariamente durante pelo menos três a cinco anos para estar associada à redução do risco de cancro. O perigo de hemorragia aumentava tanto com o aumento da dosagem da aspirina (e uma dose mais elevada não equivalia a maior proteção contra o cancro) como com a idade. As pessoas na faixa etária dos 50 aos 65 anos que tomavam diariamente aspirina (70-325 mg/dia, mais ou menos o equivalente entre uma «aspirina-bebé» e uma aspirina para adulto de dosagem regular) durante dez anos tiveram uma redução de sete por cento nas mulheres e nove por cento nos homens em vários tipos de cancro, enfartes do miocárdio (ataques cardíacos) e acidentes vasculares cerebrais ao longo de 15 anos. A taxa geral de mortalidade desceu quatro por cento ao longo de 20 anos. Os autores encontraram um perfil geral favorável de benefício/dano para a utilização diária prolongada de uma aspirina de baixa dosagem nos adultos de mais idade. Mas também admitiram que existem riscos conhecidos e que os indivíduos que apresentam um risco mais elevado de hemorragia necessitam de ser mais bem identificados para uma redução futura dos perfis de risco.[5]

Mas é aqui que a manchete poderia ser: «A aspirina previne o cancro!». Sem as ressalvas de que é necessário o seu uso diário, de que funciona apenas com cancros específicos e apenas nos pacientes de mais idade. E sem conter nenhuma referência aos riscos associados ao uso da aspirina, incluindo hemorragias potencialmente fatais. Eu encaixo nos critérios para utilização da aspirina com o objetivo de prevenir o cancro. Mas também me preocupo com as hemorragias, apesar de não apresentar riscos conhecidos (exceto o de caminhar de madrugada às escuras, e poder tropeçar e abrir a cabeça). Atendendo a este risco, faço o que faria qualquer pessoa atenta às estatísticas e que sabe que o que é bom pode em qualquer momento tornar-se mau: tomo uma aspirina de baixa dosagem *dia sim, dia não*.

Vejamos agora a mamografia, que rastreia as mulheres para o cancro da mama. De acordo com as diretivas de 2016 da Sociedade Americana do Cancro, as mulheres entre os 40 e os 44 anos podem considerar a hipótese de fazer uma mamografia; as mulheres entre os 45 e os 54 devem fazer mamografias anuais; e as mulheres a partir dos 55 anos podem ponderar continuar com as mamografias anuais ou mudar para as mamografias de dois em dois anos. Estas recomendações acompanham os autoexames da mama e os feitos pelo médico, bem como as variações do historial pessoal e familiar de cancro da mama e de outros riscos predisponentes, como sejam fatores genéticos de risco para o cancro já reconhecidos.[6] Mas o leitor poderá ficar surpreendido com o NNT das mamografias, tendo por base ensaios controlados aleatórios de rastreios: 1477. Traduzindo: para prevenir uma morte por cancro ao fim de 13 anos de seguimento, será necessário efetuar mamografias em 1477 mulheres. E essa mulher teria provavelmente morrido de uma coisa diferente, como sejam outro tipo de cancro ou ataque cardíaco. Por isso, neste cenário, a mamografia não traz qualquer benefício em termos de prevenir a morte derivada de todas as causas potenciais. Vendo o lado negativo, a mamografia tem inconvenientes (NNH). Pode dar origem aos falsos positivos e sobrediagnósticos. Os tratamentos daqui decorrentes, como a quimioterapia, a radioterapia e/ou a cirurgia, proporcionam zero de benefícios, mas são acompanhados de riscos. Quem quererá submeter-se a um tratamento contra o cancro se não tiver cancro?

Pior ainda, em fevereiro de 2015, foi publicado no *The Journal of the American Medical Association* um estudo alarmante demonstrando que os especialistas em biopsias muitas vezes fazem diagnósticos errados sobre o tecido mamário.[7] Estes diagnósticos inexatos conduzem a tratamentos agressivos no caso de algumas mulheres e a subtratamentos no caso de outras. Como é evidente, os patologistas são adeptos de que se determine a presença de um cancro invasivo no tecido mamário, mas são menos rigorosos a fazer o diagnóstico correto quando as condições são menos graves ou o tecido analisado na biopsia está normal. Introduzamos alguns números nesta conversa. Os dados demonstram que, por cada cerca de 1500 mulheres que fazem mamografias ao longo de dez anos, uma delas poderá ser salva de morrer de cancro. Mas aqui está o busílis: não escapará de qualquer outra coisa. E cerca de cinco mulheres do grupo que efetuou a mamografia serão submetidas a uma cirurgia e quatro receberão tratamentos de radioterapia, com efeitos secundários negativos. De novo, como pode uma mulher pesar estes prós e contras – especialmente no que se refere aos riscos únicos e individuais para o corpo – e ter uma conversa ponderada com o seu médico acerca dos relativos benefícios potenciais e danos causados pelo tratamento?

Embora nós, médicos, tenhamos a esperança de que todo o tratamento proporcione um benefício, na verdade, os benefícios são muitas vezes menos prováveis e impactantes do que aquilo que prevemos. Devo acrescentar que estes números – o NNH e o NNT – são meramente conceitos estatísticos utilizados nos círculos da ciência e da investigação; não vai encontrá-los afixados no consultório do seu médico nem referidos nas receitas. Apesar de todos os dados, positivos, negativos ou mistos, fornecidos por uma ferramenta de rastreio tão crucial como a mamografia, a leitora, a sua mãe, a sua irmã ou a sua amiga não são 1500 mulheres – mas sim apenas uma mulher.

Se bem que nos baseemos nas conclusões de estudos amplos quando temos de tomar decisões tanto para os rastreios como para os tratamentos, quando falamos sobre nós mesmos, um membro da família ou um amigo, o NNH é de 1. As boas notícias é que estas decisões não são tomadas por uma pessoa. Uma mulher não aparece (ou pelo menos não devia poder fazê-lo) na sala das mamografias para que lhe comprimam os seios como se fosse uma tosta. Há muitas coisas a ponderar nas decisões individuais de efetuar um rastreio: idade, historial da família, historial de gravidezes (as grávidas e as mães que amamentam muitas vezes protelam as mamografias), assim como a discussão sobre outras potenciais ferramentas de rastreio, como os exames físicos da mama, ultrassonografias da mama, ressonâncias magnéticas da mama e mamografias em 3-D. Todos estes exames têm prós e contras e, independentemente do que os estudos mais amplos demonstram, os seios daquela paciente são a única coisa que importa. É por isso que a decisão sobre o momento de realizar a mamografia é tomada em conjunto com o médico que nos conhece e aos nossos fatores de risco.

Os méritos esquecidos do historial e exame físico

Alguma vez o leitor saiu de um consultório médico com a sensação de que «não fizeram realmente nada»? Se não foram feitos raios X, não foram pedidas análises de sangue, nem receitados medicamentos, pode-se perguntar se a consulta serviu para alguma coisa. (E aquele maldito cirurgião nem sequer recomendou uma cirurgia?!) Acredite ou não, escutar os pacientes e examiná-los sem testes de alta tecnologia pode ser mais valioso do que o mais aperfeiçoado aparelho para rastreio do corpo. O historial e os exames físicos continuam a ser os mais antigos testes de diagnóstico, e em alguns casos os mais exatos. Mas, porque são de baixa tecnologia, muitas pessoas desvalorizam-nos por os considerarem inconsequentes. Os médicos têm sido dos primeiros a deitar pela janela esta arte de cuidar dos pacientes. Hoje em dia, quando um médico observa um doente, não passam em média mais de 15 segundos até o médico interromper a história do paciente. As pressões demenciais para ver mais doentes em períodos mais curtos, conjugadas com a nossa dependência cada maior dos testes radiológicos e de laboratório, muitas vezes não deixam espaço para escutar os doentes, fazer as perguntas certas e proceder a um exame físico cuidadoso, com mãos, ouvidos e olhos experientes. Mas isto é tudo aquilo de que um médico necessita. Sempre que posso, recordo a mim própria este facto e, com grande esforço, calo-me e limito-me a ouvir. Fico sempre surpreendida com aquilo que aprendo. Mas, em nome da eficiência, ordenamos com frequência a realização de exames de diagnóstico em vez do contacto humano, antes de pousarmos os olhos no paciente.

Um exemplo perfeito desta mudança radical em que os testes de diagnóstico passaram a sobrepor-se ao historial e exame físico é um dos problemas mais comuns que se nos deparam nos serviços de urgência: a dor abdominal aguda. A primeira ordem para um médico das urgências é excluir a hipótese de apendicite, ou inflamação deste pequeno órgão vestigial situado na junção do intestino grosso com o intestino delgado. Há mais de 25 anos, concluí a formação em cirurgia geral com um dos mestres do historial e exame físico, o Dr. William Silen, no Hospital Beth Israel (atualmente chamado Centro Médico Beth Israel Deaconess), em Boston. A sua formação cirúrgica e a maioria dos seus anos de prática clínica verificaram-se antes das TAC, ressonâncias magnéticas, ultrassonografias portáteis e muitos dos testes laboratoriais que usamos rotineiramente, mesmo antes de atendermos um paciente. O Dr. Silen é conhecido mundialmente pelas suas atualizações e revisões do texto *Cope's Early Diagnosis of the Acute Abdomen*, escrito pelo Dr. Zachary Cope em 1921, seis anos antes do nascimento do Dr. Silen. A 22.ª edição foi publicada em 2010 pelo Dr. Silen, responsável por todas as edições desde 1980, poucos anos depois do falecimento de Cope.[8]

Desde a primeira edição do *Cope's* há quase um século, a anatomia e a fisiopatologia do abdómen não se alteraram significativamente, mas a sua avaliação e gestão modificaram-se astronomicamente. O abdómen pode estar exposto a novos remédios e a novos alimentos responsáveis por gastroenterites agudas (aquilo a que se chamaria intoxicação alimentar) e a lista de diagnósticos diferenciais para a dor abdominal aguda evoluiu ligeiramente. Mas estas mudanças empalidecem quando comparadas com as evoluções registadas nos testes de diagnóstico disponíveis para uma das queixas mais comuns nos serviços de urgência de todo o mundo.

O Dr. Silen era um cirurgião excecional e um médico consumado e muitas das suas afirmações persistem ainda hoje na minha memória e de muitos dos seus antigos formandos. Era o mestre da arte de escutar e aperfeiçoou a arte do historial e exame físico. Ficou famoso por ensinar que, «se escutardes o tempo suficiente, o paciente vai dizer-vos o que não está bem com ele». Em inúmeras ocasiões, ele entrava no quarto de um paciente, fazia-lhe uma pergunta que parecia óbvia, mas que nenhum de nós tinha feito, e chegava rapidamente ao diagnóstico.

Na minha memória, consigo ainda ouvir as suas observações acutilantes. «Escutem!», atirava-nos ele muitas vezes, quando estávamos tão amarfanhados como os nossos fatos de circulação depois de não termos dormido na noite anterior. «Vocês não escutam!» Tinha sempre razão porque, se tivéssemos escutado o paciente durante um pouco mais de tempo, ele ter-nos-ia servido o diagnóstico numa bandeja de prata.

A arte do diagnóstico aplicava-se especialmente ao paciente com dor abdominal aguda. O tempo era tudo, e o Dr. Silen era inflexível em relação a este simples dogma. Muitas pessoas com a maior dor de barriga tentavam resistir-lhe durante o dia e só chegavam ao serviço de urgência ao final do dia ou à noite. O Dr. Silen recordava-nos que, só porque uma pessoa aparecia à noite, não era razão para carregar no botão da pausa e esperar até à manhã seguinte. Se os sintomas já se faziam sentir havia seis horas ou mais, era preciso agir. «Dormir sobre o assunto», costumava ele advertir-nos, podia ser fatal para o paciente.

Mas longe vão os dias em que se formulavam as perguntas certas, se escutava o paciente o tempo necessário e tudo se executava no tempo perfeito. A apendicite já não é diagnosticada através de um historial cuidadoso e de um exame físico meticuloso, completados com a atenção dedicada a sinais subtis que lhe estão associados (por exemplo, o toque do psoas, através do qual um toque no abdómen leva um músculo a contrair-se tanto que a perna se levanta). Outra maneira antiquada de diagnosticar a apendicite é procurar a descompressão brusca ou sensibilidade à percussão, quando não a pressão no ventre que causa a dor, mas o aliviar da palpação ou transmissão do toque que desencadeia a dor – sinal de inflamação peritoneal, o qual aponta na direção da apendicite (embora não constitua um diagnóstico inequívoco). O peritoneu é uma camada de tecido que envolve os órgãos do abdómen, incluindo o apêndice. Normalmente, estes órgãos flutuam num pouco de líquido, todos envolvidos pelo peritoneu. Se um órgão se inflamar ou perfurar, o peritoneu irrita-se. Isto é consideravelmente doloroso, conduz à rigidez muscular abdominal, e à irritação se o peritoneu for mais perfurado de alguma maneira. A irritação do peritoneu era um dos sinais mais clássicos de lesões nos órgãos abdominais. Agora, não precisamos de avaliar os sinais porque temos as TAC! Quando um paciente chega a um serviço de urgências com uma dor abdominal aguda, manda-se realizar imediatamente uma TAC e este dispendioso exame fica muitas vezes concluído antes de a equipa cirúrgica perguntar o nome do paciente, quanto mais o seu historial e proceder a um exame físico.

Antes da utilização rotineira das TAC para as dores abdominais, o receio era o de eventualmente esperarmos demasiado tempo para levar uma pessoa para a sala de operações num caso de apendicite, sobretudo se o historial e o exame físico eram inconclusivos. Esta demora colocava o paciente em risco por causa de uma rutura do apêndice e das complicações associadas de lesões intestinais e infeções abdominais generalizadas ou septicemia. O reverso da medalha era os pacientes serem operados desnecessariamente: foram removidos apêndices saudáveis quando a causa dos sintomas era uma gastroenterite ou a rutura de um quisto folicular dos ovários, uma variante da ovulação normal numa mulher em menstruação. Mesmo uma coisa chamada *mittelschmerz*, ou dor do meio do ciclo após a ovulação, pode conduzir à irritação do peritoneu, assemelhando-se a uma apendicite aguda durante um exame físico a uma mulher em idade fértil.

O objetivo das TAC era evitar estes diagnósticos errados, ou *apendicectomias negativas* (remoção de um apêndice normal). Em teoria, se uma TAC abdominal evidencia um apêndice anormal, uma obstrução intestinal ou um peritoneu inflamado, ele tem de sair. E se o exame não evidencia, ele fica. Mas e se a TAC for feita demasiado cedo, antes de o apêndice ficar inflamado? Faz-se uma segunda ou uma terceira TAC? Um estudo com dez anos feito a mais de 1300 adultos submetidos a apendicectomia, publicado em 2010, demonstrou uma quintuplicação da utilização de TAC pré-operativas para diagnóstico, passando de 18 por cento em 1998 para 94 por cento em 2007.[9] Apesar deste aumento acentuado, pouco ou nenhum decréscimo se registou nas apendicectomias negativas nestes pacientes. Se bem que as TAC comportem um risco mínimo, valeu a pena este teste adicional? Nenhuma recomendação se pode basear num só estudo (ou mesmo dois), por mais amplo que eles seja. No entanto, um segundo estudo, analisando a taxa de apendicectomias negativas (TAN), chegou à conclusão de que, ao longo de 18 anos que coincidiram com um aumento substancial do uso das TAC para fins de diagnóstico (de um por cento para 97 por cento), a TAN desceu de 23 para menos de dois por cento. O número anual de apendicectomias foi reduzido para metade.[10] Parece óbvio, não é verdade? As TAC são o caminho a seguir. Vejam quantas cirurgias desnecessárias se evitaram! Mas, enquanto decorriam estes estudos, outros estudos estavam a avaliar se a cirurgia era necessária mesmo quando se confirmava um diagnóstico de apendicite. Em muitos casos, mais de metade, a apendicite resolvia-se com antibióticos, dispensando a cirurgia.[11]

Não pretendo sugerir que não sabemos como melhor avaliar e gerir a dor abdominal. Nem estou a insinuar que não chegámos a lado nenhum no aperfeiçoamento da avaliação e no tratamento de um problema tão comum. Pelo contrário. Para grande desânimo do Dr. Silen, que está ainda vivo no momento em que este livro é escrito e provavelmente se manteve fiel ao princípio de minimizar os testes desnecessários, chegámos a novos patamares. Mas, para grande satisfação do Dr. Silen, não existe um algoritmo único para seguir. (O Dr. Silen despreza os algoritmos.) As TAC são úteis nos casos de dor abdominal aguda que chegam ao serviço de urgências. Mas não são de modo algum o fim da história no que se refere à avaliação e ao tratamento. Muitos médicos excelentes continuam a utilizar o historial e o exame físico, com magníficos resultados para os pacientes. Uma gravidez tubária, também conhecida como ectópica, pode parecer uma apendicite. Uma contagem elevada dos glóbulos brancos do sangue é indicador de infeção aguda, embora não específica. Alguns hospitais dispõem de aparelhos de ultrassonografia nos serviços de urgência, que em alguns aspetos são mais seguros do que as TAC, pois não emitem radiações. As ultrassonografias não são tão exatas como as TAC, mas podem revelar um apêndice dilatado ou, sem dúvida, um abcesso ou uma concentração de líquido no abdómen.

Rastrear ou não rastrear

O segundo cancro causador de morte nos Estados Unidos, depois do do pulmão, é o colorretal. Este diagnóstico é feito a cerca de 130 000 pessoas anualmente. Quase 50 000 morrerão em consequência.[12] Tal como acontece com muitos cancros, o colorretal é tratável, e curável, desde que haja um diagnóstico e intervenção precoces. O rastreio é crucial, dado que os cancros do cólon não apresentam sintomas na fase inicial. Por isso, parece óbvio que a lição a reter devia ser: rastrear cedo e rastrear com frequência. Na maioria das vezes, pelo menos no que se refere ao rastreio precoce, esta recomendação é seguida. O problema é que, à medida que as pessoas envelhecem e/ou desenvolvem outros problemas médicos, como a doença cardíaca, hipertensão, diabetes ou problemas respiratórios, os riscos da colonoscopia podem fazer com que esta deixe de valer a pena.

Um estudo passou em revista várias situações adversas registadas após colonoscopias[13], ao longo de três anos (2006-2009) e em três estados americanos (Califórnia, Florida e Nova Iorque). O estudo analisou os registos de mais de quatro milhões de adultos, entre os 19 e os 85 anos, e chegou à conclusão de que, à medida que os pacientes envelhecem e/ou têm outros problemas médicos, os riscos de lesão ou hemorragia no intestino aumentam o suficiente para que se torne mais prudente não fazer o teste, a menos que haja uma forte suspeita de cancro. A partir de 2016, o Grupo de Trabalho de Serviços Preventivos dos EUA atualizou as recomendações para que todas as pessoas de 50 anos assintomáticas realizem uma colonoscopia. Se os resultados forem normais, deverá ser feita uma segunda aos 60 anos e uma terceira aos 70. Depois dos 75 anos, a realização ou não de uma colonoscopia de rastreio deve ser decidida individualmente – por exemplo, se houver um historial de pólipos no cólon ou um forte historial familiar de cancro do cólon.

Nada na medicina, incluindo as diretivas publicadas para as colonoscopias ou outros procedimentos de rastreio, é linear. E não é nunca, certamente, a última palavra. Em primeiro lugar, nunca foram efetuados ensaios clínicos aleatórios para determinar se as colonoscopias de rastreio feitas com dez anos de intervalo reduzem a mortalidade provocada pelo cancro do cólon. É verdade, é uma recomendação sem a mais pura prova baseada na investigação de que reduz a mortalidade. Este equívoco surge por haver muitos procedimentos ou recomendações que têm tão fortes resultados positivos. Seria difícil criar dois grandes grupos de pessoas dos 50 aos 70 anos e, aleatoriamente, determinar que metade destes pacientes não seria submetida a colonoscopias (e ver quais morreriam de cancro do cólon), enquanto a outra metade seria sujeita a colonoscopias. No entanto, estão a ser feitos alguns ensaios que comparam a colonoscopia de rastreio com outras técnicas de rastreio do cancro do cólon, que descreverei mais adiante. Os resultados finais destes ensaios poderão ser conhecidos somente dentro de algumas décadas, mas mesmo os resultados preliminares já demonstram que a colonoscopia é preferível a outros métodos de rastreio para reduzir a mortalidade.[14]

Ser médica significa que conto com outros médicos entre os amigos. Não apenas se diz que os médicos são os piores pacientes, mas somos também conhecidos por apresentar um risco mais elevado de complicações. Pelo menos é assim que vemos as coisas. «Filho de médico», murmuramos em uníssono como equipa da sala de operações ao mesmo tempo que conduzimos um miúdo de três anos para ser operado. Aquela expressão tem um enorme significado: sejam supercuidadosos, porque o pai reparará em qualquer coisa. Dispensem-lhe um tratamento VIP. Catapultem o paciente para o primeiro lugar da fila num longo dia de cirurgias. Chamem a equipa A. Mas aquilo em que pensamos, em primeiro lugar, é no *maior risco de complicações*. Se bem que isto se baseie na superstição, perguntem a qualquer médico como é tratar outro médico ou um membro da família, e até nos encolhemos. Não porque os médicos sejam mais exigentes ou não cumpridores. De facto, o que acontece é geralmente o contrário. Se alguma coisa temos tendência para ser, é mais compreensivos com os atrasos nas horas marcadas, com as falhas dos seguros e até com as complicações. Mas existe a noção (se bem que errada) de que, se alguma coisa má, por mais rara que seja, tiver de acontecer num contexto médico, vai acontecer a alguém que faz parte do meio médico. Por isso, uma amiga de um médico que se submeteu a uma colonoscopia teve de ser aquela pessoa jovem e saudável a sofrer uma complicação rara. Foi o que aconteceu. Seguida por complicações surgidas ao tratar a complicação. Duas vezes. O que me levou a interrogar-me sobre se haveria outros métodos para rastrear o cancro do cólon, talvez com o mesmo grau de rigor mas com menos riscos. Evidentemente.

Um dos testes menos invasivos (exceto se formos o paciente) que aprendíamos na faculdade de medicina era o então designado teste de guaiaco às fezes, que realizávamos a todos os adultos, fosse como exame físico de rotina, fosse quando davam entrada no hospital por qualquer razão. Um exame retal à boa velha maneira. É conhecido atualmente como FIT (teste imunoquímico fecal) para pesquisa de sangue oculto ou gFOBT (teste de guaiaco para pesquisa de sangue oculto nas fezes). Ainda mais específico é o FIT-DNA (teste de ADN às fezes com múltiplos objetivos). Como o leitor imaginará, a recolha de material para estes testes faz-se através da introdução de um dedo enluvado no reto. O material, mesmo que seja apenas um fluido claro, sem fezes, é depois colocado sobre um cartão com um indicador de + ou –, mostrando a presença ou ausência de sangue oculto – sangue que de outra maneira não se consegue ver. Todos os estudantes de medicina estão familiarizados com o teste de guaiaco às fezes como parte essencial de qualquer exame físico. Uma das tarefas dos estagiários é proceder a um exame retal e de guaiaco em todos os internamentos, seja médico, cirúrgico ou traumático. Se bem que o termo *guaiaco* pareça médico, deriva da resina castanha da árvore do mesmo nome, usada como aditivo alimentar.

A presença de sangue oculto conduz a diagnósticos diferenciais exaustivos, incluindo hemorroidas internas, fissuras, historial de obstipação, historial de sexo anal e lesões benignas e malignas do cólon. Dado que se trata de uma lista extensa, um teste positivo merece uma nova avaliação, através de uma sigmoidoscopia flexível (minicolonoscopia) ou então de uma colonoscopia. A colonografia por TAC (ou colonoscopia virtual) é outra ferramenta de rastreio, evitando os riscos da colonoscopia, mas comportando os perigos de radiação derivada da TAC, da descoberta de anomalias fora do cólon (o que pode ser uma coisa boa, embora possa conduzir a posteriores exames desnecessários), e da falta de diretivas quanto à frequência com que este teste deve ser realizado. Além disso, se for detetada alguma anomalia durante este procedimento, será necessário efetuar uma colonoscopia para biopsia da massa ou pólipo. Isto poderia ter sido feito na mesma altura se tivesse havido uma colonoscopia.

Receamos sempre fazer descobertas das quais não andávamos à procura – uma TAC aos seios nasais à procura de uma infeção, por exemplo, pode evidenciar uma anomalia benigna no cérebro, a qual conduzirá a mais testes e até a uma biopsia cerebral para detetar uma lesão inconsequente. Quando estamos de posse da informação, temos de agir. Ocasionalmente, para melhor. Um dos exemplos mais conhecidos aconteceu com a juíza do Supremo Tribunal Ruth Bader Ginsburg. Tinha sido tratada a um cancro do cólon e, durante uma

TAC abdominal de seguimento de rotina, foi-lhe detetada uma pequena massa pancreática. Era cancerosa e foi removida com êxito em 2009. A maioria dos cancros do pâncreas só mostra o seu feio rosto quando os sintomas surgem numa fase já avançada da doença, sendo esta uma das razões pelas quais este cancro apresenta tão maus resultados. Em grande parte dos casos, quando os cancros pancreáticos são diagnosticados, já a doença está demasiado instalada para ser curada. Mas, dado que o cancro da juíza Ginsburg foi descoberto acidentalmente, foi retirado antes de avançar para uma doença invasiva. Se a juíza Ginsburg não se tivesse submetido a essa TAC (à procura de cancro do cólon, não do pâncreas), o cancro pancreático podia avançar para um desfecho muito diferente. Um aplauso para os exames imagiológicos de rastreio!

Não deveríamos submeter-nos a TAC de rastreio de todo o corpo, ou até a PET-TAC (tomografias por emissão de positrões com tomografias computorizadas), que nos dão uma imagem ainda mais exata dos crescimentos tumorais? A resposta é não. Chegou-se à conclusão de que as TAC feitas apenas por fazer causam mais danos do que benefícios. O caso de Ginsburg foi uma descoberta fortuita, afortunada.

Mesmo os exames menos radioativos podem ser um desperdício. Por outro lado, os testes à tensão arterial, ao colesterol e os exames papanicolau nas mulheres com menos de 65 anos são um grande sim, por todos os benefícios. O PSA, ou exame ao antigénio específico da próstata, é considerado o marcador de ouro para uma deteção precoce do cancro da próstata. Em 1992, a Associação Americana de Urologia e a Associação Americana do Cancro recomendaram um exame PSA anual para todos os homens com mais de 50 anos. Depois desta recomendação, assistiu-se a um aumento acentuado da incidência registada de cancros da próstata em fase inicial. Não é de surpreender. Testando todas as pessoas, vamos encontrar mais casos de doença assintomática, tal como aconteceria se se realizasse a colonoscopia. A diferença é que o exame PSA é uma análise de sangue, praticamente sem riscos associados ao procedimento. Os riscos surgem mais tarde, ligados às biopsias, cirurgias e radioterapia.

A colonoscopia com ou sem biopsia comporta riscos de procedimento, sendo que os benefícios de um tratamento precoce compensam em muito estes riscos. Não é o caso do teste PSA, tanto assim que, em 2008, o Grupo de Trabalho de Serviços Preventivos dos EUA fez uma recomendação contrária aos testes de PSA nos homens com mais de 75 anos e, em 2012, em todos os homens, mesmo os da faixa etária entre os 50 e os 75 anos. Com estas alterações, registou-se um decréscimo substancial na incidência de cancro da próstata, de mais de 210 000 diagnósticos em 2011 para 180 000 em 2012.

Embora pareça que 30 000 homens andam por aí com cancro da próstata não diagnosticado, a verdade é que as mortes relacionadas com o cancro da próstata não aumentaram.[15] Como disse um dos meus professores de patologia na faculdade, são mais os homens que morrem tendo cancro da próstata do que aqueles que morrem devido ao cancro da próstata. Assim como as mamografias podem ou não ser aconselháveis num indivíduo, caso a caso, os testes PSA podem ou não ser utilizados rotineiramente, mas devem ser discutidos pelos médicos com os pacientes do sexo masculino com idades entre os 55 e os 69. Cada homem pode então assimilar a informação referente aos benefícios e riscos deste exame de rastreio no seu caso individual.

Para os que têm bons seguros de saúde e boas finanças, há toda uma miríade de testes de rastreio feitos para observar melhor o nosso interior. Não falo de uma ressonância magnética ao cérebro para determinar se as enxaquecas não passam de enxaquecas ou um raio X ao tórax para avaliar se existe pneumonia. Estou a falar de exames de rastreio puros. Apenas porque sim. Apenas porque tem os recursos para isso. Apenas porque os exames existem. O *marketing* de promoção destes exames pode ser incrivelmente aliciante: «Para evitar a morte prematura», «Para detetar doenças ocultas.» Palavras como *não invasivo*, *baixa radiação* ou *minirradiação* acabarão por convencer o consumidor cético mas de grandes recursos financeiros. Estes testes oferecem o que há de melhor em avanços tecnológicos. Uma angiografia coronária por tomografia computorizada pode medir a quantidade de cálcio presente nas artérias coronárias e dar ao doente uma contagem de cálcio, que pode denunciar a formação de uma placa silenciosa nas artérias, a qual coloca o paciente em risco de ataque cardíaco ou acidente vascular cerebral. E morte prematura.

Pode também arriscar tudo por tudo e fazer uma TAC do corpo inteiro (tórax, abdómen e pélvis), para detetar aquelas bombas de relógio ocultas à espera de explodirem. Provocando uma morte prematura. Uma angio-RM é uma combinação de ressonância magnética e angiografia (uma observação dos vasos sanguíneos) para detetar aneurismas e anomalias dos vasos no pescoço e no cérebro, que poderão constituir um cenário para um AVC ou uma rutura do aneurisma. Isto, como é fácil de imaginar, conduz à morte prematura. Uma TAC pulmonar «de baixa dose» procura cancros do pulmão assintomáticos. Prevenindo a morte prematura.

Todos estes exames são de elevada qualidade, mas problemáticos quando são feitos só para rastreio. A maioria das pessoas que ouvem histórias devastadoras sobre a morte súbita de pessoas antes saudáveis pensa que, se tivessem feito um rastreio a (preencher o espaço em branco), talvez estivessem ainda hoje entre nós. Infelizmente, tanto do ponto de vista de saúde pública, como de saúde individual, isto não é prático. Sim, as boas iniciativas de saúde preventivas incluem os exames de rastreio, muitos dos quais, como a mamografia, continuam a ser controversos. Mas a noção de que um exame de rastreio prevenirá todas estas mortes prematuras é infundada. Seria bom, mas não é. E isto leva-nos novamente ao Dr. Silen. Todos os exames necessitam de ter uma indicação e apenas devem ser realizados quando se planeia fazer alguma coisa depois de conhecer os resultados. O Dr. Silen ficaria louco se mandássemos fazer análises de sangue laboratoriais de rotina ou pós-operatórias simplesmente por ser essa a rotina automatizada com os doentes hospitalizados. Estávamos proibidos de tratar uma febre (é verdade, nem sequer com *Tylenol*) enquanto não descobríssemos a causa. Todos os testes têm de ser feitos por uma razão, e essa razão não pode ser porque eles estão ali ao nosso alcance.

O que continua a surpreender-me é a maneira como os testes são tantas vezes encarados de modo mais ligeiro do que as potenciais implicações graves dos resultados. Muitos não têm em consideração os «ses» quando se retira sangue para análise, se colhe um esfregaço no traseiro, se recolhe urina ou se leva a cabo um exame de imagiologia. As famílias com doenças hereditárias, como a de Huntington, cancros da mama e dos ovários, ou anemia falciforme ou outros transtornos do sangue, conhecem demasiado bem as implicações dos testes. É por isso que muitos optam por não se submeter aos exames – sabem que os resultados podem alterar a sua vida, bem antes dos sintomas. A minha colega que tem três filhos, com 50 por cento de hipóteses de terem a doença de Huntington, não os submete a testes. Dispor da informação nesta altura apenas serviria para conhecimento; não evitaria a doença.

A mãe de outra amiga teve cancro da mama. Embora a mãe tenha sido tratada e sobrevivido, esta amiga, agora nos 50, nunca fez uma mamografia. Os exames são mais assustadores quando tememos os resultados. Uma companheira da faculdade é radiologista especializada em imagiologia da mama. Também ela, igualmente na casa dos 50, nunca fez uma mamografia. Embora não tenha um historial familiar de cancro da mama, nem sinais de nódulos mamários, teme os resultados por causa da convivência diária com resultados anómalos.

Nos EUA, na faculdade de medicina, os estudantes sofrem daquilo a que costumamos chamar «a doença do segundo ano». Enquanto o primeiro ano da faculdade se concentra no funcionamento do corpo, o segundo é passado a aprender as doenças que dão cabo de nós. Não estudamos os tratamentos enquanto não entramos nos pavilhões clínicos, no terceiro e no quarto anos, pelo que, no segundo ano, estamos todos mais ou menos a morrer – de uma coisa qualquer comezinha e obscura. A minha bronzeada companheira de quarto estava convencida de que tinha um transtorno hepático raro, que faz a pele adquirir um tom acobreado, chamado hemocromatose – e nunca pensou que estava apenas a ficar cor de âmbar por causa do bronzeado. Um transtorno estomacal? Tinha de ser cancro gástrico. Menstruações irregulares? Não podiam estar relacionadas com o stresse, tinha de ser um enorme teratoma nos ovários. Apesar de os nossos medos estarem mal dirigidos, a maior parte de nós fazia exames de rotina. Mesmo sendo estudantes, éramos também adultos jovens por nossa conta e era altura de sermos responsáveis.

Nunca esquecerei as semanas que se seguiram a um exame de papanicolau que fiz no segundo ano de faculdade. Não tinha sintomas nenhuns – era apenas um exame de rotina, certo? Mas quando passou uma semana, e depois duas e ainda uma terceira, comecei a entrar em pânico sobre o motivo por que o médico não tinha telefonado a dar-me os resultados. Devia haver algum problema. Talvez ele estivesse a reunir coragem para me presentear com as más notícias. Devia ter cancro do colo do útero, na melhor das hipóteses, cancro dos ovários, na pior. Talvez não fosse operável. Fiz planos sobre como dar a notícia à família. Mas depois pensei que, talvez, se eu não soubesse os resultados, o meu cancro desaparecesse por magia. A ignorância é uma bênção, não é verdade? Na quarta semana, enchi-me de coragem para telefonar ao médico.

– Qual é o problema? – perguntou ele secamente, quando a assistente lhe passou a chamada.

– Ando a pensar no que o meu esfregaço para o papanicolau evidenciou.

– Ah, isso? Normal. Só telefono quando há algum problema.

– Está bem. Obrigada.

Quando fizerem um exame, pensem em tudo – os resultados normais merecem apenas um telefonema rápido ou até nenhum telefonema. Mas ponderem sempre o caminho por onde os resultados anómalos vos levarão. Nós, que estamos na medicina, sabemos bem quais são esses caminhos, assim como as pessoas cujas famílias tiveram doenças mesmo sendo rastreadas. Mas as pessoas mais saudáveis não podem conhecer as implicações de todas as análises de sangue, raios X ou exames. É por isso que a discussão acerca do teste é indispensável antes de se fazer qualquer teste.

ALERTA CONTRA OS MITOS

- Quase todas as coisas na medicina têm potenciais vantagens e desvantagens. Nem todas as pessoas que tomam determinado medicamento, por exemplo, sentirão um efeito secundário negativo, assim como nem todas as que tomam o medicamento beneficiarão dele.
- Com frequência, não há nada melhor do que um historial e um exame físico (fazer perguntas, examinar o corpo) – mesmo quando estão disponíveis exames de diagnóstico de alta tecnologia.
- Tem-se chegado à conclusão de que as TAC feitas unicamente com objetivos de rastreio são mais prejudiciais do que benéficas. Os eletrocardiogramas, provas de esforço ou análises de sangue para detetar inflamações em pacientes sem sintomas cardíacos não são recomendados. Mas o rastreio da tensão arterial, o rastreio do colesterol e os exames de papanicolau em mulheres com menos de 65 anos merecem um grande «sim» pelos benefícios.
- Morrem mais homens tendo cancro da próstata do que de cancro da próstata. Assim como as mamografias podem ser ou não aconselháveis caso a caso, também os exames PSA podem ou não ser usados rotineiramente, mas devem ser discutidos pelo médico com os pacientes do sexo masculino entre os 55 e os 69 anos.

12

CUIDADO COM AS PROMESSAS ANTIENVELHECIMENTO

Envelhecer graciosamente, sem se esforçar

• Há algum truque contra o envelhecimento que não seja um mito? • Por que motivo o FPS 100 é pior do que o FPS 30? • A suplementação com testosterona é uma tentativa arriscada ou contribui para a qualidade de vida? • A substituição hormonal pós-menopausa é segura em determinadas circunstâncias? E as hormonas bioidênticas? • Será que conseguiremos chegar aos 150 anos?

Desde tempos imemoriais que os humanos buscam formas para parecer e sentir-se mais jovens, ainda que temporariamente, com riscos e custos. A fonte da juventude – uma nascente natural que devolve a juventude a quem beber da sua água ou nela se banhar – foi mencionada pela primeira vez no século v a. C. Nos tempos medievais, as mulheres branqueavam a pele com pasta de chumbo. Durante o Renascimento, Catarina de Médicis usava excremento de pombo no rosto para conseguir uma cútis fresca e rejuvenescida. Já Mary, rainha dos escoceses, tomava banho em vinho para manter um ar jovem e fresco. Hoje em dia, algumas pessoas vão à faca ou injetam-se com toxina botulínica para fazer o relógio andar para trás. O número de *spas* médicos, híbridos de clínicas médicas e *spas* tradicionais, mais do que quadruplicou nos Estados Unidos desde 2007.

Talvez nenhuma indústria nos tenha iludido tanto ou levado mais do nosso dinheiro do que o negócio do antienvelhecimento. A propaganda aos remédios miraculosos e terapias contra o envelhecimento continua livremente, apesar de muitos destes produtos não terem efeito duradouro. Creme reafirmante. Preenchimento de rugas. Antirrugas. Bandas adelgaçantes. *Peelings* químicos. Injetáveis. Implantes. Mito. Mito. Mito. Alguns cremes hidratantes cobiçados, que tendem a manter os seus componentes «secretos», custam centenas de dólares por menos de 60 gramas.

Para falar verdade, algumas destas coisas resultam, mas a palavra-chave (e eu quero dizer tanto literal como figurativamente) é *temporariamente* e, por vezes, de modo ilusório. Os *peelings* químicos eliminam a camada (ou camadas, dependendo de quão profundo se atue) de pele seca, morta e enrugada, dando lugar a uma pele fresca, luminosa e jovem. Quando jovem cirurgiã, procedi frequentemente a dermabrasões, utilizando um instrumento misto de broca odontológica e lima elétrica para as unhas dos pés para eliminar camadas de cicatrizes, rugas e manchas próprias da idade. O resultado era um rosto reluzente, queimado e em carne viva, semelhante ao de uma queimadura traumática verdadeira. Mas, passadas algumas semanas, *voilá*! Uma pele maravilhosa. Melhor dizendo, temporariamente maravilhosa, até ao regresso à realidade. As cicatrizes das marcas de acne juvenil desapareciam definitivamente, mas, no devido tempo, as rugas regressavam. Creme algum consegue reduzir as rugas; os cremes limitam-se a minimizar a *aparência* das rugas. Uma grande diferença.

A indústria antienvelhecimento é alvo de grande atenção, quer da ciência médica (o que resulta na realidade?), quer da psicologia popular (e se *pensarmos* que resulta?). Vamos dar uma olhadela pelos maiores infratores na categoria dos esquemas antienvelhecimento e fraudes. Ao mesmo tempo, darei conselhos com base científica sobre como parecer e sentir-se mais jovem.

Com novos dados a mostrar que muitos dos bebés nascidos neste milénio facilmente chegarão a centenários, estamos cada vez mais predispostos a fazer o relógio andar para trás, tirar dez anos e sentirmo-nos de novo crianças. Se os 50 são os novos 40, e os 40 são os novos 30, será que estamos a envelhecer de forma diferente das gerações anteriores? A minha bisavó viveu até aos 104 anos. Nasceu em finais do século XIX e teve uma vida dura. Mudou-se da Europa de Leste para Inglaterra e depois para os Estados Unidos, antes dos 25 anos. Era costureira e foi um dos primeiros membros do ILGWU (Sindicato Internacional das Trabalhadoras do Vestuário, um dos primeiros sindicatos dos EUA). Não tinha estudos e, em adulta, trabalhou sempre em fábricas. Não fazia exercício, exceto quando amassava peixe cru na banheira com um taco de basebol. Ingeria muitas gorduras e manteve-se bastante robusta toda a vida. Teve três filhos que chegaram à idade adulta e muitos que morreram antes disso. Sofreu vários abortos. O filho mais velho, meu avô, morreu aos 66 anos – a doença cardíaca, a obesidade, a hipertensão e a rutura de um aneurisma torácico precipitaram-lhe a morte. Ela viveu mais 20 anos, período durante o qual morreu o filho mais novo. A filha sobreviveu-lhe, e por pouco não chegou aos 100 anos, tendo morrido devido a um cancro raro.

Como é que esta mulher nascida há mais de um século, quando não existiam muitos dos avanços médicos de que hoje dispomos, sobreviveu à maioria dos filhos? Poder-se-á argumentar que foi graças aos bons genes e a uma vida saudável, mas será que foi na realidade algum destes casos? O marido de uma querida amiga – magro, saudável, maníaco do exercício, não fumava, fazia uma alimentação saudável, não bebia – morreu aos 37 anos em consequência de um cancro pancreático. Maus genes, mas um estilo de vida saudável? Podemos nunca chegar à resposta. Mesmo como médica, é-me impossível prever quem viverá mais e quem viverá menos. Conheci pessoas com graves problemas de saúde que arrastaram o sofrimento durante anos, enquanto outras morreram muito antes do que seria de esperar. Provavelmente, o número de pessoas com maus hábitos de vida que chega aos 90 anos é idêntico ao das que tentam viver da forma mais saudável possível e morrem prematuramente (apesar de a própria palavra *prematuramente* ser suspeita!).

Muitos de nós compreendem agora que cremes, loções, poções, *lasers* e até a cirurgia plástica não nos mantêm jovens por dentro. A expressão *estilo de vida* tende a estar na moda. Diminua o stresse. Desligue o *smartphone*. Durma. Faça exercício, mas não exagere. Coma farelo (mas não demasiado!). Durma de novo. Acorde. Vá trabalhar, mas não demasiado. O equilíbrio perfeito é sempre a meta, mas ninguém pode dizer que o alcançou. Por que razão a minha bisavó, que comia toucinho, viveu até aos 104 anos e a esbelta alma gémea da minha amiga morreu aos 37?

Uma coisa é parecer dez anos mais novo e outra *ser* dez anos mais jovem fisiologicamente. Não sabemos como ou quando morreremos, o que até talvez seja bom. Continuaremos a fazer o nosso melhor para parecer e sentir-nos tão jovens quanto possível, e não há nada de errado nisso. Podemos não conseguir aumentar tanto a nossa longevidade (talvez nunca cheguemos aos 200 anos), mas podemos retardar o início da doença. Então, podemos desfrutar de mais anos de vida saudável antes de sucumbir a uma doença ou distúrbio (que oxalá acabe connosco rapidamente). Enquanto lê isto, fármacos como a metformina, o mais usado pelos diabéticos de tipo 2 e que existe no mercado há cerca de 60 anos, estão a ser testados em humanos saudáveis com o objetivo de avaliar se lhes podem prolongar os anos com saúde. E isto não é um mito. É prometedor.[1]

O SONHO CALIFORNIANO

Quando me mudei para Los Angeles, após viver anos no Nordeste, um amigo nascido na Califórnia disse-me: «Vais sentir-te cinco quilos mais pesada e dez anos mais velha assim que acabares de desfazer as malas.» Pouco depois percebi o que ele queria dizer. O Sul da Califórnia é uma terra de extremos: produtos, injetáveis, cirurgias, lojas de «comida saudável», inovações para exercício e perda de peso e desejo de beber da fonte da juventude. Todos parecem mais magros e mais jovens do que noutras cidades dos EUA. A discrepância de idade entre casais parecia mais acentuada aqui do que em qualquer outro lugar que conheço e perguntava-me frequentemente se a idade de uma mulher em anos seria mais ou menos igual ao nível de PSA do marido. Muitas destas belezas tinham um ar estranhíssimo, mas outras eram maravilhosas. Qual o segredo? Teriam 25 anos ou teriam 50 e pareciam ter 25? E se pareciam tão bem, o que era necessário para manter uma pele tão firme? Loções, poções ou algo mais?

Durante o estágio e o internato, usávamos a expressão «eles (relativamente aos mentores e professores) podem sempre atormentar-nos mais, mas não podem parar o relógio». Por outras palavras, o tempo continuaria a avançar e sempre chegaríamos ao fim – fosse uma noite de serviço difícil, uma escala dura ou o ano, por mais penosos que fossem os dias e as noites de trabalho. A parte final desta frase, goste-se ou não, tem que ver com juventude: não se pode parar o relógio. Quando se trata da pele, é deveras o caso. Os fatores genéticos, bem como os fatores externos, podem alterar ligeiramente a velocidade do relógio, embora este continue a avançar. Por exemplo, a pele com pigmento mais escuro tende a ser mais robusta; má nutrição e doenças crónicas sistémicas podem ter um impacto negativo na integridade da pele; e o meu mais velho amigo/inimigo, o meu prazer mais nefasto, o sol, provoca os maiores danos em qualquer idade, aumentando desenfreadamente a velocidade do relógio. Hidrate, nutra, tape, proteja, mas a sua pele continuará a envelhecer como é suposto.

A pele, o maior órgão do corpo, é composta por três camadas: a epiderme, a derme e o tecido subcutâneo. A epiderme é a que se encontra mais exposta e é constituída por células, pigmentos e proteínas. A derme encontra-se imediatamente abaixo e nela estão vasos sanguíneos, nervos, folículos capilares e glândulas sebáceas. A camada mais profunda, ou subcutânea, contém gordura, alguns folículos capilares, glândulas sudoríparas e vasos sanguíneos. A firmeza da pele mais jovem deve-se à presença de colagénio em todas estas camadas e à elastina, que confere elasticidade. Com o avançar da idade, a camada epidérmica torna-se mais fina e as células de pigmento dissipam-se, mas o mais notável, e que tantos tentam fazer parar ou reverter, é a perda gradual de tecido conjuntivo, essencialmente colagénio, a principal proteína estrutural da pele, responsável pela firmeza.

A forma mais simples e comum de impedir a perda de brilho da pele é evitando o sol e o tabaco. Estas duas práticas são infalíveis e os métodos menos dispendiosos para manter a pele jovem. Quando os fumadores se submetem a cirurgia cosmética (e muitos cirurgiões plásticos não operam fumadores), o tempo de cicatrização duplica e os riscos de lesões na pele e de infeção aumentam substancialmente. A principal causa de danos na pele, incluindo o acelerar do envelhecimento de todas as suas camadas, é a exposição aos raios ultravioletas. O uso regular de protetor solar, mesmo que incorporado nos hidratantes diários, é importante, incluindo nos dias enevoados. Manter-se à sombra também não faz mal.

O meu colega da faculdade de medicina Dr. Andrew Sussman é vice-presidente executivo e diretor clínico adjunto na CVS Health Corporation. Então, se algum leitor se sentir frustrado por não poder continuar a comprar cigarros ou protetor solar com fator de proteção inferior a 15 na loja CVS local, pode agradecer a um médico. Apesar de ele reconhecer que o facto de não vender cigarros não contribuirá necessariamente para que muitas pessoas deixem de fumar, dados preliminares mostram resultados prometedores – pessoas que se deslocam à farmácia para comprar medicamentos para tratamento de doenças crónicas que seriam exacerbadas pelo fumo começaram a pensar duas vezes e a fumar menos.[2] Um pequeno efeito benéfico secundário será uma pele mais saudável. Numa reunião recente da faculdade de medicina, o pobre Andy foi fortemente criticado por uma das minhas colegas adoradoras do sol, por já não conseguir comprar protetor solar com fator de proteção 4 ou 8 na sua loja CVS local. A consciência sobre saúde daquele maldito responsável médico impedia-a de obter o protetor solar da sua preferência.

Muitas pessoas são fãs de cremes para a pele ou hidratantes. A maior parte destes é de venda livre e os preços variam entre dez e milhares de euros. Será que valem a diferença de preço? Será que os hidratantes de luxo lhe dão uma pele de luxo? Os benefícios de algumas destas marcas parecem tão bons quanto a descrição elaborada de um pardacento casaco de inverno do catálogo de J. Peterman: «Esta tecnologia premiada (…) transporta efetivamente componentes potentes para onde a sua pele mais necessitar.» «Cientificamente elaborado para ajudar a minimizar o aparecimento de rugas.» «A pele parece mesmo sem idade.» É verdade, é possível ter uma pele sem idade por uns meros 75 a 150 dólares por cerca de 30 gramas. Ou pode ter «uma pele visivelmente mais suave e com aparência jovem» por um décimo do preço. Qual será então melhor? Se é que alguma destas alternativas é útil. Podem elas reiniciar o relógio?

À medida que a ciência avança, dispomos de mais métodos para deter a perda de colagénio, estimular o seu crescimento ou fortalecimento, o que permite aos pacientes evitar o bisturi ou a agulha. Algumas destas poções, contendo componentes como o retinol, peptídeos e fatores de crescimento, têm de facto uma ação mais profunda sobre a pele, ao nível da derme, onde na realidade se dão o reforço da elasticidade e a reparação, estimulando a produção de colagénio. Antioxidantes como as vitaminas C, B3 e E conseguem penetrar na pele e reduzir a falta de colagénio.[3] Mas na sua maioria, em particular nos cremes de venda livre, sem qualquer controlo sobre a propaganda e as etiquetas por parte de agências reguladoras, não passam de pura ilusão.

Alguns dos componentes mais populares dos cremes dermatológicos são os antioxidantes, as substâncias mágicas que, de alguma forma, ligam esses malvados radicais livres em todo o corpo. Entre esses componentes contam-se o retinol, a vitamina C, niacinamida, extrato de chá e extrato de semente de uva. Os ácidos hidróxidos promovem a esfoliação, removendo as células mortas da pele. Os peptídeos e a coenzima Q são cicatrizantes e protegem dos danos do sol. Alguns dos produtos com estes componentes podem fazer a diferença; a pele parece mais saudável (leia-se: mais jovem). Mas há alguns alertas e aqui ficam uns quantos: usar mais do que um componente não significa necessariamente duplicar ou triplicar o benefício. Alguns componentes são inúteis a partir do momento em que se espalham no rosto, uma vez que o ar e a luz os desativam (ou porque foram mal embalados). Muitos destes requerem utilização diária, nalguns casos duas vezes ao dia, indefinidamente, sob pena de a pele reassumir um aspeto ressequido logo após a suspensão do uso regular destes produtos. O custo não é igual ao benefício. Alguns produtos podem desencadear reações cutâneas desagradáveis. E, sendo politicamente incorreta, a pele é toda diferente – o que resulta para uma amiga, pode não resultar para outra.

Georgia O'Keeffe, uma artista famosa que viveu até à avançada idade de 99 anos, tinha rugas bonitas e profundas, parecidas com o solo fendido do deserto onde durante tantos anos morou. Em 2014, Diane Keaton, então com 68 anos, aceitou de bom grado usar e publicitar o creme para a pele da L´Oréal, beneficiou de uma boa iluminação e dos retoques nas fotos, mas não teve qualquer interesse em alterar permanentemente o avanço inexorável das rugas. Observem fotos de Helen Mirren, Maya Angelou ou Golda Meir. Estas mulheres são autênticas instituições que envelheceram graciosamente, com rugas e tudo. Tal como acontece com tantas medidas de beleza, há o género padrão duplo – estrelas como Robert Redford, Sean Connery e Morgan Freeman podem parecer ainda mais atraentes (mais distintos) com a pele um pouco mais flácida nos contornos. Com todos os benefícios, ou balelas, que os produtos para a pele envolvem, eles limitam-se a penetrar na pele, não proporcionando qualquer mecanismo para inverter o avanço do relógio na camada superficial muito fina.

Pondo de lado a magia dos cremes para rejuvenescimento ou preservação da juventude, a realidade é que a prevenção é fundamental para a saúde da pele. Apesar de não se poder parar o envelhecimento, podem-se minimizar os danos colaterais. A exposição ao sol não só arruína a pele como é também responsável por, pelo menos, 10 000 óbitos anuais somente nos Estados Unidos. Uma pessoa morre a cada hora vítima de melanoma, a forma mais mortífera de cancro da pele. O uso diário de protetor solar com fator 30 ou mais pode reduzir o risco até 50 por cento[4]. Então, se podemos reduzir o risco para metade usando FPS 30, porque não utilizar o fator de proteção mais elevado possível? FPS 100 ou superior? A resposta é: porque não ajuda. A sigla FPS significa «fator de proteção solar», sendo que o número representa tempo, não resistência. Por exemplo, se usar FPS 30, pode estar ao sol 30 vezes mais tempo antes de sofrer qualquer dano do que se não tivesse qualquer proteção. Novamente, porque não usar FPS 75 ou FPS 100? O sol emite dois tipos de raios diferentes que afetam a pele: ultravioleta A (UVA) e ultravioleta B (UVB). Este último é o principal responsável pelo cancro de pele e pelas queimaduras solares (como se diz nos círculos ligados à dermatologia, A é para envelhecimento, B é para queimadura). A maioria dos protetores proporciona FPS com base na proteção contra os UVB. Contudo, os raios UVA também contribuem para o cancro da pele, mas nem sempre são bloqueados pelos protetores solares. Quem usar protetor acima de 50 queimar-se-á menos, mas, se estiver exposto mais tempo do que alguém que usa um fator menor, tem a falsa sensação de proteção e incorre na realidade num maior risco de cancro. A maioria dos protetores solares, mas nem todos, contém proteção UVA e UVB, mais importante do que o número do FPS.[5]

Não obstante todos os esforços desenvolvidos, com a idade, ocorrem naturalmente alterações da pele. Um outro nível acima dos cremes para a pele (tópicos) é o *peeling* químico. Neste tipo de tratamento, são aplicadas no rosto, na forma líquida, substâncias como ácido glicólico e TCA (ácido tricloroacético). A intensidade e a duração deste processo dependem da profundidade desejada. Um *peeling* faz exatamente o que se imagina: pela uma ou mais camadas de pele, criando algo semelhante a uma queimadura solar superficial ou profunda, mas sem radiação ultravioleta, permitindo o crescimento de pele nova nesse local. Os *peelings* são usados há anos – antes apenas em gabinetes médicos, depois nos de estética, e agora em casa. Os riscos são sobretudo queimaduras profundas, reações alérgicas e cicatrizes permanentes, enquanto os benefícios variam entre alteração nenhuma e uma pele mais brilhante. Os resultados duram de semanas a meses, não são permanentes. Os cremes para a pele e os *peelings*, independentemente do avanço da tecnologia, só atuam até determinada profundidade.

Quando se chega à fase de envelhecimento, gracioso ou não, a pele evidencia os primeiros sinais da passagem do tempo. Cuidar da pele, seja através de manutenção ou terapia, é vital para a aparência exterior da pessoa, o que, no plano interno, reforça a autoconfiança. Contudo, há uma diferença entre parecer melhor e parecer mais jovem. O rejuvenescimento da pele pode melhorar a aparência. Atenuar manchas, preencher ou eliminar cicatrizes ou remover áreas com pigmentação escura melhoram o aspeto da pele. Mas é importante não perder de vista os objetivos – está a tentar parecer mais saudável ou mais jovem? Talvez ambas as coisas!

O LADO BONITO DA PARALISIA

Quando era jovem, diziam-nos para nunca comer a sopa de uma lata que estivesse opada. Mais velha, aprendi que as crianças com menos de um ano não deviam comer mel. Ambas as premissas que nos faziam recear a morte tinham o mesmo fundamento: botulismo. Então, quando o meu filho, na altura com dez meses, agarrou uma mão-cheia de *Cheerios* com mel e nozes, o meu marido e eu, médicos difíceis de alarmar, telefonámos em pânico ao pediatra. Tudo por causa da toxina do botulismo. Não, não o removedor de rugas denominado *botox*. A verdadeira toxina. A toxina botulínica é uma proteína neurotóxica produzida pela bactéria *Clostridium botulinum*. É uma das neurotoxinas mais potentes do planeta, que bloqueia a libertação de acetilcolina na junção neuromuscular. O bloqueio deste neurotransmissor leva à paralisia muscular. O botulismo infecioso tem normalmente origem na alimentação ou numa ferida infetada, provocando a paralisia muscular em todo o corpo, falência respiratória e possível morte. O tratamento faz-se com recurso a uma antitoxina e a ventilação mecânica. Ainda que agora a infeção seja rara, as crianças com menos de um ano estão sujeitas a ela caso ingiram mel, o qual pode conter quantidades mínimas facilmente combatidas por crianças mais velhas.[6] Nem eu nem o meu marido sabíamos que os *Cheerios* de mel e nozes pouco ou nada têm de mel, por assim dizer. E mesmo que tivessem, o processo de fabrico é tal que qualquer organismo, mesmo a toxina botulínica, não sobreviveria. E o terror da lata de sopa? A mesma razão. A bactéria, que se sabe desenvolver-se em produtos enlatados fora de prazo, liberta um gás suscetível de dilatar as embalagens de metal. Uma lata opada pode indicar um sinal de botulismo ativo, por isso, afastem-se. E o passo seguinte óbvio é injetar essa coisa! Em todo o lado!

A toxina botulínica, ou *botox*, é agora usada em praticamente todas as especialidades médicas.[7] Foi popularizada nos anos de 1990 como bloqueadora de rugas, ou veneno miraculoso, e seguiram-se festas de *botox* com incontáveis Drs. Feelgood. Hoje em dia, o *botox* é usado para tratar a enxaqueca, dor crónica, espasmos musculares, disfunção das cordas vocais, sialorreia, contrações faciais e muitos outros males. A lista continua a aumentar. Mas é mais conhecido pelas rugas. Foi usado primeiro nas sobrancelhas, na glabela, entre as sobrancelhas, para paralisar esse músculo e eliminar as rugas que aí se formam. Seguiram-se as rugas da testa. Depois os pés de galinha em volta dos olhos. De seguida, nas linhas fundas em redor do nariz e nas faces. Depois, as linhas do sorriso em volta da boca. Seguiu-se o pescoço. E assim por diante. Logo que a moda pegou, as pessoas acharam que o *botox* não estava a fazer o suficiente, que quando uma ruga se formava já era demasiado tarde para a injeção. Começou então o *botox* profilático – para impedir a formação de rugas. Paralisar um músculo antes que as rugas se desenvolvessem. As crianças (sim, crianças), por vezes ainda no fim da adolescência, aderiram à moda do *botox*. O *botox* – e os seus semelhantes *dysport*, *xeomin* – continua a ser a injeção de eleição. É rápido, relativamente indolor e virtualmente sem período de recuperação. Há uma espécie de compasso até se verem os resultados – entre alguns dias e uma semana, mas a maioria acredita que vale a pena esperar. Os resultados duram entre três e seis meses.

Por vezes, os que buscam a juventude não pretendem a eliminação das rugas, mas o preenchimento da pele. Mesmo os tópicos mais avançados (cremes, loções, géis e *peelings*) não preenchem a pele tanto quanto se deseja. Ah, mas há injeções para isso, também!

O colagénio é a base, com muitas interações desta substância mágica ao longo dos anos. Algumas para aumentar o volume dos lábios, preencher os sulcos e alisar as rugas. Outras para preencher as maçãs do rosto. Tudo isto é temporário, durando entre três e seis meses.

Para os que pretendem um rosto mais permanentemente esticado, há o recurso à cirurgia. Os *liftings* faciais tradicionais, que implicam uma incisão em volta da orelha, ou ao longo do contorno do couro cabeludo, para esconder as cicatrizes, puxar a pele, músculos e as camadas em volta com vista a esticá-las. Somente os cirurgiões plásticos excecionais conseguem proporcionar uma aparência natural decorrente de uma operação tão drástica, e não dar o ar de quem guia um *Porsche* descapotável a alta velocidade. Mas até os *liftings* faciais se tornaram menos invasivos, mediante o recurso a pequenos telescópios ou apenas a agulhas e suturas, sem incisões. O esticar da pele e o corte são também temporários. Podem tirar anos à aparência, mas todos os *liftings* faciais eventualmente acabam por ceder. Como me disse um dia um cirurgião plástico sábio, esta é a especialidade em que se pode fazer adoecer uma pessoa saudável. Submeter-se a uma cirurgia em idade avançada comporta mais riscos. Os riscos da anestesia, sobretudo da anestesia geral, aumentam. Nas pessoas de mais de 65 anos, a anestesia geral pode provocar efeitos a longo prazo no cérebro, em particular se for prolongada (mais de três horas, o que acontece em muitas cirurgias plásticas). Portanto, submeter-se a tais procedimentos para criar uma aparência jovem pode envelhecer. No final de contas, o envelhecimento é irreversível. Ou não será?

Super-homem e mulher-maravilha

Sabendo nós que todos estes retoques, da cabeça aos pés, não passam do nível da pele, que tal ir um pouco mais fundo? Haverá hormonas da juventude que ficam adormecidas com a idade, mas que podem ser substituídas por um comprimido ou gel? Bem, sim. E não. À medida que os homens envelhecem, o nível da hormona sexual mais conhecida, a testosterona, começa a diminuir. Com isto, reduz o desejo sexual, o vigor físico, o nível de energia e a massa muscular. Os níveis de testosterona são fáceis de avaliar através de análises ao sangue e a sua reposição constitui uma solução frequente para os homens cujos níveis são demasiado baixos. Alguns dados mostram que a terapia com testosterona aumenta o risco de doença cardiovascular e cancro da próstata, mas estudos mais recentes evidenciam que o impacto negativo é insignificante. Na verdade, até ajuda. Os homens com baixos níveis de testosterona e que recebem este tipo de suplementação dizem sentir mais energia, desejo e função sexual, bem como resistência física para o exercício. Os riscos inerentes à terapia não foram mais significativos do que os resultantes simplesmente por se ser homem e ter mais de 65 anos. A possibilidade de episódios cardíacos ou cancro da próstata não era maior com ou sem terapia com testosterona.[8]

Dito isto, quem toma testosterona não aprovada, que pode não estar de acordo com as normas de segurança, só para aumentar a energia e a resistência, sem a supervisão do médico, corre grande risco. Tal como acontece com qualquer produto obtido mediante prescrição, *online*, ou no mercado da saúde, mais não significa melhor. Este é de certeza o caso com a suplementação de testosterona. Em excesso, pode garantidamente significar aumento do risco de complicações cardíacas, incluindo ataques cardíacos e AVC. E, não, a sobredosagem de testosterona não torna ninguém um super-homem. Em alguns casos, pode transformar o que seriam cancros tratáveis em doenças largamente metastáticas difíceis, senão mesmo impossíveis de controlar. É particularmente o caso quando a testosterona é combinada com HCH, ou hormona do crescimento humano, também chamada «droga-maravilha» ou «fonte da juventude». Embora não se saiba ao certo se a HCH *causa* cancro, a verdade é que aumenta a probabilidade de as células pré-cancerosas se tornarem cancerosas, ao permitir que estas células antes adormecidas cresçam rapidamente.[9]

E sobre a mulher-maravilha? O estrogénio é a principal hormona sexual feminina e é frequentemente associada a juventude e sexualidade. A terapia de substituição com estrogénio não é nova, mas está envolta em controvérsia e risco. Quando a mulher entra na menopausa, entre o final dos 30 anos/início dos 40 e os finais dos 40 anos/50, os níveis de estrogénio e de progesterona descem. Isto não só afeta o desejo sexual, a fertilidade e a menstruação, como a densidade óssea, a distribuição de gordura, a saúde cardiovascular e o colesterol. O estrogénio é com frequência considerado uma hormona protetora para a mulher – contra os ataques cardíacos, colesterol elevado e enfraquecimento ósseo/fraturas. O colesterol surge de diversas formas, e o colesterol bom, lipoproteína de alta densidade (HDL), é suposto oferecer proteção cardiovascular. As mulheres tendem a ter níveis de HDL superiores aos dos homens e isto é devido ao estrogénio endógeno – o estrogénio produzido naturalmente no corpo. Quando os níveis de estrogénio descem, o mesmo acontece com os de HDL. Muitos estudos demonstram que a terapia de substituição do estrogénio aumenta, de facto, os níveis de HDL e baixa os de LDL.[10]

Mas a substituição não é assim tão simples.[11] Embora alguns estudos tenham mostrado que a substituição do estrogénio, com ou sem progesterona, pode reduzir o risco de problemas cardíacos, cancro da mama e do cólon, enfraquecimento ósseo e fraturas, os benefícios são de curta duração, efetivos apenas durante a terapia, e, não raro, podem *aumentar* os riscos em vez de os diminuir. Por exemplo, alguns dados indicam que a terapia hormonal reduz a taxa de cancro da mama, mas mostram também que quando ocorre cancro da mama é numa forma mais avançada. O mesmo se passa com o cancro do cólon.

Atualmente, os médicos recomendam que a substituição hormonal seja feita durante um período o mais curto possível (sobretudo para os sintomas da menopausa) e seja interrompida logo que tolerável.[12] Destas preocupações válidas resultaram o aparecimento e a comercialização da terapêutica hormonal de substituição bioidêntica (THSB). A brilhante ideia de *marketing* é que estas substâncias imitarão as hormonas humanas na perfeição, incluindo biologicamente. Desculpe, mas não. Não há provas credíveis de que isto resulte, nem estão regulamentadas por qualquer instituição credível. Afirmações segundo as quais estas substâncias não regulamentadas emagrecem, previnem a demência e são mais seguras do que a terapêutica de substituição hormonal tradicional são infundadas.[13]

Nos EUA, em 1991, o NCBI (Centro Nacional de Informações Biotecnológicas, um ramo dos institutos nacionais da saúde) iniciou um conjunto de ensaios clínicos envolvendo perto de 200 000 mulheres pós-menopausa durante mais de 15 anos.[14] Nestes estudos essencialmente observacionais, um dos focos era perceber se a terapêutica de substituição hormonal aumentava ou reduzia os riscos de determinadas doenças. Os estudos a longo prazo centraram-se na associação, não na causa, mostrando apenas que um tratamento tinha mais probabilidades de estar associado a certo tipo de resultados.

Um grupo de investigadores observou mulheres submetidas a uma terapêutica de substituição que combinava estrogénio e progesterona, comparativamente com um grupo placebo. O grupo da terapêutica combinada evidenciou um risco aumentado de ataque cardíaco, AVC, coágulos sanguíneos, cancro da mama e demência nas mulheres com mais de 65 anos. Os investigadores identificaram uma diminuição do risco de cancro colorretal e de fraturas e nenhuma relação com os aspetos cognitivos nas mulheres com menos de 65 anos. No grupo que tomou terapêutica de substituição apenas com estrogénios, comparado com o grupo dos placebos, o estudo não encontrou risco aumentado de ataque cardíaco, mas sim de AVC e de coágulos sanguíneos. A associação com o risco de cancro da mama não foi determinada; não foi encontrada qualquer relação com a incidência de cancro colorretal, nem com demência ou défices cognitivos. Verificou-se uma diminuição do risco de fraturas.[15] Em suma, não há recomendação consensual para fazer ou não THS. Cada mulher tem riscos inerentes de doença cardiovascular, cancro da mama, cancro colorretal e fraturas que precisam de ser tidos em conta na altura de decidir sobre esta questão.

Quando eu era criança, os meus amigos chamavam-me carinhosamente Shrimpo. Eu era minúscula. Aos oito anos, parecia ter cinco. Nos jogos de *kickball*, era a última a ser escolhida e ficava sempre sentada na fila da frente nas fotografias da turma. Não me importava com isso. A maioria achava-me gira e eu não tinha interesse em ser uma amazona. Cresci, mas continuei a ser das mais baixas no liceu, faculdade de medicina, internato médico e mesmo agora. A minha filha é pequena, mas, inteligentemente, diz ser de tamanho portátil. Foi um pouco gozada no ensino básico, mas logo a seguir os miúdos depararam-se com uma enorme variedade de tipos de corpo em cada idade, quando todos são vulneráveis, e as provocações terminaram. Hoje em dia, os pais estão mais preocupados com as diferenças de altura e cedo lhes é dito qual a altura provável dos filhos na idade adulta, mesmo antes de a criança conseguir pôr-se em pé sozinha. Os pais agarram-se a esse número com orgulho, a menos que o mesmo seja baixo.

Muitos relatórios demonstraram que ser baixo na idade adulta está associado a menos oportunidades de emprego, menos potencial de rendimento, menos opções conjugais e perspetivas de vida sombrias de um modo geral. Para as raparigas, o mínimo é 1,52 metros e para os rapazes 1,65 metros. Qualquer coisa abaixo disto diminui o sucesso na vida. No presente, temos formas mais precisas do que a clássica altura dos pais para calcular a altura de uma criança quando atingir a idade adulta. Descartado qualquer problema médico, um raio X aos ossos do pulso permitirá calcular a chamada idade óssea. Caso a idade óssea da criança seja um ou dois anos abaixo da cronológica, o que significa idade fisiológica do corpo correspondentemente mais jovem, então a falta de altura pode querer dizer que a criança é imatura. Mas se a idade óssea coincidir com a cronológica e a criança estiver muito abaixo da altura dos seus pares, devem ser verificados os níveis hormonais através de análises ao sangue, podendo a terapêutica da hormona do crescimento ser uma opção para acrescentar 13 ou mais centímetros à altura na idade adulta. Lembre-se de que não há nada errado em ser baixo. Normalmente as crianças começam as injeções de hormona do crescimento diárias por volta dos oito anos e continuam pela adolescência. A minha amiga e colega Dra. Cara Natterson é pediatra e dá consultas a famílias cujas crianças sofrem de uma doença aguda nova ou lesão. Pode ser uma contusão recente, uma pneumonia grave, ou uma doença crónica grave com desafios associados, como uma recém-diagnosticada diabetes de tipo 1 ou asma mal controlada. Ela ajuda as famílias a perceber a ciência por trás da doença, ajuda-as a decidir sobre as opções terapêuticas, dá resposta a perguntas e sugere outras avaliações. Sem dúvida, a sua consulta mais frequente incide sobre se se deve ou não iniciar uma terapêutica com hormona do crescimento numa criança. E por um bom motivo. A hormona costuma ser indicada para crianças baixas ou que apresentam síndromes raras, tais como a de Prader Willi. Os benefícios das injeções diárias identificam-se a olhos vistos no espaço de semanas a meses, mas os riscos são reais. Se a criança não for simplesmente imatura, a terapia da hormona do crescimento pode ser a cura para tudo. Mas em casos raros, à semelhança dos que envolvem pessoas mais velhas que buscam a fonte da juventude através da hormona do crescimento, o fim da história para estes miúdos pode ser trágico.

Há alguns anos, observei um rapaz de sete anos, por ressonar alto, congestão nasal e falta de apetite. Era baixo e magro e tinha «caído da curva de crescimento», sinal de atraso no crescimento. Submetido à hormona do crescimento, começou a crescer. Quando o vi, ele era magro, mas saudável. Tinha também adenoides enormes, uma área de tecido linfoide atrás do nariz, algo que pode acontecer a qualquer criança, mas que se vê mais em crianças submetidas à hormona do crescimento (a hormona faz crescer *tudo*, não apenas os ossos longos). Uma vez que o seu ressonar e congestão eram significativos e os adenoides enormes, os pais e eu concordámos em avançar para uma adenoidectomia. A recuperação pós-operatória é fácil e ele progrediu. Porém, o pai notou que, semanas mais tarde, ele continuava a não comer bem e a crescer pouco, apesar de ter feito terapêutica hormonal de crescimento durante o ano anterior. Começou a queixar-se também com dores no estômago. O apetite diminuiu. Foi observado por um gastrenterologista e submetido a uma endoscopia alta para detetar refluxo, problemas de estômago, esofagite e doença celíaca. Tudo pareceu normal.

Depois, a equipa médica que o seguia pediu uma TAC do abdómen, que mostrou estar repleto de tumores. Apresentava tumores desmoplásicos metastizados espalhados, envolvendo os intestinos, o fígado e o revestimento do abdómen. Foi aos principais centros terciários para tratamento do cancro, onde são vistos os doentes com as patologias mais complexas, frequentemente referenciados por outros centros de tratamento do cancro, e submetido a múltiplas cirurgias agressivas, assim como a terapias adjuvantes. Apesar de todos os esforços desenvolvidos, sofreu muito e morreu dois anos depois, com a doença espalhada pelo corpo. A morte de uma criança é devastadora. Isto não significa que toda a terapêutica hormonal de crescimento cause tais malignidades, mas é um risco real que muitas famílias consideram antes de uma criança iniciar a terapêutica.[166]

No entanto, os adultos estão mais inclinados a tomar a HCH para travar o envelhecimento. Não acrescentará altura, mas é comercializada para tirar anos ao envelhecimento sempre presente. Tal como a menopausa envelhece o corpo de uma mulher, principalmente devido a uma diminuição dos níveis hormonais, podemos encarar o declínio natural dos níveis da hormona do crescimento (HC) como conducente ao envelhecimento geral do corpo, denominado por um grupo como *somatopausa*.[17] À medida que nós, humanos, e todos os outros mamíferos, envelhecemos, os níveis de HC do corpo diminuem, levando a mudanças não desejadas como a redução da massa muscular, o aumento da adiposidade e a diminuição dos níveis de líbido e de energia, quer nas mulheres quer nos homens. Um estudo de referência realizado em 1990 e publicado no *The New England Journal of Medicine* mostrou que tratar homens com mais de 60 anos com HC durante seis meses levou ao aumento da massa muscular, densidade óssea e do bem-estar geral, e à diminuição da adiposidade ou depósitos de gordura.[18] Este estudo aumentou o interesse pela terapêutica com HC como método para prolongar a juventude. Outros estudos sobre tratamento HC desenvolvidos laboratorialmente em animais evidenciaram resultados mistos, incluindo casos de aceleração de envelhecimento e encurtamento da esperança de vida. Depois descobriu-se que, enquanto a administração de HC a adultos em processo de envelhecimento pode reduzir alguns destes aspetos indesejáveis, pode também desencadear o crescimento de células cancerígenas. O declínio de HC com a idade pode, na verdade, proteger de doenças malignas.[19]

Muitos homens combinam a HCH com suplementos de testosterona. Nos EUA, a HCH não está aprovada como medicamento antienvelhecimento, mas, apesar disso, continua a ser usada na forma injetável, em comprimidos e em *spay*. As reivindicações são que reduz a gordura, aumenta a massa muscular, estimula o crescimento do cabelo, fortalece o sistema imunitário e melhora a memória. A Comissão Federal do Comércio não corrobora nenhuma destas alegações, nem a FDA. Se for esse o caso, os riscos reais da terapêutica HCH para adultos serão a diabetes e cancros semelhantes aos tumores horríveis da criança que descrevi.[20]

Sangue de vampiro e células estaminais

Alguma vez ouviu a expressão «tenho o coração de uma pessoa com 20 anos» da boca de alguém já na casa dos 60? Bem, o pai de uma grande amiga minha disse-o, e significava isso mesmo. Sofreu o primeiro ataque cardíaco aos 40 e poucos anos, seguido por diversos outros, subsequente valvulopatia e insuficiência cardíaca crónica. Aos 40 e mais alguns estava numa situação de incapacidade, com a mulher e três filhas jovens em casa. Felizmente entrou numa lista para transplante cardíaco e uma noite, já tarde, foi chamado. Um jovem com 18 anos tinha sofrido um acidente de moto que o deixara em morte cerebral. Era dador de órgãos e compatível com o pai da minha amiga. Nessa noite, foi submetido ao transplante cardíaco e a cirurgia foi um sucesso. Tinha 62 anos, mas um coração de 18. Recebeu um coração sem doença arterial coronária ou cicatrizes, válvulas perfeitas e músculos cardíacos fortes. Agora, aos 85 anos, mantém um coração jovem e perfeito.

O transplante de órgãos continua a evoluir, por vezes envolvendo múltiplos órgãos (pulmões, coração, fígado, intestino delgado, pâncreas, dedos, membros, útero, rosto). Muitas histórias de sucesso fazem as manchetes, mas poucos sabem a que custo – não apenas financeiramente, mas em termos dos cuidados dispensados a longo prazo ao doente, monitorização rigorosa da medicação para suprimir o sistema imunitário de modo a manter o órgão, e risco contínuo de rejeição. Quer isto dizer que receber um órgão jovem e saudável faz, na verdade, o relógio andar para trás, acrescentando preciosos anos saudáveis à vida. E quanto a outras substâncias do corpo? É possível receber sangue de alguém com 21 anos e fazer o relógio andar para trás? A empresa Ambrosia, sediada no Norte da Califórnia, garante que receber uma transfusão de plasma de uma pessoa jovem e saudável rejuvenesce o sangue velho e desgastado. Uma perfusão custa perto de 10 000 dólares. Até agora, não há prova de que isto gere vitalidade. Contudo, a Elysium Health garante que um comprimido contendo substâncias moleculares que atuam a nível celular pode dar energia e anos de vida. Não dá provas disto, porém são só 50 dólares por mês. Os ingredientes continuam confidenciais. Cérebro envelhecido? Tome *Nootrobox*, que se diz reforçar a memória, a lucidez e a energia. Os componentes são semelhantes aos que se encontram em muitas bebidas com cafeína e energéticas, portanto, provavelmente, têm algum efeito (passageiro), mas nada permanente.[21]

As células estaminais, mais recentes, ganharam grande projeção nas últimas décadas, quer junto da comunidade médica, quer da comunidade leiga. Embora a terapia com células estaminais, em especial as oriundas de embriões, tenha gerado acesa controvérsia, a sua pesquisa começou há perto de 60 anos. Uma célula estaminal é como um bebé em formação. Pode ser o que bem se quiser, dependendo de múltiplos fatores, tanto genéticos como ambientais. A capacidade de se tornar em qualquer tipo de célula viabiliza o trabalho com elas desenvolvido em qualquer sentido. As células estaminais adultas têm origem na medula óssea e podem formar qualquer tipo de célula sanguínea no corpo. Este dado estimulou o início do transplante de células estaminais em doentes com cancros hematológicos (relacionados com o sangue) graves, como a leucemia.

O transplante de células estaminais permite ao recetor começar do zero e formar células sanguíneas novas e saudáveis, depois de o corpo se livrar das cancerosas. Simples, não lhe parece? O transplante de células estaminais não é para os fracos. Implica anular todo o sistema imunitário, impedir a medula óssea de formar quaisquer células, mediante a sujeição a uma quimioterapia extremamente potente. O recetor é mantido em quarentena pelo menos um mês, durante o qual não tem sistema imunitário. O transplante de células estaminais é então efetuado, através de perfusão intravenosa ao longo de diversas semanas. O objetivo é que o transplante resulte e que a medula óssea do recetor comece a produzir células novas saudáveis. Isto pode levar meses. Algumas vezes, não resulta.[22]

A descoberta de que as células estaminais podem tratar doenças gerando células novas e mais saudáveis conduziu à criação de novos tecidos – células estaminais cartilaginosas podem gerar nova cartilagem para corrigir deformações da orelha e lesões nas articulações. As células estaminais cardíacas podem gerar músculo cardíaco saudável; células estaminais de músculo esquelético podem tratar lesões musculares. Tal como com cada inovação que surge, a indústria ligada ao bem-estar interessou-se pela utilização de células estaminais para rejuvenescimento de células envelhecidas – da pele para o rosto envelhecido, da cartilagem para a ortopedia e neurais para disfunções neurológicas. Hoje em dia, nos EUA há centros dedicados às células estaminais nas principais cidades.[23] As células estaminais da pele têm sido usadas para tratar as lesões da pele e para o rejuvenescimento da mesma na cirurgia cosmética.[24]

Embora não haja forma de parar o relógio ou de o fazer regredir, podemos abrandá-lo. Fármacos com enfoque na aparência, sejam eles cremes, loções, injeções, implantes ou tratamentos com *laser* e luz, proporcionarão a aparência de juventude, mas o fundamental não mudará e acabará por se esgueirar até à superfície. O sentimento positivo, muitas vezes imensurável, de parecer bem é real e não deve ser minimizado. Lembre-se, o efeito de placebo é real. Um bom corte de cabelo e madeixas, roupa nova ou um procedimento dermatológico podem fazer maravilhas pelo ego, confiança e bem-estar da pessoa. Estes bons sentimentos podem inspirar-nos até ao próximo corte de cabelo, compra de roupa ou tratamento. Os caminhos enganosos destas mudanças externas podem definir a pessoa e tornar-se a única via para alcançar uma sensação de juventude e vitalidade. Medicamentos, como as hormonas de substituição, podem ser úteis, e muitos são seguros quando rigorosamente controlados por um médico experiente. Mas tomá-los pode ser ainda mais enganoso do que as alterações cutâneas, pois podem infligir um perigoso e irreparável número de danos no corpo.

A aceitação do envelhecimento é por vezes negligenciada, mas envelhecer graciosamente continua a ser um dos mais nobres métodos de parecer (e sentir-se) mais jovem. À semelhança de muitos temas ligados à saúde, assenta sempre no senso comum – mantenha o cérebro jovem continuando a aprender, coma fruta e vegetais (os autênticos, não de liquidificador) e pense de forma positiva sobre o envelhecimento. Ninguém quer sofrer os males que surgem com a idade, mas isto supera decerto a alternativa.

ALERTA CONTRA OS MITOS

- Muitos produtos tópicos podem dar a ilusão de parecer mais jovem (até parar de os usar). Uma coisa é parecer dez anos mais jovem e outra ser na verdade fisiologicamente dez anos mais novo.
- Algumas terapias antienvelhecimento, como a de suplementação de testosterona e hormona do crescimento, podem ser perigosas. Pode sentir-se mais jovem, mas correrá maior risco de doenças como ataques cardíacos, AVC e cancro. Porém, em alguns casos, a terapêutica hormonal é benéfica; a título de exemplo, em crianças com desafios de crescimento.

- As mulheres deverão submeter-se a terapêutica hormonal de substituição pelo menor período possível (principalmente para os sintomas da menopausa). A decisão de o fazer deve ser ponderada caso a caso (tal como em tantas outras situações em medicina). Quanto às hormonas bioidênticas, não há provas credíveis de que resultem.
- O futuro é muito promissor no sentido de prolongar a vida e de desacelerar o relógio. Por exemplo, a terapia com células estaminais está a começar. Mas, por enquanto, truques antigos como comer bem e evitar o fumo mantê-lo-ão com saúde (e jovem).

13
EXERCÍCIO, SIM, MAS Q. B.
Quando a caminhada é melhor do que a corrida

• O que faz a atividade física vigorosa ao corpo? • Os riscos de alguns exercícios podem ser mais graves do que o sedentarismo? • Porque é que se chama ao sedentarismo «o novo tabagismo»? • Quais são os «melhores» tipos de exercício físico? • Será que dar 10 000 passos por dia pode ter algum efeito na saúde?

Muitos de nós gostamos de extremos. Ou vivemos uma vida sedentária sentados no sofá a comer bolachas, ou treinamos para as maratonas e compramos alimentos inteiramente biológicos. Conhecemos a velha máxima sobre a moderação, mas é difícil segui-la. Nas últimas duas décadas, à medida que o número de indivíduos obesos aumentou, cresceu também o número de pessoas que chegavam a extremos nas rotinas de exercício físico. As competições organizadas, de desporto ou de resistência – desde as maratonas e triatlos clássicos até às corridas de obstáculos e ultramaratonas –, são mais populares do que nunca. Mas será que promovem um estilo de vida perigoso? Quando é que o exercício em excesso é tão nocivo como a ausência completa de exercício?

A ideia de que o excesso de qualquer coisa pode matar estende-se a quase todos os aspetos da vida. Mesmo a água, que constitui cerca de 66 por cento do corpo humano, pode tornar-se tóxica quando consumida em tal excesso que altera a química do sangue. Assim, por mais contraintuitivo que possa parecer, o mesmo se pode afirmar em relação ao exercício. (Ironicamente, a intoxicação com água é comum entre os atletas, quando procuram reidratar-se na sequência de uma prova. Um estudo de 2005 publicado no *The New England Journal of Medicine* chegou à conclusão de que cerca de um sexto dos corredores de maratona sofre algum tipo de intoxicação com água.[1] Isto pode ser mortífero.)

A atividade física é importante. Apenas 15 minutos por dia proporcionam benefícios consideráveis à saúde; 40 a 45 minutos cinco a seis dias por semana é o ideal, reduzindo quase a metade o risco de morte prematura, diabetes, doença de Alzheimer, ataque cardíaco e depressão. As pessoas que praticam exercício com regularidade têm índices de incapacidade notavelmente mais baixos, dormem melhor à noite, tendem a manter outros hábitos saudáveis e vivem em média mais sete anos do que as que nunca desenvolvem qualquer esforço físico. Mas quando é que a boa forma física se torna um perigo? Vamos explorar esta questão, entre outras.

O leitor ficará decerto surpreendido ao saber que, para colher os benefícios do exercício, não terá de se esforçar tanto como provavelmente pensa. E, em muitos casos, a caminhada é melhor do que a corrida.

O caso dos *amish*

A população *amish*, que vive principalmente nos estados da Pensilvânia e do Ohio, nos EUA, e em certas regiões do Ontário, no Canadá, tem sido alvo do interesse de especialistas em exercício físico, dietistas e geneticistas.[2] Este grupo emigrou para zonas do Nordeste dos Estados Unidos e do Canadá no século XVIII e, até à atualidade, optou por se manter afastado da sociedade cada vez mais moderna. O seu estilo de vida, em muitos aspetos, copia o de uma típica comunidade rural de há 150 anos e, por esta razão e por ser uma comunidade geneticamente coesa, os *amish* têm sido estudados por muitos grupos para avaliar o efeito que este estilo de vida único tem sobre a sua saúde. Pondo de parte os níveis mais elevados de certos transtornos genéticos, devidos em grande parte à consanguinidade, trago aqui o caso dos *amish* porque se sabe que apresentam uma incidência muito menor das doenças que flagelam o mundo ocidental, como o cancro. Antes do aparecimento dos monitores de atividade física, cada vez mais sofisticados, o conceito dos 10 000 passos por dia era uma característica assinalável do estilo de vida *amish*. Um estudo demonstrou que os homens *amish* caminhavam em média 18 000 passos, não numa passadeira *StairMaster* nem num ginásio, mas durante o dia normal de trabalho no campo. As mulheres *amish* contabilizavam em média 14 000 passos. Não sendo os *amish*, de modo algum, corredores de maratonas, a sua incidência de excesso de peso ou obesidade é substancialmente mais baixa do que a da população em geral. Não comem aquilo a que chamamos alimentação saudável – subsistem à base de carne e batatas, manteiga, muito pão, ovos e leite. Comem também legumes, mas não os vemos a fazer lanches de *chips* de couve frisada nem de talos de aipo.

Antes dos estudos efetuados sobre os *amish* há uns 20 anos, os clubes de caminhada das décadas de 1960 e 1970 no Japão promoviam a ideia dos 10 000 passos por dia, contabilizados com pedómetros de baixa tecnologia.[3] Trata-se de um número auspicioso na cultura japonesa, mas é arbitrário, não constitui um indicador assente em dados concretos para os níveis de atividade saudáveis tanto para crianças como para adultos. Na verdade, o mais provável até é que seja uma estimativa por defeito para a atividade que as crianças deveriam desenvolver. Para os rapazes, esta está mais próxima dos 13 000 passos e para as raparigas dos 11 000.[4] Apesar dos constantes avanços na tecnologia usável como acessório, a obesidade infantil e os estilos de vida sedentários continuam a aumentar. Dezassete por cento dos jovens americanos são obesos e em algumas comunidades, como a hispânica e a afro-americana, ronda os 20 por cento.

Os monitores de atividade física e saúde são um negócio de quase 1000 milhões de dólares. Calcula-se que, em 2019, perto de cem milhões destes dispositivos sejam vendidos em todo o mundo. Usar um monitor de saúde não é o mesmo que ter um estilo de vida saudável. De facto, chegou-se à conclusão de que usar um desses monitores com o objetivo de perder peso tinha o efeito contrário. Um estudo recente abrangendo perto de cinco centenas de adultos, todos eles motivados para se tornarem mais ativos e perderem peso, ao longo de mais de 18 meses, chegou à conclusão de que aqueles que utilizavam monitores de atividade física perderam cerca de metade do peso dos que não usavam os referidos aparelhos. Concluiu-se também que as pessoas que usavam os monitores estavam em forma física menos boa, medida pelo nível de atividade física diária.[5] Outro facto é que os monitores de passos não têm em consideração o nível de atividade aeróbica. Se bem que uma pessoa não necessite de andar a fazer treino duro de montanha ou velocidade, é importante uma atividade acelerada para manter a saúde cardiovascular, especialmente nas crianças. Muitas vezes subestimada é a razão pela qual as pessoas utilizam o monitor. Se for pela piada de ver os dados, alguns estudos têm demonstrado que a piada, e por isso a atividade, diminui com a consulta dos dados.[6] A exatidão, como sejam o número de passos e o ritmo cardíaco, também varia amplamente, diminuindo o valor dos monitores, enquanto alguns calculam por excesso a contagem dos passos até aos 15 por cento.[7]

Mas, para as pessoas que praticam pouca ou nenhuma atividade física, os monitores podem ajudar à motivação. Estes dispositivos podem também dar aos utilizadores alguma informação surpreendente, se bem que indesejada. Tenho uma amiga praticante de exercício que, à noite, não usa o monitor de atividade física porque se sente deprimida ao constatar como dorme mal e pouco (sim, os dispositivos também podem monitorizar o sono, ingrediente do bem-estar geral). Eu não possuo nenhum monitor de atividade física, mas já experimentei um, num dia especialmente sobrecarregado, em que faço muitas cirurgias, vou até à sala de espera e volto pelo menos umas oito ou dez vezes, caminho até à sala de recobro e regresso durante todo o dia, subo e desço seis lanços de escadas e sinto-me como se tivesse estado em movimento todo o dia. As enfermeiras, na brincadeira, já se têm oferecido para me comprar um par de patins. Tristemente, contabilizo apenas umas quantas centenas de passos num dia de oito horas de trabalho. Não, obrigada. Sem dúvida que não são dados que me motivem. O meu filho já usou um monitor de atividade física em versão infantil, para dormir uma noite e, sendo o seu sono o típico de uma criança ativa de nove anos, contabilizou cerca de 300 passos. Sem sonambulismo. A minha amiga das ultramaratonas não tem uso para dar a um monitor de atividade física. (Apenas necessita de reduzir um pouco a quilometragem!) Só as corridas de treino seriam provavelmente suficientes para esgotar a bateria do monitor numa tarde.

Nos EUA, as companhias de seguros estão a oferecer monitores de atividade física junto com as apólices de saúde, de vida e de cuidados continuados. Oferecem os chamados «incentivos financeiros», não apenas se usarmos o monitor de atividade, mas também fornecermos dados pessoais que a companhia pode carregar à vontade. E estes dados não se referem apenas ao número de passos, ao sono e ao ritmo cardíaco, mas também ao estabelecimento onde adquirimos os produtos alimentares, que produtos compramos, os hábitos de compra na Internet e as viagens que fazemos. Em troca desta informação privada, recebemos descontos nos seguros e cupões, estando estes últimos relacionados com os hábitos de compra que acabámos de partilhar.[8] A nível pessoal, não quero que desconhecidos – e a Internet – saibam que gosto de comprar barras de chocolate *Snickers* e de viajar para o deserto, ainda que estes pormenores possam tornar mais baratas ou mais caras as apólices de seguros. Mas isso é outra conversa.

Jovens e velhos atletas de sofá

Enquanto os adultos muitas vezes se sentem melhor fazendo uma caminhada em passo rápido, de 20 a 40 minutos vários dias na semana, as crianças precisam de se mover até ao ponto de suarem um pouco. Não durante o dia inteiro todos os dias, mas sim uma parte do dia todos os dias – pelo menos 30 a 60 minutos. Com as escolas a reduzir o tempo do recreio ao ar livre e as aulas de educação física, e a passar cada vez mais trabalhos de casa que se prolongam noite dentro, as crianças estão a perder minutos preciosos de exercício físico diário. E isso vê-se. Nos EUA, mais de 24 milhões de crianças são obesas ou têm excesso de peso, e a tendência é para aumentar. Apenas uma em cada quatro pratica o exercício físico diário recomendado (30 a 60 minutos de atividade entre moderada e vigorosa). A esperança de vida destas crianças é mais curta do que a dos pais, e temos um número cada vez maior de diagnósticos de diabetes do tipo 2, de doenças crónicas relacionadas com a obesidade, como o fígado gordo, a intolerância ao exercício e a apneia obstrutiva do sono. A intolerância ao exercício consiste na incapacidade, por se estar em má forma física, de realizar muito exercício que exija esforço físico ou uma respiração mais intensa. Os pulmões e o coração não estão em forma, pelo que, depois do exercício, ocorrem dores intensas, fadiga, náusea e outros efeitos negativos. Miúdos de oito anos estão a ser avaliados para cirurgias de colocação de *bypasses* gástricos.[9] A maioria dos centros de cuidados terciários pediátricos dispõe de um departamento de cirurgia relacionada com a obesidade.

Mas, no outro extremo do espetro do exercício nas crianças, há crianças de oito anos ou pouco mais que já apresentam lesões desportivas por excesso de esforço, resultado das pressões para que diariamente se superem.[10] Os miúdos estão a especializar-se cada vez mais cedo, escolhendo um desporto em que se concentram e praticando apenas esse desporto, todos os dias, até um máximo de quatro horas, começando aos quatro ou cinco anos. No que se refere a alguns desportos, como o golfe, o ténis, a patinagem artística e a ginástica, este pode ser o único caminho para o sucesso. Vejamos as fotografias da lenda do golfe Tiger Woods, já nos relvados mal largara as fraldas. Ou Andre Agassi, o antigo campeão de ténis, a entrar nos *courts* ainda bem pequeno. Mas muitos dos desportos de equipa, incluindo o futebol americano, o futebol, o basquetebol, a natação, o hóquei, para mencionar apenas alguns, estão a tornar-se cada vez mais competitivos, e os pais, em primeiro lugar, querem obter qualquer vantagem possível para que o filho ainda na pré-primária ganhe uma bolsa de desporto para entrar na universidade.

Com esta mudança, acabaram os dias do «toda a gente a praticar um desporto». Infelizmente, persistem os dias do «toda a gente pode conquistar um troféu». Assistimos a um aumento substancial das fraturas de stresse, problemas nas articulações, fascites plantares e lesões musculares decorrentes da concentração de atletas jovens num único desporto. Para já não mencionar o aumento da incidência de concussões e efeitos a longo prazo do desenvolvimento cerebral.

A diversidade desportiva deve ser encorajada desde cedo. Queremos que a próxima geração seja ativa e saudável. Mas também pretendemos mantê-la fora dos blocos operatórios ortopédicos e neurocirúrgicos antes que completem idades de dois algarismos. Também não queremos que raparigas adolescentes já menstruadas fiquem sem o período durante meses devido a armazenamentos inadequados de gordura corporal e baixos níveis de hormonas, tudo devido às pressões da prática desportiva.

Por isso, onde se situa o ponto ideal para a atividade física diária? Milhões de miúdos vivem uma vida sedentária nunca vista em gerações passadas. Milhares de miúdos são empurrados pelos pais, treinadores e eles próprios para serem minissuperatletas, tendo como resultado lesões devidas ao excesso de esforço ou mesmo traumatismos. Podemos atribuir ao uso da tecnologia grande parte da vida sedentária das crianças, estando muitas delas agarradas aos dispositivos mais de oito horas diárias e já noite dentro. Podemos também censurar os pais que permitem o acesso a estes dispositivos com demasiada frequência e demasiado cedo. Durante algum tempo, a Academia Americana de Pediatria defendeu que as crianças com menos de dois anos não passassem tempo nenhum frente a um ecrã (incluindo a televisão). Depois de se ter chegado à conclusão de que a moda dos brinquedos *Baby Einstein* não criava bebés *Einstein*, foi mais fácil seguir esta diretiva. Mas, assim que a criança atingia o segundo ano, deixava de haver limite para o tempo passado frente a um ecrã. Não é bom. Também não podemos criticar a alimentação em si, mas sim o acesso fácil à alimentação e a conveniente facilidade do seu transporte. Os miúdos não precisam de comer um lanchinho no mesmo segundo em que terminam de correr durante uma hora. Mas, como diria Pavlov, muitos associam um treino de equipa, um jogo ou uma viagem de carro da escola para casa à hora do lanche. E este foi facilitado – mesmo os alimentos que habitualmente exigiam um utensílio são agora comprados em bolsas que se podem sugar.

Os atletas de sofá adultos abundam, e muitos deles, tal como acontece com os filhos, estão amarrados aos ecrãs. Podem passar horas, que não parecem mais do que um piscar de olhos, a consultar as redes sociais, as páginas noticiosas ou os *e-mails*. Por outro lado, abundam igualmente os ratos de ginásio superobcecados com o corpo, que podem estar a causar mais danos do que benefícios quando correm 1,5 quilómetros adicionais, fazem mais aquela aula de ginástica ou levantam mais pesos. Tal como acontece com as vitaminas ou os alimentos saudáveis, mais não é necessariamente igual a melhor.[11] O segredo está na moderação.

Para alguns de nós, o exercício assemelha-se a uma droga. Tal como qualquer pessoa dependente de uma droga, não precisamos da euforia que nos dá a sua prática, mas sim de evitar a ressaca quando não o praticamos. «É como lavar os dentes. Não é nada de fantástico, mas sinto-me miserável se não o fizer», comentou-me uma amiga acerca do atletismo. Outras amigas que costumam correr múltiplas maratonas são viciadas em adrenalina. Participam frequentemente em corridas de todos os tipos. Não é da vitória que andam à procura – é da experiência, da multidão, do cenário. Identifico-me com tudo isto. Uma amiga que sempre achou um pouco estranha a minha opção de correr em multidão chama-lhe «o efeito de lemingue».

Sigo um regime estrito de correr cinco manhãs por semana. Todas as semanas, percorro entre 32 e 40 quilómetros. Mas alguns dias, quando regresso de carro do trabalho e vejo um corredor na rua, comento para mim própria que gostaria de ir correr um pouco nesse dia, esquecendo-me por completo que já o fiz de manhã. Não penso mais no assunto. De facto, é como lavar os dentes. Não me sinto particularmente fantástica com isso, mas sinto-me miserável se não o fizer. Por isso, o que fazemos nós, que lavamos os dentes, para sentirmos os efeitos do exercício? Fazemos mais. Um pouco mais de esforço e já nos lembramos da corrida da manhã. Esquecermo-nos de lavar os dentes é mais uma visita ao dentista, com gás hilariante e tudo. É aqui que aqueles que fazem exercício com regularidade avançam mais um nível – se uma corrida de oito quilómetros é boa para a saúde, uma de 16 será melhor e uma de 24 ainda melhor. Mas não é esse o caso; há um ponto em que os benefícios começam a diminuir. E isto é válido não apenas para os músculos esqueléticos e para as articulações, mas também para outro músculo importante – o coração.

A maioria de nós conhece os benefícios gerais do exercício (mesmo quando evitamos fazê-lo) desde que na quantidade certa. Tem efeitos positivos em quase todos os sistemas de corpo – ajudando-nos a manter o peso controlado, o metabolismo em atividade, o coração saudável e o cérebro arguto. Mas o exercício a níveis «ultravigorosos» por períodos prolongados provoca outros efeitos. Vejamos o caso dos corredores de maratonas para compreendermos esta lei da diminuição dos benefícios. Quando o coração está em esforço, nomeadamente durante um ataque cardíaco, liberta-se a troponina. Quando um paciente dá entrada num hospital com possibilidade de ataque cardíaco, medimos-lhe o nível de troponina no sangue como marcador para avaliar a extensão do dano no músculo cardíaco. Até metade dos corredores de maratonas apresentam elevados níveis de troponina, por vezes tão altos como os de um paciente que sofreu um ataque cardíaco. Os seus corações foram submetidos a esforço, mesmo sem os sintomas típicos da dor no peito. Assim como um ataque cardíaco pode deixar uma cicatriz, o mesmo pode resultar dos danos regulares decorrentes dos elevados níveis de troponina.

O exercício que requer uma elevada resistência, como as maratonas e os triatlos, pode também ter efeitos nos rins. Durante o exercício extremo ou devido a lesões musculares agudas, os músculos esqueléticos podem começar a desagregar-se, literalmente digeridos, pelas enzimas, ocorrendo uma rabdomiólise. Os subprodutos proteicos desta última vão para os rins, levando à diminuição das secreções e, mais tarde, à presença de sangue na urina. Quase todos os maratonistas apresentam vestígios, resultante da rabdomiólise.

Alguns chegam a urinar sangue vermelho-vivo após a corrida, apesar da adequada hidratação prévia e durante a prova. Mesmo a «rabdomiólise provocada pela prática do ciclismo *indoor*» começa a surgir na literatura médica.[12] Em 2017, os meios de comunicação noticiaram o caso de uma professora de 33 anos do Bronx que, depois de pedalar intensamente uma bicicleta durante 15 minutos, sentiu náuseas e quase faleceu. Decerto que era novata na prática deste desporto, mas ninguém imaginaria que uma mulher jovem e saudável passasse por um diagnóstico tão terrível. A Dra. Maureen Brogan, especialista do rim no Centro Médico Westchester, onde esta mulher foi tratada, elaborou um relatório pormenorizado sobre o caso. Em dois anos, ela e os colegas viram seis situações de rabdomiólise provocada pelo ciclismo *indoor*. Uma mulher, também de 33 anos, sofreu uma falha renal e precisou de fazer hemodiálise durante um mês até os órgãos recuperarem. Estas ocorrências são raras, mas exemplificam os perigos do exercício abertamente intenso, mesmo quando se é jovem e saudável.

PODE-SE CHEGAR À BOA FORMA ATRAVÉS DAS VIBRAÇÕES?

A prática do ioga tem entre 5000 e 10 000 anos. Dado que muita da prática inicial e dos ensinamentos eram orais, ou escritos em folhas delicadas, as datas são pouco precisas. Começou por ser um conjunto de cânticos, textos e mantras rituais, não tendo nada que ver com a posição do cão a olhar para baixo nem com posturas para crianças. Séculos depois, os mestres do ioga criaram o tantra ioga, com técnicas de limpeza do corpo e da mente destinadas a explorar a ligação entre a existência física e espiritual. E assim começou a ocidentalização do ioga, ou *hatha ioga*. Atualmente, nos EUA, existem centros em cada esquina. Tal como acontece com outras práticas de saúde, chegou em 1947, à cidade de – fácil de adivinhar! – Hollywood.

O ioga continua a ser uma das formas mais bem equilibradas de atividade física, combinando o equilíbrio, a resistência e a flexibilidade com o controlo da respiração, o relaxamento e a força.[13]

Os meus filhos praticaram ioga como parte do currículo pré-escolar. Fazíamos alguns exercícios à noite, em família, que pareciam ter o efeito de nos acalmar um pouco antes de dormir. Incluindo os pais. As aulas exigem concentração, paciência e silêncio. Desde 1991 que trago preso a mim um *pager* do hospital, pelo que nunca experimentei. Invejo os praticantes. Só que não é para mim. Já o ioga quente é outra conversa. Se o ioga é bom, o ioga quente deve ser ainda melhor, não é verdade? O ioga evoluiu ao longo de milhares de anos e continua a evoluir. O ioga quente é uma variante praticada numa sala onde a temperatura pode atingir em média 40 graus Celsius. Escassos minutos depois das primeiras posições, instrutor e estudantes estão a suar. A noção é a de que, ao suar mais, o exercício traz mais benefícios do que fazendo o mesmo numa sala com uma temperatura humana. Além disso, há a ideia de que a transpiração eliminará eficazmente todas essas toxinas nocivas se for mais vigorosa e acelerada, com a ajuda de uma temperatura ambiente mais quente. Desculpem. Nem uma coisa, nem outra.

Se bem que a transpiração seja uma boa função do sistema excretor, junto com a micção, a defecação e a salivação, não queima calorias nem elimina aqueles humores maléficos que intoxicam a nossa corrente sanguínea. O suor é constituído sobretudo por água, juntamente com outros resíduos corporais, incluindo o sal, o açúcar, a ureia e o amoníaco. Estes dois últimos são subprodutos da decomposição das proteínas. O suor não contém BPA, pesticidas, amianto, poluentes ou outros males que desejamos expulsar do nosso sistema. Sem dúvida que transpirar é bom, mas todos os conteúdos do suor estão continuamente a ser repostos – em particular a água, que se deve inquestionavelmente beber em grande quantidade após uma aula de ioga quente. Mas, repito, transpirar não é equivalente a queimar calorias. É verdade que queimamos mais calorias no tempo quente do que no tempo frio (a menos que, quando fazemos exercício, estejamos a tremer, que queima calorias), mas o ioga quente não queima mais calorias do que o ioga normal, comparando as aulas de um e de outro. Por isso, se pretende obter os benefícios do ioga, ótimo para o treino de força, flexibilidade, controlo da concentração e até para a boa forma cardiovascular, vá praticá-lo. Mas não pague mais para suar mais.

Evite as soluções para o emagrecimento rápido e a doença da cadeira

Como diz o ditado, se é demasiado bom para ser verdade, provavelmente não é. E isto aplica-se sem dúvida a qualquer estratagema para perder peso ou emagrecer com rapidez. As pessoas mais saudáveis, definidas por uma boa alimentação, bons hábitos e rotina de exercício físico, sabem isto melhor do que ninguém. Adquirir uma boa forma física requer tempo, disciplina e trabalho continuado. Uma amiga minha quase tem de se trancar em casa (longe dos pesos-livres) para não fazer exercício, porque passar alguns dias sem essa atividade deixa-lhe o corpo em papas. Dias em que ela sofre de bronquite. E em que está a chover. Se bem que este seja um caso extremo, são os hábitos que conduzem aos melhores resultados. Não há soluções rápidas. Embora a maioria de nós tenha consciência disso, só nos Estados Unidos são gastos anualmente mais de 30 000 milhões de dólares em produtos para o emagrecimento, que incluem não só os amplamente criticados (e com razão) suplementos que garantem acelerar o metabolismo e queimar gorduras, como também os produtos para ficar em forma rapidamente. Alguns dos mais conhecidos foram divulgados pela antiga garota da praia Suzanne Somers, famosa por ser a *boazona* da série televisiva dos anos 1980 *Three's Company*. Quem não gostaria de ter uns glúteos e umas coxas como ela? Daqui nasceram os cremes *Buns of Steel* e os aparelhos de tonificação *Thighmaster*. Infelizmente, as coxas e os glúteos de Suzanne não se vendem junto com estes produtos e, por mais que uma pessoa se esforce, estes não resultam – não resultam de certeza sozinhos. Mas, pelo menos, exigem que o utilizador faça alguma coisa. Produtos como os fatos de sauna, as plataformas vibratórias, todos os comprimidos para perder peso, as calças de fibra elástica ou os sapatos de tonificação não fazem nada. Nem as pulseiras de equilíbrio, que garantem melhorar o desempenho físico e que se tornaram populares em meados da década de 2000, tanto entre as crianças como entre os adultos. Um outro produto adicionava inclusivamente peso aos utensílios, com a finalidade de obrigar os braços a esforçar-se mais enquanto devorávamos aquela sobremesa.[14] Má sorte!

Se bem que estas artimanhas, como a tecnologia usável como acessório, as roupas para fazer transpirar ou os aparelhos para ficar em forma, possam não ser o princípio e o fim para alcançar o objetivo de uma boa forma física, também não fazem mal, excetuando talvez à carteira. O que é prejudicial à boa forma é não fazer exercício. Ou seja, estar sempre sentado. Mesmo para as pessoas que fazem exercício diariamente, estar sentado o dia todo pode ser perigoso para a saúde. Embora isto pareça intuitivo, trazendo à memória um metafórico atleta de sofá ou alguém parecido com o Homer Simpson, permanecer sentado durante muito tempo pode ser prejudicial, ainda que caminhemos os 10 000 passos, que pratiquemos 30 a 45 minutos de atividade física moderadamente vigorosa, e que comamos e durmamos bem. Um estudo recente que analisou outros 47 estudos avaliou os comportamentos sedentários nos adultos e a sua associação com a mortalidade e várias patologias.[15] Todos os estudos concluíram que, apesar do exercício regular, a mortalidade geral, a mortalidade relacionada com a doença cardiovascular, a mortalidade relacionada com o cancro e os diagnósticos de cancro, e a diabetes aumentavam com o aumento dos comportamentos sedentários. Quando passamos longos períodos sentados, o gasto de calorias minuto a minuto diminui, a efetividade da insulina reduz-se, levando a um risco acrescido de diabetes, e até os níveis do colesterol mau se elevam, propiciando maior risco de doença cardiovascular. Atendendo a isto, muitos monitores de atividade estão hoje equipados com um alarme que recorda ao utilizador que deve levantar-se e caminhar um pouco se estiver sentado muito tempo. Faltam dados sobre se isto reduz a morbilidade e a mortalidade relacionadas com o sedentarismo, mas mal não pode fazer. De acordo com a Organização Mundial de Saúde, a inatividade física é o quarto principal risco de mortalidade em todo o mundo, pensando-se que seja responsável por cerca de 3,2 milhões de mortes anualmente.[16]

Estar sentado todo o dia não é bom e há quem lhe tenha chamado o novo tabagismo, porque parece apresentar perfis de risco semelhantes aos presentes nos fumadores de longa data. Se as recomendações para se levantar de vez em quando, através de lembretes ou de um alarme no pulso, não funcionarem, então talvez seja de pensar em ficar simplesmente em pé. Foi assim que nasceram as secretárias que permitem trabalhar em pé. Estas mesas de pernas altas assemelham-se aos estiradores dos artistas e arquitetos, que se apoiam em bancos altos durante horas a fio. Mas as mesas não vêm acompanhadas de bancos. Ficamos em pé. A ideia é queimar mais calorias por minuto, baixar o colesterol e melhorar o metabolismo da glucose. De muitas maneiras, a secretária para trabalhar em pé tem sido uma grande resposta para aqueles que necessitam de trabalhar a uma secretária por períodos prolongados.[17] Nós, os cirurgiões, estamos em pé o dia inteiro; poderíamos dizer que estamos de pé num só lugar todo o dia. Agora, substituamos a palavra *secretária* por *mesa de operações*, e aí temos a secretária que nos permite trabalhar em pé. Há anos que fazemos isto.

Se bem que algumas cirurgias sejam realizadas com o cirurgião sentado, por exemplo, as que são feitas debaixo de um microscópio, através de um telescópio, ou no globo ocular, a maior parte decorre com o cirurgião em pé. A secretária que permite trabalhar em pé, ou seja, a mesa de operações, existe há seculos, muito antes de se ter popularizado a tendência deste novo tipo de secretárias. Nunca considerámos que estar de pé horas consecutivas junto a uma mesa de operações fosse um meio para queimar gorduras. Os inconvenientes não são para nós uma novidade. Muitos cirurgiões, especialmente os altos e magros, sofrem sobretudo de dores nas costas, dorsais e lombares. As dorsais devem-se a manter o pescoço curvado numa posição fixa enquanto dissecamos nervos ou vasos sanguíneos; as lombares devem-se ao aumento da pressão lombar resultante de estar em pé o dia inteiro. Muitos usam socas no bloco operatório. Uns por serem cheias de estilo (tenho umas com flores cor-de-rosa para a primavera, outras cor de flocos de neve para o inverno, entre várias escolhas decorativas), mas outros usam-nas porque são o calçado mais confortável para permanecer imóvel durante longos períodos, suavizando as dores lombares. Estar de pé junto à mesa de operações durante horas todos os dias comporta o risco de virmos a desenvolver as desagradáveis varizes ou, pior ainda, coágulos sanguíneos. Muitos cirurgiões calçam meias de compressão assim que se levantam, para minimizar este perigo decorrente da profissão. Como já referi, os cirurgiões do sexo masculino, em particular os que realizam cirurgias mais prolongadas, apresentam uma incidência extraordinariamente elevada de cálculos renais, resultantes das longas horas em pé e da desidratação frequente. Todas estas questões vêm a lume com o furor em torno das secretárias para trabalhar em pé, mas nenhuma delas é nova. E, tal como é recomendado aos cirurgiões, é melhor ter a secretária a uma altura que seja confortável e fazer algumas pausas, seja a caminhar ou sentado, ao longo do dia. Uma vez mais, a moderação vence.

O MELHOR É AQUILO QUE MAIS SE ADEQUA A CADA PESSOA

Portanto, qual a melhor maneira de ficar em grande forma e ter um físico esbelto? Não há uma fórmula única que resulte com toda a gente e também não existe uma coisa única que dê a cada pessoa todos os resultados que ela pretende. Cada um terá de descobrir o que funciona consigo no domínio do exercício, desde que faça aquilo de que gosta, e misturar: uma parte de treino cardiovascular, uma parte de treino de força, uma parte de flexibilidade. Assim como não existe uma dieta ideal, também não existe uma receita nem uma fórmula comprovadas para a perda de peso permanente e a boa forma absoluta. Se os monitores de atividade não funcionarem para si, não fique com sentimentos de culpa. Procure outros motivadores. Quando as tendências não corresponderem às suas preferências, não há problema.

Um dos meus principais objetivos ao escrever este livro é dar a cada leitor o poder da escolha individual, mesmo em questões de saúde e medicina. Quando os pacientes me perguntam qual é a melhor técnica que eu recomendaria para determinada cirurgia, a minha resposta é sempre a mesma: «A melhor técnica é aquela que o seu cirurgião executa melhor. E a tecnologia não é um substituto da técnica.»

Um exemplo tão limitado pode estender-se a todas as questões relacionadas com a saúde. Não existe o melhor exercício, a melhor engenhoca, a melhor dieta, o melhor suplemento, o melhor teste de diagnóstico, a melhor bebida, o melhor creme para a pele ou a melhor decisão médica. Não existe a composição genética perfeita. Todos os caminhos pelos quais enveredarmos têm múltiplas bifurcações. Com estas bifurcações, são tomadas decisões, e as direções mudam, esperando-se que para melhor. À medida que continuamos a aprender, continuamos a modificar aquilo que pensamos ser ou não ideal para a saúde. Os projetos de investigação sobre o poder do microbioma humano, por exemplo, são destinados a serem decisivos. Mas não perguntem hoje quais as cadeias de bactérias amigáveis que devem procurar nos vossos probióticos para funcionar com o vosso microbioma. As respostas estão ainda por dar.

O melhor regime de exercício físico aos 20 anos pode não resultar aos 60. A mamografia anual que foi prática-padrão no passado pode não ser o melhor caminho a seguir nos anos vindouros. O campo da medicina e saúde personalizadas é um campo emergente, mas talvez algum dia tenhamos respostas quanto ao que será melhor para cada um de nós em qualquer momento da vida. O aspeto excitante no que se refere à saúde é que estamos continuamente a aprender aquilo de que o corpo humano é capaz e aquilo que é incapaz de suportar. As recomendações e diretivas de hoje serão talvez contestadas nos próximos anos. Se reconhecermos o remoinho de mudança constante, espero que nos sintamos menos inclinados a agarrar-nos à última e à melhor moda de qualquer coisa, especialmente quando se trata da saúde. Mais depressa do que pensamos, terá passado à história.

ALERTA CONTRA OS MITOS

- Não é necessário demasiado exercício para colher benefícios. Para muitas pessoas, caminhar durante o dia e pôr nessa caminhada um pouco de esforço já será bom.
- Mais quantidade de exercício nem sempre é o melhor. Em situações extremas, com a prática de exercício vigoroso por períodos longos, os riscos superam os benefícios.
- As crianças precisam de atividade, e a diversificação da prática desportiva é importante. Ajuda-as a adquirir novas competências e previne as lesões.
- Transpirar não queima calorias necessariamente. Por isso, o ioga quente não queima mais calorias do que o ioga normal, quando se comparam as aulas de um e de outro.
- Os monitores de atividade física e os produtos comercializados que prometem fazer perder peso e pôr em forma rapidamente (vejam-se as televendas da madrugada) raramente cumprem o que prometem, mas também raramente são prejudiciais. Podem, no entanto, ser um portão de entrada para tipos de exercício que fazem bem.
- Procure não se manter sentado durante períodos prolongados. Pode ser tão prejudicial como fumar.
- Assim como não existe uma dieta ideal, não existe um exercício ideal. Faça aquilo que funciona no seu caso e o que lhe dá prazer (sem mitos incluídos).

CONCLUSÃO

NÃO ACREDITE CEGAMENTE NOS MITOS SOBRE A SAÚDE

Em 2017, depois de 146 anos de espetáculos, o Circo Ringling Bros. and Barnum & Bailey desmontou as tendas. Muitos de nós têm gratas memórias de infância deste circo, ou memórias dos nossos filhos, ou dos filhos dos nossos filhos maravilhados com O Maior Espetáculo do Mundo. Mas, por muitas razões, uma das quais as preocupações com os maus tratos aos animais e aos empregados, este ícone com um século e meio de existência fechou para sempre.[1] Mas a consciência quanto aos direitos dos animais e à crueldade exercida sobre eles e sobre os seres humanos não é nova. E a excitação com tudo o que é radical, bizarro ou mesmo impossível não começou, nem acabará, debaixo de uma tenda de circo. P. T. Barnum foi um notório mestre da fraude, para já não mencionar dos abusos, e ainda hoje os espetadores continuam a suspirar pelo radical, pelo bizarro, pelo impossível. Os truques. As ilusões. Mesmo nos anos que antecederam a criação do seu famoso circo, Barnum anunciava a apresentação de uma bela sereia, que afinal não era mais do que uma cabeça de macaco cosida num corpo de peixe.[2] Valha-nos Deus – as pessoas eram assim tão crédulas? Uma sereia? Bom, as fraudes atuais podem não ser tão rudimentares, mas, graças à tecnologia avançada e às redes sociais, são certamente bastante mais difundidas. E de igual forma ridículas, senão mais. E os animais continuam a fazer parte do quadro.

Em 2014, Jimmy Kimmel e a sua equipa lançaram a brincadeira do «Lobo de Sochi», publicando vídeos de um lobo feroz que vagueava pelos corredores dos dormitórios dos atletas norte-americanos nos Jogos Olímpicos de Sochi. Na verdade, os vídeos tinham sido rodados num estúdio de Los Angeles, e o lobo era um animal de salvamento encontrado na América do Norte, não na Rússia. Mas perto de seis milhões de pessoas visualizaram e acreditaram no vídeo no YouTube.[3] Um lobo no dormitório dos atletas? Meu Deus, como somos crédulos!

Se bem que estes embustes, como os truques de circo e os vídeos virais do YouTube com animais selvagens, nos possam fazer estremecer, sentir enganados ou até rir de nós próprios por termos acreditado no inacreditável, já não reagimos bem quando somos enganados em relação aos conselhos de saúde. Quando a informação nos bombardeia a todas as horas, como vamos saber o que é factual, o que é ficção ou o que fica a meio caminho? Milhões de nós usamos agora monitores de atividade pessoais, que podem fornecer informação não apenas do nosso rendimento (passos, calorias queimadas, minutos ativos, frequência cardíaca e outros), mas também dos insumos (calorias que ingerimos, ingestão de líquidos, horas e qualidade de sono). Estes aparelhos colocados no nosso pulso apresentam dados nossos e unicamente nossos – não se trata da recomendação de uma revista de bem-estar físico, de um guru do Twitter, nem de um médico. É pessoal. Único. E esta unicidade é aquilo por que ansiamos e que será provavelmente o futuro da medicina. Para ser rigorosa, por outro lado, a zona cinzenta prevalece. Hoje, só caminhei 8957 passos? A minha frequência cardíaca só chegou às 109 batidas por minuto? Sei que dormi mais de seis horas e catorze minutos. Não foi?

Esta tecnologia é incipiente e a exatidão ainda não é a norma. Mas, como a tecnologia pessoal de saúde, ou «medicina inteligente», ultrapassa o *smartphone*, não só a exatidão melhorará, como melhorará a sofisticação da monitorização pessoal e dos testes. Não só é possível seguir a frequência cardíaca, como a simples colocação de um dedo sobre um sensor pode transmitir o ritmo cardíaco, semelhante a um eletrocardiograma tradicional, diretamente ao nosso médico, o qual pode estar sentado frente a um ecrã como se estivéssemos em pessoa na sala de exame. Alguns telefones passarão a estar equipados com sondas de ultrassonografia, permitindo o envio de uma verdadeira fotografia a um médico quando sentirmos alguma dor. Sensores pessoais também podem calibrar e transmitir informação vital, como a tensão arterial, a temperatura do corpo e a frequência respiratória. E isto é apenas o início.[4] Está já a ser estudado um *software* para o mapeamento do genoma pessoal. Tudo isto é informação pessoal e única – a informação sobre cada um de nós –, mas será para acesso privado ou público?

Dispor de informação pessoal sobre saúde com um simples toque num botão pode ter um preço – a hipótese cada vez maior de uma quebra de privacidade na complexidade crescente dos dados pessoais com base na Internet. Grandes companhias de seguros de saúde tiveram centenas de milhares de números da Segurança Social atacados por piratas informáticos; grandes empresas de bens de consumo viram centenas de milhares de números de cartões de crédito serem alvo da ação de piratas informáticos. Se quisermos ter um acesso fácil à nossa constituição genética, também isso poderá ser alvo de pirataria informática?

Ainda que não usemos um dispositivo de monitorização nem uma sonda de ultrassonografia, a capacidade de procurar informação é quase excessivamente fácil, e quem efetua a busca pode ficar ainda mais confundido depois de uma boa busca no Google. Uma amiga minha sofreu de dores abdominais intermitentes e passou uns bons seis dias a consultar o Dr. Google antes de procurar o médico. E talvez algumas vezes (tristemente) o Dr. Google possa ser mais objetivo do que o médico real. Tal como acontece em qualquer profissão, a medicina está cheia de medrosos e de vigaristas, que se aproveitam do medo da doença ou simplesmente da procura de saúde. Se bem que a maioria dos médicos tenha de facto em mente os interesses dos pacientes e todo o cuidado para fazer a coisa certa e não prejudicar, alguns conseguem enganar até os pacientes mais astutos. Muitos dos médicos de ética duvidosa têm consultórios de luxo, belas salas de espera, *websites* da mais alta qualidade e produtos topo de gama para serem comprados pelos pacientes que os visitam. Se bem que estes não sejam em si mesmos sinais para levar os pacientes a desconfiar, sugiro aos compradores que tenham cuidado quando o consultório do médico começar a parecer-se demasiado com um *spa*.

Um dos desafios de escrever um livro como este deriva do acesso alucinante a novas informações. Um tema que parece que será um título perene, ou que remete para uma ligação crucial para a nossa saúde, desaparece no meio da floresta de informação mais depressa do que imaginávamos. A vitamina E era um suplemento indispensável para prevenir o cancro, até se descobrir que era uma causa potencial de cancro. Qualquer coisa com baixo teor de gordura foi considerada a resposta para as amarguras das pessoas que fazem dieta, até se ter descoberto que o açúcar, não a gordura, poderia estar na origem da epidemia de obesidade.

O outro desafio é um bom desafio – nós, como humanos, ansiamos pelo que é novo e excitante, seja uma sereia, a ama de um antigo presidente ou um lobo que se passeia pelos corredores. Mas, quando se trata da nossa saúde, ansiamos por saber o que está certo – termos o controlo, estarmos um passo à frente – não só para vivermos mais, como para vivermos melhor. Um dos objetivos deste livro era equipar os leitores com ferramentas para pensarem de maneira crítica quando leem, ouvem ou veem nova informação sobre saúde. O conhecimento de hoje são os disparates do futuro. Nós, médicos, estamos muitas vezes na vanguarda das descobertas da informação sobre saúde, e seria de esperar que estivéssemos também entre os primeiros a abater as novidades assim que tomamos conhecimento de que elas são falsas. Recentemente, a Associação Americana do Coração deu uma volta de 180 graus no que se refere ao óleo de coco. Durante vários anos, esta respeitada organização, sem sombra de dúvida dedicada à saúde do coração, recomendou o consumo do óleo de coco de preferência a qualquer outra gordura por ser «saudável para o coração». Um estudo mais recente descobriu que isto era falso, e a recomendação foi alterada, de novo com manchetes.

No momento em que escrevo este livro, debate-se acaloradamente a utilização do óleo de coco. Mas fica em evidência que até as associações médicas mais respeitadas podem fazer piruetas quando surgem novas evidências (e voltar a mudar no futuro). Por isso, é importante manter um espírito aberto à medida que a ciência evolui.

Os médicos costumavam não apenas fumar cigarros, como participar em anúncios de marcas específicas, elogiando o sabor fresco a menta e os efeitos relaxantes, sem noção de que eles poderiam ser a causa de milhões de mortes prematuras. Agora, os médicos condenam os cigarros. O setor médico tem-se mostrado menos intransigente em relação ao álcool – com algumas hesitações. Quase há um século, nos EUA, na agonia da Lei Seca, quando o álcool, independentemente do tipo, marca ou quantidade, era ilegal sem receita médica. Hoje, os institutos nacionais da saúde, a mais reputada e competitiva agência governamental que apoia a investigação médica, financiam um estudo em ocultação simples, prospetivo e aleatório para identificar se o consumo diário de qualquer bebida alcoólica é saudável ou prejudicial.[5] E, ainda mais interessante, empresas de bebidas alcoólicas como a Anheuser-Busch participam no projeto. Se bem que este conceito cheire a «conflito de interesses», as empresas têm plena consciência de que o estudo pode chegar à conclusão de que o álcool é prejudicial. Estão a fazer a coisa certa, ainda que difícil, nesta matéria e, se as conclusões forem negativas, irão preparar campanhas que promovam o beber em segurança. Mas significará isto a abstinência? Correriam elas o risco de acabar com o próprio negócio? E, se as conclusões forem positivas, declarando saudável o consumo de álcool, haverá sempre nisso uma questão de conflito de interesses, dado que o estudo foi financiado por empresas de bebidas alcoólicas?

Os estudos médicos, de grande ou de pequena dimensão, são muitas vezes difíceis de interpretar. Deixo aqui um exemplo retirado da prática clínica. Detetei uma correlação de cem por cento entre crianças muito pequenas que aspiram frutos secos inteiros – levando a casos de asfixia e deslocações ao bloco operatório para cirurgias de vida ou de morte e internamentos na UCI pediátrica – e o facto de não terem sido imunizadas. Três em cada três crianças asfixiavam com frutos secos; nenhuma estava imunizada. E três tinham pais pertencentes à classe média alta e com formação universitária, bem como médicos de cuidados primários que apoiavam a alimentação saudável e os calendários «flexíveis» de vacinação. A Academia Americana de Pediatria desaconselha que as crianças com menos de cinco anos comam frutos secos inteiros (devido aos riscos de asfixia) e desaconselha a alteração do calendário de vacinação recomendado. Esta foi a minha série de casos. Já estou a imaginar os títulos nos jornais: «Atrasos na vacinação provocam acidentes de asfixia com alimentos em crianças pequenas que têm pais com formação universitária!». O absurdo é óbvio neste caso, mas esta foi decerto uma série de casos, com uma correlação de cem por cento em todos os dados. Por isso, tenham cuidado e reflitam quando lerem alguma coisa que parece impossível. Provavelmente é mesmo.

AGRADECIMENTOS

Quer o leitor vá diretamente à procura das páginas dos agradecimentos num livro, ou esteja a lê-las ao terminar, a verdade é que não estaria a lê-las se não fosse por Kristin Loberg. Se bem que Kristin e eu partilhemos uma *alma mater* (Cornell! Força, Big Reds!), existe uma década de diferença de idades entre nós e foi preciso o seu filho Colin apresentar-nos há alguns anos, a quase 5000 quilómetros de Cornell, aqui em Los Angeles. Ficarei eternamente agradecida a Kristin por ter escutado as minhas ideias quando este livro estava ainda na infância, por ter ficado ao meu lado durante a viabilização deste projeto, contribuindo com perspetivas, histórias, elegância de escrita e muito mais para fazer deste livro o que ele é. Ela pode descrever fielmente o que é e fá-lo da maneira certa. Ela e eu vivemos num mundo de mitos de saúde, e ela foi uma voz permanente de sabedoria, de palavras e de apoio do início ao fim. Não é apenas uma colaboradora de escrita, uma adepta da corrida e igualmente uma malabarista do trabalho com a vida doméstica, mas é também uma amiga. Agradeço à família de Kristin – Lawrence, Colin e Teddy –, que sem dúvida a ouviu resmungar muitas vezes sobre este livro enquanto ele avançava na sua via sinuosa. Anos antes de conhecer a Kristin, conheci o seu incrível pai, Eric, também ele oriundo da Cornell, mas que se tornou professor da UCLA, que me acolheu como membro da família Big Red pouco depois da minha chegada à costa ocidental dos EUA. Agradeço a Eric a sua generosidade, a sua sede de viver e o ter transmitido a Kristin tanto do elã que a caracteriza. Deixou-nos demasiado cedo, mas a sua voz continua a ouvir-se através destas páginas.

Referir-me a Amy Rennert simplesmente como a minha agente literária não parece justo. Não me interpretem mal – ela é a minha agente literária e é espantosa. Mas Amy é também uma amiga de toda a vida. Não, é da família. Conhecemo-nos há mais décadas do que aquelas que eu gostaria de revelar (está bem, quase *cinco*). Correu um risco comigo há alguns anos quando me estreei como autora e manteve-se ao meu lado de alma e coração ao longo deste livro. Tem um olhar perspicaz para este tipo de mitos, mas também sabe quando deve ceder e ouvir os dois lados. Tanto Amy como Louise refletem em conjunto comigo sobre as questões médicas, avaliando os «fatores de mito», e deram-me uma valiosa perspetiva sobre o que as pessoas precisam de ouvir e saber. E como precisam de ouvir.

Daniela Rapp, da editora St. Martin's, acreditou neste projeto desde o início e transformou uma ideia em realidade. Aplicou toda a sua capacidade a avaliar o quadro mais amplo do público a quem esta mensagem se dirige e qual a melhor maneira de partilharmos o que precisamos de dizer, com graça, estilo e inteligência. O seu contributo foi incalculável, e a sua paciência, encorajamento e visão sensata das questões de saúde proporcionaram acréscimos essenciais. Acontece que é também uma pessoa incrivelmente *fixe* que anda sempre com um capacete de bicicleta. A equipa da St. Martin's Press, incluindo Sarah Becks, Michelle Cashman, Laura Clark, Paul Hochman, Gabrielle Gantz, Rebecca Lang e Lauren Jablonski, ajudou a levar este projeto até à sua linha de chegada. Devo-lhes as suas sábias palavras, apoio, inteligência e entusiasmo…

Megan Beatie defendeu este livro até conseguir ser ouvida e, em simultâneo, tornou-se uma amiga e companheira de viagem. Reconhece um mito de saúde quando o vê, sabe quando e onde ele necessita de ser desmascarado e define com criatividade as formas de transmitir a nossa mensagem. Sou uma pessoa de sorte por ter Megan ao meu lado.

Tenho tantas pessoas a quem agradecer, muitas das quais contribuíram com ideias, com as suas histórias ou com histórias dos seus pacientes, e me deram motivação para continuar a escrever, sabendo que os mitos da saúde abundam e necessitam de ser desmontados. São demasiadas pessoas para citar os nomes e, se alguns forem omitidos, a culpa é exclusivamente minha. Entre elas contam-se Amy Eldon e Jon Turteltaub, Annaka e Sam Harris, Ellen Ferguson, Dave Price, Kathleen Lago, Bunny Ellerin, Kim Dower, Samantha Ettus, Jane Bendor, Bonnie Solow, Amy Sommer, Jana Gustman, Susanne Resnick, Joanna Moore e Brad Ramberg, Craig Underwood, Nicole Kennedy, Melinda Benton e Louise Kollenbaum.

Outros médicos são cruciais para o meu mundo quotidiano. Mesmo que não partilhemos todas as opiniões, partilhamos experiências, pacientes e paciência. O Dr. William Silen preparou o cenário para eu ser quem sou enquanto médica, e alguns dos seus formandos ajudaram-me a avivar as memórias do ano em que fiz parte da sua equipa de cirurgia. Os Drs. Steve Teitelbaum, Jamie Watkins, Arthur Lauretano, Neil Bhattacharyya e Mark Brown partilharam as «visitas Silen» comigo e sobrevivemos para contar a história. As Dras. Corinne Sadoski e Betsy Watson, minhas companheiras de quarto na universidade, viveram comigo os primeiros tempos, e de certa forma os mais duros, da minha formação como médica. Diariamente desmontam os mitos na área da saúde.

A UCLA é um lugar especial, e agradeço a esta instituição o privilégio de aí trabalhar, ensinar e aprender há mais de duas décadas. Muitas pessoas da UCLA e das imediações tiveram impactos significativos nas histórias contadas no livro, nomeadamente os Drs. Judith Brill, Swati Patel, Ihab Ayad, Wendy Ren, Alisha West e a Equipa de Pescoço e Cabeça da UCLA. As Dras. Cara Natterson, Jody Lappin, Lisa Stern e Farah Hekmat tiveram igualmente algumas perspetivas fascinantes para partilhar. Além dos médicos, muitos outros colegas acrescentaram anos de cuidados com os pacientes ao conteúdo deste livro. Rachel Giacopuzzi-Brown, Nancy Villegas, Erik Phelps, Lara Ginnetti, Traci Kellum e Dierra Merritt venceram muitas tempestades comigo.

A família é tudo, dispensando o maior apoio que se poderia pedir. O meu pai, Dr. Stanley Shapiro, e o meu irmão, Dr. Adam Shapiro, são os primeiros médicos que admirei e com quem aprendi, e continuamos ainda hoje a discutir temas e a trocar gracejos médicos à mesa do Dia de Ação de Graças. A minha mãe, Dee Shapiro, fez tudo o que pôde para evitar perguntar todos os dias (ou duas vezes por dia) como avançava o livro. Mas a sua dedicação entusiasta, amor, ideias para histórias, radar permanente para os mitos da saúde e o apoio que me deu foram os mais intensos que se poderia esperar. E não se trata apenas de efeito de placebo. O meu marido, Elliot, é a pessoa mais conhecedora, versada e livre de mitos que existe neste planeta. Como cirurgião oncológico em Los Angeles, já viu e ouviu de tudo. Denuncia a pseudociência e, no entanto, compreende e até aprecia de onde ela provém. Encorajou e apoiou este projeto com novos ângulos, referências e ideias, das óbvias às esotéricas. Os meus filhos, Alessandra e Charles, dedicam-se a deslindar os absurdos, sejam eles os mitos na área da saúde, os mitos nas redes sociais ou outros. Eles e muitos outros miúdos da mesma idade são o nosso futuro e espero que leiam isto como não ficção histórica e que, nos anos vindouros, descubram (e desmontem) novos mitos.

NOTAS

Segue-se uma lista de livros, trabalhos científicos e citações da Internet que podem ser úteis para aprofundamento das ideias e conceitos apresentados neste livro. Para informação atualizada e acesso a novos pontos de vista, consultar www.drninashapiro.com.

1. Os perigos do Dr. Google

[1] Rick Nauert, «Why First Impressions Are Difficult to Change: Study», *Live Science*, 19 de janeiro de 2011.

[2] Chris Reid, «The Difference Between Search Engine Optimization and Search Engine Manipulation», *Constant Content*, 9 de novembro de 2016.

[3] R. M. Merchant, K. G. Volpp e D. A. Asch, «Learning by Listening – Improving Health Care in the Era of Yelp», *JAMA* 316, n.º 23 (dezembro de 2016), págs. 2483-84.

[4] A. Milstein e outros, «Improving the Safety of Health Care: The Leapfrog Initiative», *ResearchGate*, novembro de 1999.

[5] C. K. Christian e outros, «The Leapfrog Volume Criteria May Fall Short in Identifying High-Quality Surgical Centers», *Annals of Surgery* 238, n.º 4 (outubro de 2003), págs. 447-57.

[6] www.healthwebnav.org.

2. Saber distinguir os riscos reais dos potenciais

[1] https://www.cdc.gov/media/pressrel/r2K0107.htm.

[2] https://www.cdc.gov/motorvehiclesafety/teen_drivers/teendrivers_factsheet.html.

[3] https://www.skincancer.org/skin-cancer-information/skin-cancer-facts.

[4] R. K. Masters e outros, «The Impact of Obesity on U.S. Mortality Levels: The Importance of Age and Cohort Factors in Population Estimates», *American Journal of Public Health* 103, n.º 10 (outubro de 2013), págs. 1895-1901.

[5] http://who.int/csr/disease/ebola/en e http://www.unaids.org/en/resources/fact-sheet.

[6] https://www.cdc.gov/mmwr/preview/mmwrhtml/mm4909a1.htm.

[7] http://www.cdc.gov/injury/wisqars/pdf/101cid_all_deaths_by_age_group_2010-a.pdf.

[8] http://www.cdc.gov/reproductivehealth/maternalinfanthealth/infantmortality.htm.

[9] http://www.cdc.gov/nchs/fastats/child-health.htm.

[10] *Ibidem.*

[11] T. Roseboom, S. de Rooij e R. Painter, «The Dutch Famine and Its LongTerm Consequences for Adult Health», *Early Human Development* 82, n.º 8 (agosto de 2006), págs. 485-491.

[12] http://blog.oxforddictionaries.com/2014/11/oxford-dictionaries-word-year-vape/.

[13] http://blog.oup.com/2014/11/e-cigarette-vape-timeline/.

[14] J. Brown, «Real-World Effectiveness of E-cigarettes When Used to Aid Smoking Cessation: A Cross-Sectional Study», *Addiction 109*, n.º 9 (setembro de 2014), págs. 1531-40.

[15] R. E. Bunnell e outros, «Intentions to Smoke Cigarettes Among Never-Smoking U.S. Middle and High School Elective Cigarette Users: National Youth Tobacco Survey: 2011-2013», *Nicotine & Tobacco Research* 17, n.º 2 (fevereiro de 2015), págs. 228-35.

[16] E. O'Malley Olsen, R. A. Shults e D. K. Eaton, «Texting While Driving and Other Risky Motor Vehicle Behaviors Among U.S. High School Students», *Pediatrics* 131, n.º 6 (junho de 2013), págs. e1708-e1715.

[17] A. E. Carroll, «Alcohol or Marijuana? A Pediatrician Faces the Question», *New York Times*, 16 de março de 2015.

[18] M. Cerda e outros, «Medical Marijuana Laws in 50 States: Investigating the Relationship Between State Legalization of Medical Marijuana and Marijuana Use, Abuse, and Dependence», *Drug and Alcohol Dependence* 120, n.º 1-3 (janeiro de 2012), págs. 22-27.

[19] G. Lopez e S. Frostensen, «How the Opioid Epidemic Became America's Worst Drug Crisis Ever, in 15 Maps and Charts», *Vox*, 29 de março de 2017.

[20] J. M. Mullington e outros, «Cardiovascular, Inflammatory and Metabolic Consequences of Sleep Deprivation», *Progress in Cardiovascular Diseases* 51, n.º 4 (janeiro-fevereiro de 2009), págs. 294-302.

[21] https://www.cdc.gov/ncbddd/hearingloss/facts.html.

[22] https://www.amazon.com/AncestryDNA-Genetic-Testing-DNA-Test/dp/B00TRLVKW0.

[23] C. Seife, «23andMe Is Terrifying, but Not for the Reasons the FDA Thinks», *Scientific American*, 7 de novembro de 2013.

[24] Harvard Women's Health Watch, «Direct-to-Consumer Genetic Testing Kits», Harvard Health Publishing, setembro de 2010.

[25] https://www.cdc.gov/vhf/ebola/outbreaks/history/chronology.html.

3. A diferença entre causas, relações e associações

[1] A. B. Hill, «The Environment and Disease: Association or Causation?», *Proceedings of the Royal Society of Medicine* 58 (14 de janeiro de 1965), págs. 295-300.

[2] V. V. Kumar, N. V. Kumar e G. Isaacson, «Superstition and Post-Tonsillectomy Hemorrhage», *Laryngoscope* 114, n.º 11 (novembro de 2004), págs. 2031-33; e R. F. Baugh e outros, «Clinical Practice Guideline: Tonsillectomy in Children», *Otolaryngology – Head and Neck Surgery* 144, n.º 1 (supl.) (janeiro de 2011), págs. S1-S30.

[3] C. A. M. Bondi e outros, «Human and Environmental Toxicity of Sodium Lauryl Sulfate (SLS): Evidence for Safe Use in Household Cleaning Products», *Environ Health Insights* 9 (2015), págs. 27-32.

[4] D. Wharton, «Are Synthetic Playing Surfaces Hazardous to Athletes' Health? The Debate over 'Crumb Rubber' and Cancer», *Los Angeles Times*, 28 de fevereiro de 2016.

[5] E. Menichini e outros, «Artificial-Turf Playing Fields: Contents of Metals, PAH's, PCB's, PCDD's, and PCDF's, Inhalation Exposure to PAH's and Related Preliminary Risk Assessment», *Science of the Total Environment* 409, n.º 23 (novembro de 2011), págs. 4950-57.

[6] «The Total Audience Report: Q1 2016», Nielsen, 27 de junho de 2016.

[7] M. Wyde e outros, «Report of Partial Findings from the National Toxicology Program Carcinogenesis Studies of Cell Phone Radiofrequency Radiation in HSD: Sprague Dawley® SD Rats (Whole Body Exposures)», *bioRxiv*, 23 de junho de 2016.

[8] J. D. Boice e R. E. Tarone, «Cell Phones, Cancer, and Children», *Journal of the National Cancer Institute* 103, n.º 16 (agosto de 2011), págs. 1211-13; V. G. Khurana e outros, «Cell Phones and Brain Tumors: A Review Including the Long-Term Epidemiologic Data», *Surgical Neurology* 72, n.º 3 (setembro de 2009), págs. 205-14; S. Lagorio e M. Roosli, «Mobile Phone Use and Risk of Intracranial Tumors: A Consistency Analysis», *Bioelectromagnetics* 35, n.º 2 (fevereiro de 2014), págs. 79-90; e S. Szmigielski, «Cancer Risks Related to Low-Level RF/MW Exposures, Including Cell Phones», *Electromagnetic Biology and Medicine* 32, n.º 3 (setembro de 2013), págs. 273-80.

[9] R. Feltman, «Do Cellphones Cause Cancer? Don't Believe the Hype», *Washington Post*, 27 de maio de 2016.

[10] J. D. Meeker, S. Sathyanarayana e S. H. Swan, «Phthalates and Other Additives in Plastics: Human Exposure and Associated Health Outcomes», *Philosophical Transactions of the Royal Society B* 364, n.º 1526 (julho de 2009), págs. 2097-2113.

[11] J. Glausiusz, «Toxicology: The Plastics Puzzle», *Nature* 508 (abril de 2014), págs. 306-8.

[12] L. Konkel, «Thermal Reaction: The Spread of Bisphenol S via Paper Products», *Environmental Health Perspectives* 121, n.º 3 (março de 2013).

[13] R. U. Halden, «Plastics and Health Risks», *Annual Review of Public Health* 31 (abril de 2010), págs. 179-94.

[14] Jessica Chia, «The Truth About 'Fragrance-Free' Products», *Prevention*, 23 de janeiro de 2014.

[15] Halden, «Plastics and Health Risks», págs. 179-94.

[16] F. R. deGruijil, «Photocarcinogenesis: UVA vs. UVB», *Methods in Enzymology* 319, n.º 2000 (dezembro de 2003), págs: 359-66.

[17] D. Gozal, «Sleep-Disordered Breathing and School Performance in Children», *Pediatrics* 102, n.º 3 (setembro de 1998), págs. 616-20.

[18] L. M. O'Brien e outros, «Neurobehavioral Correlates of Sleep-Disordered Breathing in Children», *Journal of Sleep Research* 13, n.º 2 (junho de 2004), págs. 165-72.

[19] K. M. Madsen e outros, «A Population-Based Study of Measles, Mumps, and Rubella», *New England Journal of Medicine* 347 (novembro de 2002), págs. 1477-82.

[20] «Blueberry Concentrate Improves Brain Function in Older People», *MDLinx*, 8 de março de 2017.

4. *Fake news* e estudos falsificados

[1]David Mazières e Eddie Kohler, «Get Me Off Your Fucking Mailing List, PDF, Stanford Secure Computer Systems Group, Stanford University, extraído a 22 de novembro de 2014.

[2] John Bohannon, «Who's Afraid of Peer Review?», *Science* 342, n.º 6154 (outubro de 2013), págs. 60-65.

[3] Gina Kolata, «A Scholarly Sting Operation Shines a Light on 'Predatory Journals», *New York Times*, 22 de março de 2017.

[4] «Beall's List», Beall's List of Predatory Journals, dezembro de 2016.

[5] Megan Molteni, «The FTC is Cracking Down on Predatory Science Journals», consultado a 19 de setembro de 2016.

[6] A. J. Wakefield e outros, «RETRACTED: Ileal-Lymphoid-Nodular Hyperplasia, Non-specific Colitis, and Pervasive Developmental Disorder in Children», *Lancet* 351, n.º 9103 (fevereiro de 1998), págs. 637-41.

[7] P. Sumner e outros, «The Association Between Exaggeration in Health-Related Science News and Academic Press Releases: Retrospective Observational Study», *BMJ* 349 (dezembro de 2014), págs. 1-8.

[8] M. S. Pearce e outros, «Radiation Exposure from CT Scans in Childhood and Subsequent Risk of Leukaemia and Brain Tumours: A Retrospective Cohort Study», *Lancet* 380, n.º 9840 (agosto de 2012), págs. 499-505.

[9] Jane Brody, «Ear Infection? Think Twice Before Inserting a Tube», *New York Times*, 15 de agosto de 2006.

[10] https://en.wikipedia.org/wiki/Jahi_McMath_case.

[11] Clay McNight, «Clinically Proven Weight-Loss Supplements», *Livestrong.com*, 18 de julho de 2007.

[12] T. Nagao, T. Itase e I. Tokimitsu, «A Green Tea Extract High in Catechins Reduces Body Fat and Cardiovascular Risks in Humans», *Obesity* 15, n.º 6 (junho de 2007), págs. 1473-83.

[13] Tom Gross, «'Clinically Proven' Doesn't Mean Much», *marinij.com*, 16 de junho de 2008.

5. Nem sempre somos o que comemos

[1] John LaRosa, «$65 Billion U.S. Weight Loss Market Is in Transition», *WebWire*, 21 de abril de 2015.

[2] D. L. Katz e S. Meller, «Can We Say What Diet Is Best for Health?», *Annual Review of Public Health* 35 (2014), págs. 83-103.

[3] «Statistics About Diabetes: Overall Numbers, Diabetes, and Prediabetes», www.diabetes.org, 19 de julho de 2017.

[4] Seth Schonwald, «Licorice Poisoning», *Medscape*, 9 de fevereiro de 2017.

[5] Universidade de Helsínquia, «Pregnant Women Should Avoid Licorice», *Science News*, 3 de fevereiro de 2017.

[6] G. Belakovic, «Mortality in Randomized Trials of Antioxidant Supplements for Primary and Secondary Prevention: Systematic Review and Meta-analysis», *JAMA* 297, n.º 8 (fevereiro de 2007), págs. 842-57.

[7] A. V. Klein e H. Kiat, «Detox Diets for Toxin Elimination and Weight Management: A Critical Review of the Evidence», *Journal of Human Nutrition Dietetics* 28, n.º 6 (dezembro de 2015), págs. 675-86.

[8] https://en.wikipedia.org/wiki/Gluten.

[9] Jacqueline Howard, «Gluten-Free Diets: Where Do We Stand?», *CNN.com*, 10 de março de 2017.

[10] Associação Americana do Cancro, «Low Gluten Diets Link to Higher Risk of Type 2 Diabetes», *Science News*, 9 de março de 2017.

[11] https://en.wikipedia.org/wiki/FODMAP.

[12] E. Lionetti e outros, «Introduction of Gluten, HLA Status, and the Risk of Celiac Disease in Children», *New England Journal of Medicine* 371 (outubro de 2014), págs. 1295-1303.

[13] Michael Specter, «Against the Grain: Should You Go Gluten-Free?», *New Yorker*, 3 de novembro de 2014.

[14] R. H. M. Kwok, «Chinese Restaurant Syndrome», *New England Journal of Medicine* 278 (4 de abril de 1968), pág. 796.

[15] "The Simple Chemistry Behind Removing Wine Sulfites», *Wineoscope*, 13 de julho de 2015.

[16] S. Bunyavanich e outros, «Peanut, Milk, and Wheat Intake During Pregnancy Is Associated with Reduced Allergy and Asthma in Children», *Journal of Allergy and Clinical Immunology* 133, n.º 5 (maio de 2014), págs. 1373-82.

[17] G. D. Toit e outros, «Randomized Trial of Peanut Consumption in Infants at Risk for Peanut Allergy», *New England Journal of Medicine* 372 (16 de fevereiro de 2015), págs. 803-13.

[18] https://en.wikipedia.org/wiki/Genetically_modified_organism; A. Nicolia e outros, «An Overview of the Last 10 Years of Genetically Engineered Crop Safety Research», *Critical Reviews in Biotechnology* 34, n.º 1 (setembro de 2013), págs. 77-88; e Academia Nacional de Ciências, Engenharia e Medicina, «Agronomic and Environmental Effects of Genetically Engineered Crops», *Genetically Engineered Crops: Experiences and Prospects*, 2016, págs. 97-170.

[19] http://www.who.int/foodsafety/areas_work/food-technology/faq-genetically-modified-food/en/.

[20] M. Nestle, «Corporate Funding of Food and Nutrition Research: Science or Marketing?», *JAMA Internal Medicine* 176, n.º 1 (janeiro de 2016), pág. 6667.

[21] C. Snell e outros, «Assessment of the Health Impact of GM Plant Diets in Long-Term and Multigenerational Animal Feeding Trials: A Literature Review», *Food and Chemical Toxicology* 50, n.º 3-4 (março-abril de 2012), págs. 1134-48; e Nirvana Abou-Gabal, «Understanding the Controversy and Science of GMOs», *HuffingtonPost.com*, julho de 2015.

[22] Laura Ferguson, «The Bottom Line on Genetically Engineered Foods», *TuftsNow*, 24 de maio de 2016.

6. Os mitos do *marketing* alimentar

[1] C. M. Bulka e outros, «The Unintended Consequences of a Gluten-Free Diet», *Epidemiology* 28, n.º 3 (maio de 2017), págs. e24-e25.

[2] Allison Aubrey e Dan Charles, «Why Organic Food May Not Be Healthier for You», *Morning Edition*, NPR, 4 de setembro de 2012.

[3] C. Smith-Spangler e outros, «Are Organic Foods Safer or Healthier Than Conventional Alternatives? A Systematic Review», *Annals of Internal Medicine* 157, n.º 5 (setembro de 2012), págs. 348-66.

[4] Reynard Loki, «18 Fruits and Vegetables You Don't Need to Be Organic», *Salon*, 23 de junho de 2015.

[5] Alex Renton, «Why You Should Never Trust Labels on Food: 'Fresh' Food That Isn't Fresh, 'Natural' Colours That Are Chemicals, and 'Real' Fruit Juice That Is Only 5 Percent Fruit», *DailyMail.com*, 1 de setembro de 2010.

[6] «Fish Faceoff: Wild Salmon vs. Farmed Salmon», Cleveland Clinic, https://health.clevelandclinic.org/2014/03/fish-faceoff-wild-salmon-vs-farmed-salmon/

[7] Tamar Hasnel, «Is Organic Better for Your Health? A Look at Milk, Meat, Eggs, Produce, and Fish», *Washington Post*, 7 de abril de 2014.

[8] Jennifer Welsh, «Genetically Engineered Salmon Is Perfectly Safe, FDA Says», *Business Insider*, 28 de dezembro de 2012.

[9] Alicia Mundy e Bill Tomson, «Eggs' 'Grade A' Stamp Isn't What It Seems», *Wall Street Journal*, 2 de setembro de 2010.

[10] Anders Kelto, «Farm Fresh? Natural? Eggs Not Always What They're Cracked Up to Be», npr.org, 23 de dezembro de 2014.

[11] Tom Philpott, «How Factory Farms Play Chicken with Antibiotics», *Mother Jones*, maio/junho de 2016.

[12] J. Forman e J. Silverstein, «Organic Foods: Health and Environmental Advantages and Disadvantages», *Pediatrics* 130, n.º 5 (novembro de 2012), págs. e1406-e1415.

[13] J. Bradbury, «Docosahexaenoic Acid (DHA): An Ancient Nutrient for the Modern Brain», *Nutrients* 3, n.º 5 (maio de 2011), págs. 529-54.

[14] P. Bozzatello e outros, «Supplementation with Omega-3 Fatty Acids in Psychiatric Disorders: A Review of the Literature Data», *Journal of Clinical Medicine* 5, n.º 8 (julho de 2016), pág. 67.

[15] *Ibidem*.

[16] Michelle Marinis, «Why Foods with Added DHA and ARA Should Scare You», *Mommynearest.com*, 16 de outubro de 2014.

[17] Alexis Baden-Mayer, «GMO Ingredients in Organic Baby Food?», *Organicconsumers.org*, 30 de novembro de 2011.

[18] P. Guesnet e J. M. Alessandri, «Docosahexaenoic Acid (DHA) and the Developing Central Nervous System (CNS) – Implications for Dietary Recommendations», *Biochimie* 93, n.º 1 (janeiro de 2011), pág. 772.

[19] Alice Callahan, «Do DHA Supplements Make Babies Smarter?», *New York Times*, 30 de março de 2017.

[20] Caroline Helwick, «Organic Foods Offer No Meaningful Nutritional Benefits, AAP Says», *Medscape*, 24 de outubro de 2012; Kristin Kiesel e Sofia B. VillasBous, «Got Organic Milk? Consumer Valuations of Milk Labels After the Implementation of the USDA Organic Seal», *DeGruyter.com*, 16 de abril de 2007; e Forman e Silverstein, «Organic Foods», págs. e1406-e1415.

[21] http://www.fda.gov/Food/GuidanceRegulation/GuidanceDocumentsRegulatory Information/Labeling/Nutrition/ucm064916.htm.

[22] Jen Gunter, «Will I Get a Yeast Infection If I Eat Too Much Sugar?», publicado no seu blogue a 26 de dezembro de 2011, https://drjengunter.wordpress.com/2011/12/26/will-i-get-a-yeast-infection-if-i-eat-too-much-sugar/.

[23] Carl Lavie, *The Obesity Paradox: When Thinner Means Sicker and Heavier Means Healthier* (Nova Iorque: Hudson Street Press, 2014).

7. As armadilhas dos suplementos, pós e poções

[1] E. Guallar e outros, «Enough Is Enough: Stop Wasting Money on Vitamin and Mineral Supplements», *Annals of Internal Medicine* 159, n.º 2 (dezembro de 2013), págs. 850-51. Para mais pormenores deste estudo, consultar www.hopkinsmedicine.org

[2] https://www.cancer.gov/about-cancer/causes-prevention/risk/diet/antioxidants-fact-sheet.

[3] G. Drouin, J. R. Godin e B. Page, «The Genetics of Vitamin C Loss in Vertebrates», *Current Genomics* 12, n.º 5 (agosto de 2011), págs. 371-78.

[4] Carl Zimmer, «Learning from the History of Vitamins», *New York Times*, 12 de dezembro de 2013.

[5] Carl Zimmer, «Vitamins' Old, Old Edge," *New York Times*, 9 de dezembro de 2013.

[6] Paul Offit, «The Vitamin Myth: Why We Think We Need Supplements», *Atlantic*, 19 de julho de 2013.

[7] *Ibidem*.

[8] *Linus Pauling in His Own Words: Selections from His Writings, Speeches, and Interviews*, ed. Barbara Marinacci (Nova Iorque: Simon & Schuster, 1995).

[9] G. Lippi e M. Franchini, «Vitamin K in Neonates: Facts and Myths», *Blood Transfusion* 9, n.º 1 (janeiro de 2011), págs. 4-9.

[10] Declaração Política, Comissão sobre Fetos e Recém-Nascidos, «Controversies Concerning Vitamin K and the Newborn», *Pediatrics* 112, n.º 1 (julho de 2003), págs. 191-92; e R. Schulte e outros, «Rise in Late Onset Vitamin K Deficiency Bleeding in Young Infants Because of Omission or Refusal of Prophylaxis at Birth», *Pediatric Neurology* 50, n.º 6 (junho de 2014), págs. 564-68.

[11] https://www.cdc.gov/ncbddd/vitamink/olive-story.html.

[12] B. M. P. Tang e outros, «Use of Calcium or Calcium in Combination with Vitamin D Supplementation to Prevent Fractures and Bone Loss in People Aged 50 Years and Older: A Meta-analysis», *Lancet* 370, n.º 9588 (agosto de 2007), págs. 657-66.

[13] https://uspreventiveservicestaskforce.org/Page/Document/RecommendationStatementFinal/vitamin-d-and-calcium-to-prevent-fractures-preventive-medication#consider.

[14] J. Wactawski-Weode e outros, «Calcium plus Vitamin D Supplementation and the Risk of Colorectal Cancer», *New England Journal of Medicine* 354 (fevereiro de 2006), págs. 684-96.

[15] Richard Knox, «How a Vitamin D Test Misdiagnosed African Americans», npr.org, 20 de novembro de 2013.

[16] https://www.cdc.gov/ncbddd/folicacid/recommendations.html; e https://www.acog.org/Patients/FAQs/Nutrition-During-Pregnancy#much.

[17] http://www.fda.gov/Drugs/DevelopmentApprovalProcess/HowDrugsareDevelopedandApproved/default.htm.

[18] «Should You Take Dietary Supplements?: A Look at Vitamins, Minerals, Botanicals, and More», *NIH News in Health*, agosto de 2013.

8. A verdadeira importância da ingestão de água

[1] R. Wolf e outros, «Nutrition and Water: Drinking Eight Glasses of Water a Day Ensures Proper Skin Hydration – Myth or Reality?», *Clinical Dermatology* 28, n.º 4 (julho-agosto de 2010), págs. 380-3.

[2] Rachel C. Vreeman e Aaron E. Carroll, «Medical Myths», *BMJ* 335, n.º 7633 (2007), págs. 1288-89.

[3] Tara Parker-Pope, «Medical Myths Even Doctors Believe», *New York Times*, 26 de dezembro de 2007, https://well.blogs.nytimes.com/2007/12/26/medical-myths-even-doctors-believe/?hp&apage=2.

[4] Johanna R. Rochester e Ashley L. Bolden, «Bisphenol S and F: A Systematic Review and Comparison of the Hormonal Activity of Bisphenol A Substitutes», *Environmental Health Perspectives* 123, n.º 7 (julho de 2015) págs. 643-50; e Jenna Bilbrey, «BPA-Free Plastic Containers May Be Just as Hazardous», *Scientific American*, 11 de agosto de 2014, https://www.scientificamerican.com/article/bpa-free-plastic-containers-may-be-just-as-hazardous/.

[5] R. Rezg e outros, «Bisphenol A and Human Chronic Diseases: Current Evidences, Possible Mechanisms, and Future Perspectives», *Environment International* 64 (março de 2014), págs. 83-90.

[6] M. Eriksen e outros, «Plastic Pollution in the World's Oceans: More Than 5 Trillion Plastic Pieces Weighing over 250,000 Tons Afloat at Sea», *PLoS ONE* 9, n.º 12 (2014), pág. e111913.

[7] https://ofmpub.epa.gov/apex/safewater/f?p=136:102; e Sanaz Majd, «Should You Drink Tap or Bottled Water?», *Scientific American*, 21 de outubro de 2015, https://www.scientificamerican.com/article/should-you-drink-tap-or-bottled-water/.

[8] Patrick Allan, «Three Myths About Sparkling Water, Debunked», *Lifehacker.com*, 16 de fevereiro de 2016, http://lifehacker.com/three-myths-about-sparkling-water-debunked-1759280798.

[9] E. Gonzalez de Mejia e M. V. Ramirez-Mares, «Impact of Caffeine and Coffee on Our Health», *Trends in Endocrinology & Metabolism* 25, n.º 10 (outubro de 2014), págs. 489-92.

[10] D. C. Mitchell e outros, «Beverage Caffeine Intakes in the U.S.», *Food and Chemical Toxicology* 63 (janeiro de 2014), págs. 136-42.

[11] «The Buzz on Energy-Drink Caffeine», *Consumer Reports*, dezembro de 2012, http://www.consumerreports.org/cro/magazine/2012/12/the-buzz-on-energy--drink-caffeine/index.htm

[12] Rachel Bachman, «Caffeine: The Performance Enhancer in Your Kitchen», *Wall Street Journal*, 25 de julho de 2016, http://www.wsj.com/articles/caffeine-the-performance-enhancer-in-your-kitchen-1469457168.

[13] Christina J. Calamaro, Thornton B. A. Mason e Sarah J. Ratcliffe, «Adolescents Living the 24/7 Lifestyle: Effects of Caffeine and Technology on Sleep Duration and Daytime Functioning», *Pediatrics* 123, n.º 6 (junho de 2009).

[14] Veronica Hackethal, «Liver Cancer Report: Obesity and Alcohol Up Risk», News & Perspectives, *Medscape*, 26 de março de 2015, http://www.medscape.com/viewarticle/842122.

[15] https://en.wikipedia.org/wiki/Nurses'_Health_Study.

[16] http://www.nurseshealthstudy.org/sites/default/files/pdfs/table%20v2.pdf

[17] Patrick J. Skerrett, «Resveratrol – the Hype Continues», *Harvard Health Blog*, Harvard Health Publications, 3 de fevereiro de 2012, http://www.health.harvard.edu/blog/resveratrol-the-hype-continues-201202034189.

[18] S. J. Park e outros, «Resveratrol Ameliorates Aging-Related Metabolic Phenotypes by Inhibiting cAMP Phosphodiesterases», *Cell* 148, n.º 3 (fevereiro de 2012), págs. 421-33.

[19] J. H. O'Keefe e outros, «Alcohol and Cardiovascular Health: The Dose Makes the Poison… or the Remedy», *Mayo Clinic Proceedings* 89, n.º 3 (março de 2014), págs. 382--93.

9. Riscos e méritos da medicina alternativa

[1] https://www.cancer.gov/about-cancer/treatment/cam; e https://nccih.nih.gov/health/cancer/complementary-integrative-research.

[2] http://www.mayoclinic.org/healthy-lifestyle/consumer-health/in-depth/alternative-medicine/art-20045267.

[3] http://www.newlifemedicalclinics.com/.

[4] http://www.anoasisofhealing.com/.

[5] http://www.burzynskiclinic.com/.

[6] Peter Lipson, «FDA Documents Paint Disturbing Picture of Burzynski Cancer Clinic», *Forbes*, 11 de novembro de 2013, https://www.forbes.com/sites/peterlipson/2013/11/11/fda-documents-paint-disturbing-picture-of-burzynski-cancer--clinic/#633590a26087.

[7] http://atavisticchemotherapy.com/.

[8] http://atavisticchemotherapy.com/atavistic-chemotherapy/atavistic-chemotherapy-proof-of-concept-and-clinical-validation/.

[9] Eula Biss, *On Immunity: An Inoculation* (Minneapolis: Graywolf Press, 2014).

[10] Grande parte da secção «Magnetizado pela Homeopatia» foi sintetizada da informação histórica incluída em S. H. Podolsky e A. S. Kesselheim, «Regulating Homeopathic Products – a Century of Dilute Interest», *New England Journal of Medicine* 374, n.º 3 (janeiro de 2016), págs. 201-3.

[11] *Ibidem.*

[12] https://nccih.nih.gov/research/statistics/NHIS/2012/key-findings.

[13] FDA, «Warnings on Three Zicam Intranasal Zinc Products», Consumer Updates, 16 de junho de 2009, https://www.fda.gov/ForConsumers/ConsumerUpdates/ucm 166931.htm.

[14] Oliver Wendell Holmes, *Homeopatia and Its Kindred Delusions: Two Lectures Delivered Before the Boston Society for the Diffusion of Useful Knowledge* (Boston: William D. Ticknor, 1842).

[15] Richard Dawkins, *A Devil's Chaplain: Reflections on Hope, Lies, Science, and Love* (Nova Iorque: Houghton Mifflin Harcourt, 2003).

[16] Comissão Federal do Comércio, «FTC Issues Enforcement Policy Statement Regarding Marketing Claims for Over-the-Counter Homeopathic Drugs», comunicado de imprensa, 15 de novembro de 2016, https://www.ftc.gov/news-events/press-releases/2016/11/ftc-issues-enforcement-policy-statement-regarding-marketing

[17] Paul Glasziou, «Still No Evidence for Homeopatia», *BMJ*, 16 de fevereiro de 2016, http://blogs.bmj.com/bmj/2016/02/16/paul-glasziou-still-no-evidence-for-homeopatia/.

[18] Maj-Britt Niemi, «Placebo Effect: A Cure in the Mind», *Scientific American*, fevereiro de 2009, https://www.scientificamerican.com/article/placebo-effect-a-cure-in-the-mind/.

[19] Mallika Marshall, «A Placebo Can Work Even When You Know It's a Placebo», *Harvard Health Blog*, Harvard Health Publications, 7 de julho de 2016, http://www.health.harvard.edu/blog/placebo-can-work-even-know-placebo-201607079926.

[20] Robin Holtedahl, Jens Ivar Brox e Ole Tjomsland, «Placebo Effects in Trials Evaluating 12 Selected Minimally Invasive Interventions: A Systematic Review and Meta-analysis», *BMJ Open* 5, n.º 1 (2015), pág. e007331.

[21] T. J. Kaptchuk e F. G. Miller, «Placebo Effects in Medicine», *New England Journal of Medicine* 373, n.º 1 (julho de 2015), págs. 8-9.

10. A importância da vacinação e da imunidade de grupo

[1] Excertos desta secção derivam de um artigo que escrevi para a coluna de convidados do *The Hollywood Reporter*: Nina Shapiro, «Measles Hit Hollywood amid Vaccination Battle: Doctor Addresses 'Grave and Sad Situation'», *Hollywood Reporter*, 19 de fevereiro de 2015, http://www.hollywoodreporter.com/news/mea sles-hit-holly wood-vaccination-battle-775270?.

[2] https://www.cdc.gov/flu/asthma/.

[3] Josef Neu e Jona Rushing, «Cesarean Versus Vaginal Delivery: Long-Term Infant Outcomes and the Hygiene Hypothesis», *Clinics in Perinatology* 38, n.º 2 (2011), págs. 321-31.

[4] https://www.biomedcentral.com/about/press-centre/science-press-releases/17-nov-2014.

[5] S. E. Gould, «The Bacteria in Breast Milk», *Scientific American*, 8 de dezembro de 2013, https://blogs.scientificamerican.com/lab-rat/the-bacteria-in-breast-milk/.

[6] X. Huang e outros, «Mercury Poisoning: A Case of a Complex Neuropsychiatric Illness», *American Journal of Psychiatry* 171, n.º 12 (dezembro de 2014), págs. 1253-56.

[7] J. G. Dorea, «Mercury and Lead During Breast-Feeding», *British Journal of Nutrition* 92, n.º 1 (julho de 2004), págs. 21-40.

[8] Helen Petousis-Harris, «Myths Surrounding Vaccines», em *The Practical Compendium of Immunisations for International Travel*, ed. Marc Shaw e Claire Wong (Nova Iorque: Adis, 2015), págs. 175-79.

[9] Ana Clara Monsalvo e outros, «Severe Pandemic 2009 H1N1 Influenza Disease due to Pathogenic Immune Complexes», *Nature Medicine*, 2010. Ver também Centro Médico da Universidade de Vanderbilt, «Over-Reactive Immune System Kills Young Adults During Pandemic Flu», *ScienceDaily*, acesso feito a 1 de setembro de 2017, www.science daily.com/releases/2010/12/101205202526.htm.

[10] Ari Brown, «Clear Answers and Smart Advice About Your Baby's Shots», Immunization Action Coalition, Saint Paul, Minnesota., http://www.immunize.org/catg.d/p2068.pdf.

[11] http://vaccine-safety-training.org/live-attenuated-vaccines.html.

[12] https://www.cdc.gov/tetanus/about/symptoms-complications.html.

[13] https://www.usnews.com/dbimages/master/8226/GR_PR_081203Vaccines.png',870,400.

[14] Paul A. Offit e Charlotte A. Moser, «The Problem with Dr. Bob's Alternative Vaccine Schedule», *Pediatrics* 123, n.º 1 (janeiro de 2009).

[15] Bob Sears, «The Truth About Vaccines and Autism», *iVillage*, setembro de 2009.

[16] F. DeStefano, C. S. Price e E. S. Weintraub, «Increasing Exposure to Antibody--Stimulating Proteins and Polysaccharides in Vaccines Is Not Associated with Risk of Autism», *Journal of Pediatrics* 163, n.º 2 (agosto de 2013), págs. 561-67.

[17] Bourree Lam, «Vaccines Are Profitable, So What?», *Atlantic*, 10 de fevereiro de 2015, https://www.theatlantic.com/business/archive/2015/02/vaccines-are-profitable-so -what/385214/.

[18] https://www.cdc.gov/vaccinesafety/research/iomreports/index.html.

[19] Brown, «Clear Answers and Smart Advice».

[20] https://www.cancer.gov/about-cancer/understanding/statistics.

[21] Academia Americana de Pediatria, «HPV Vaccination Does Not Lead to Increased Sexual Activity», comunicado de imprensa, 15 de outubro de 2012, https://www.aap.org/en-us/about-the-aap/aap-press-room/Pages/HPV-Vaccination-Does-Not--Lead-to-Increased-Sexual-Activity.aspx.

11. Prevenir os excessos dos exames de diagnóstico modernos

[1] O cálculo das «35 000 decisões» que tomamos diariamente é amplamente citado, se bem que seja difícil encontrar uma fonte original. Ver J. Sollisch, «The Cure for Decision Fatigue», *Wall Street Journal*, 11-12 de junho de 2016.

[2] Ananya Mandal, «Huntington's Disease History», *News-Medical.net*, atualização de 11 de setembro de 2014, http://www.news-medical.net/health/Huntingtons-Disease-History.aspx.

[3] Aaron E. Carroll e Austin Frakt, «How to Measure a Medical Treatment's Potential for Harm», *New York Times,* 2 de fevereiro de 2015, https://www.nytimes.com/2015/02/03/upshot/how-to-measure-a-medical-treatments-potential-for-harm.html?_r=0.

[4] P. M. Rothwell e outros, «Effect of Daily Aspirin on Long-Term Risk of Death due to Cancer: Analysis of Individual Patient Data from Randomised Trials», *Lancet* 377, n.º 9759 (janeiro de 2011), págs. 31-41.

[5] J. Cuzick e outros, «Estimates of Benefits and Harms of Prophylactic Use of Aspirin in the General Population», *Annals of Oncology* 26, n.º 1 (janeiro de 2015), págs. 47-57.

[6] https://www.cancer.org/healthy/find-cancer-early/cancer-screening-guidelines/american-cancer-society-guidelines-for-the-early-detection-of-cancer.html.

[7] J. G. Elmore e outros, «Diagnostic Concordance Among Pathologists Interpreting Breast Biopsy Specimens», *JAMA* 313, n.º 11 (março de 2015), págs. 1122-32.

[8] Tom Balfour, «Cope's Early Diagnosis of the Acute Abdomen», *Journal of the Royal Society of Medicine* 99, n.º 1 (2006), pág. 42.

[9] C. A. Coursey e outros, «Making the Diagnosis of Acute Appendicitis: Do More Preoperative CT Scans Mean Fewer Negative Appendectomies? A 10-Year Study», *Radiology* 254, n.º 2 (fevereiro de 2010), págs. 460-68.

[10] A. S. Raja e outros, «Negative Appendectomy Rate in the Era of CT: An 18-Year Perspective», *Radiology* 256, n.º 2 (agosto de 2010), págs. 460-65.

[11] K. K. Varadhan, K. R. Neal e D. N. Lobo, «Safety and Efficacy of Antibiotics Compared with Appendicectomy for Treatment of Uncomplicated Acute Appendicitis: Meta-analysis of Randomised Controlled Trials», *BMJ* 344 (abril de 2012), pág. e2156.

[12] Grupo de Trabalho de Serviços Preventivos dos EUA, «Screening for Colorectal Cancer U.S. Preventive Services Task Force Recommendation Statement», *JAMA* 315, n.º 23 (2016), págs. 2564-75.

[13] A. Chukmaitov e outros, «Patient Comorbidity and Serious Adverse Events after Outpatient Colonoscopy: Population-based Study From Three States, 2006 to 2009», *Dis Colon Rectum* 59, n.º 7 (julho de 2016), págs. 677-87.

[14] J. M. Inadomi, «Colorectal Cancer Screening: Which Test Is Best?», *JAMA Oncology* 2, n.º 8 (2016), págs. 1001-3.

[15] A. Jemal e outros, «Prostate Cancer Incidence and PSA Testing Patterns in Relation to USPSTF Screening Recommendations», *JAMA* 314, n.º 19 (2015), págs. 2054-61.

12. Cuidado com as promessas antienvelhecimento

[1] Erika Check Hayden, «Anti-Ageing Pill Pushed as Bona Fide Drug», *Nature*, 17 de junho de 2015, http://www.nature.com/news/anti-ageing-pill-pushed-as-bona-fide-drug-1.17769.

[2] Andrew Sussman, «What Happens When a Retail Pharmacy Decides to Stop Selling Cigarettes?», *HealthAffairs Blog*, 6 de fevereiro de 2015, http://healthaffairs.org/blog/2015/02/26/what-happens-when-a-retail-pharmacy-decides-to-stop-selling--cigarettes/.

[3] Ruta Ganceviciene e outros, «Skin Anti-Aging Strategies», *Dermato-Endocrinology* 4, n.º 3 (2012), págs. 308-19.

[4] http://www.skincancer.org/skin-cancer-information/skin-cancer-facts.

[5] Steven Q. Wang, «Does a Higher SPF (Sun Protection Factor) Sunscreen Always Protect Your Skin Better?», Ask the Expert, Skin Cancer Foundation, http://www.skincancer.org/skin-cancer-information/ask-the-experts/does-a-higher-spf--sunscreen-always-protect-your-skin-better.

[6] https://www.cdc.gov/botulism/testing-treatment.html.

[7] P. K. Nigam e Anjana Nigam, «Botulinum Toxin», *Indian Journal of Dermatology* 55, n.º 1 (janeiro-março de 2010), págs. 8-14.

[8] P. J. Snyder e outros, «Effects of Testosterone Treatment in Older Men», *New England Journal of Medicine* 374, n.º 7 (fevereiro de 2016), págs. 611-24.

[9] P. J. Jenkins, A. Mukherjee e S. M. Shalet, «Does Growth Hormone Cause Cancer?», *Clinical Endocrinology* (Oxf) 64, n.º 2 (fevereiro de 2006), págs. 115-21.

[10] Danny Eapen e outros, «Raising HDL Cholesterol in Women», *International Journal of Women's Health* 1 (2009), págs. 181-91; e S. Lamon-Fava e outros, «Role of the Estrogen and Progestin in Hormonal Replacement Therapy on Apolipoprotein A-I Kinetics in Postmenopausal Women», *Arteriosclerosis, Thrombosis, and Vascular Biology* 26, n.º 2 (fevereiro de 2006), págs. 385-91.

[11] https://www.cancer.gov/about-cancer/causes-prevention/risk/hormones/mht-fact-sheet.

[12] https://www.nih.gov/health-information/menopausal-hormone-therapy-information.

[13] D. R. Pachman, J. M. Jones e C. L. Loprinzi, «Management of MenopauseAssociated Vasomotor Symptoms: Current Treatment Options, Challenges and Future Directions», *International Journal of Women's Health* 2 (agosto de 2010), págs. 123-35.

[14] https://www.nhlbi.nih.gov/whi/index.html.

[15] https://www.nhlbi.nih.gov/whi/whi_faq.htm.

[16] H. W. Chae, D. H. Kim e H. S. Kim, «Growth Hormone Treatment and Risk of Malignancy», *Korean Journal of Pediatrics* 58, n.º 2 (fevereiro de 2015), págs. 41-46.

[17] Andrzej Bartke, «Growth Hormone and Aging: A Challenging Controversy», *Clinical Interventions in Aging* 3, n.º 4 (dezembro de 2008), págs. 659-65.

[18] D. Rudman e outros, «Effects of Human Growth Hormone in Men over 60 Years Old», *New England Journal of Medicine* 323, n.º 1 (julho de 1990), págs. 1-6.

[19] Bartke, «Growth Hormone and Aging», págs. 659-65.

[20] http://www.webmd.com/fitness-exercise/human-growth-hormone-hgh#2.

[21] A. Sifferlin, «How Silicon Valley Is Trying to Hack Its Way to a Much (Much, Much) Longer Life», *Time*, 27 de fevereiro-6 de março de 2017.

[22] https://stemcells.nih.gov/info/basics/4.htm.

[23] Zoe Corbyn, «Live Forever: Scientists Say They'll Soon Extend Life 'Well Beyond 120'», *Guardian*, 11 de janeiro de 2015, https://www.theguardian.com/science/2015/jan/11/-sp-live-forever-extend-life-calico-google-longevity.

[24] https://www.ncbi.nlm.nih.gov/pubmed/26512657.

13. Exercício, sim, mas q. b.

[1] C. S. Almond e outros, «Hyponatremia Among Runners in the Boston Marathon», *New England Journal of Medicine* 352, n.º 15 (abril de 2005), págs. 1550-56.

[2] D. R. Bassett, P. L. Schneider e G. E. Huntington, «Physical Activity in an Old Order Amish Community», *Medicine & Science in Sports & Exercise* 36, n.º 1 (janeiro de 2004), págs. 79-85.

[3] C. Tudor-Locke e D. R. Bassett Jr., «How Many Steps/Day Are Enough? Preliminary Pedometer Indices for Public Health», *Sports Medicine* 34, n.º 1 (2004), págs. 1-8.

[4] Jesse Singal, «How Many Steps a Day Should You Really Walk?», *New York*, 5 de junho de 2015, http://nymag.com/scienceofus/2015/06/how-many-steps-a-day-really--walk.html#jumpLink.

[5] Aaron E. Carroll, Wearable Fitness Devices Don't Seem to Make You Fitter», *New York Times*, 20 de fevereiro de 2017; e http://jamanetwork.com/journals/jama/fullarticle/2553448.

[6] Robinson Meyer, «The Quantified Welp», *Atlantic*, 25 de fevereiro de 2016, https://www.theatlantic.com/technology/archive/2016/02/the-quantified--welp/470874/?utm_source=atlfb.

[7] F. El-Amrawy e M. I. Nounou, «Are Currently Available Wearable Devices for Activity Tracking and Heart Rate Monitoring Accurate, Precise, and Medically Beneficial?», *Healthcare Informatics Research* 21, n.º 4 (outubro de 2015), págs. 315-20.

[8] Tara Siegel Bernard, «Giving Out Private Data for Discount in Insurance», *New York Times*, 8 de abril de 2015, https://www.nytimes.com/2015/04/08/your-money/giving-out-private-data-for-discount-in-insurance.html?_r=0.

[9] Kristi King e Ann Swank, «Exercise Strategies for Children: A Public Health Approach for Obesity Prevention», *ACSM's Health and Fitness Journal* 19, n.º 4 (2015), págs. 39-41.

[10] J. P. DiFiori e outros, «Overuse Injuries and Burnout in Youth Sports: A Position Statement from the American Medical Society for Sports Medicine», *British Journal of Sports Medicine* 48 (2014), págs. 287-88.

[11] Alice Part, «Extreme Workouts: When Exercise Does More Harm Than Good», *Time*, 4 de junho de 2012, http://healthland.time.com/2012/06/04/extreme-workouts--when-exercise-does-more-harm-than-good/.

[12] M. Brogan e outros, «Freebie Rhabdomyolysis: A Public Health Concern. Spin Class-Induced Rhabdomyolysis», *American Journal of Medicine* 130, n.º 4 (abril de 2017), págs 484-87.

[13] http://www.yogabasics.com/learn/history-of-yoga/.

[14] Jordan Shakeshaft, «The 17 Biggest Fitness Fads That Flopped», Greatest.com, 30 de janeiro de 2012, http://greatist.com/fitness/17-biggest-fitness-fads-flopped.

[15] A. Biswas e outros, «Sedentary Time and Its Association with Risk for Disease Incidence, Mortality, and Hospitalization in Adults: A Systematic Review and Meta--analysis», *Annals of Internal Medicine* 162 (2015), págs. 123-32.

[16] http://www.who.int/topics/physical_activity/en/.

[17] Rachel Krantz, «Are Standing Desks Really Healthier? 8 Things You Should Know Before You Renounce Your Chair», Bustle.com, 3 de março de 2016, https://www.bustle.com/articles/144401-are-standing-desks-really-healthier-8-things-you-should-know-before-you-renounce-your-chair.

Conclusão: não acredite cegamente nos mitos sobre a saúde

[1]Sarah Maslin Nir E Nate Schweber, «After 146 Years, Ringling Brothers Circus Takes Its Final Bow», *New York Times*, 21 de maio de 2017, https://www.nytimes.com/2017/05/21/nyregion/ringling-brothers-circus-takes-final-bow.html.

[2] http://hoaxes.org/archive/permalink/joice_heth; e http://hoaxes.org/archive/permalink/the_feejee_mermaid.

[3] https://www.youtube.com/watch?v=3qZA-xOeQmE; e Nir e Schweber, «After 146 Years».

[4] Eric Topol, «The Smart-Medicine Solution to the Health-Care Crisis», *Wall Street Journal*, 7 de julho de 2017, https://www.wsj.com/articles/the-smart-medicine-solution-to-the-health-care-crisis-1499443449.

[5] Roni Caryn Rabin, «Is Alcohol Good for You? An Industry-Backed Study Seeks Answers», *New York Times*, 3 de julho de 2017, https://www.nytimes.com/2017/07/03/well/eat/alcohol-national-institutes-of-health-clinical-trial.html?emc=edit_th_20170704&nl=todaysheadlines&nlid=22330961.